天一医考
TIANYI YIKAO

供全国高等学校基础、临床、预防、口腔医学类专业使用

医学微生物学
精讲精练

主　编　陈　廷　李秀真

副主编　孙艳宏　李波清　崔国艳　杨海霞

编　委　（以姓氏笔画为序）

孙　艳　齐齐哈尔医学院

孙艳宏　齐齐哈尔医学院

刘志军　潍坊医学院

刘继鑫　齐齐哈尔医学院

陈　廷　济宁医学院

陈云霞　长治医学院

李秀真　济宁医学院

李波清　滨州医学院

李运清　济宁医学院

张永红　齐鲁医药学院

张振杰　泰山医学院

杨海霞　济宁医学院

崔国艳　长治医学院

章洪华　济宁医学院

世界图书出版公司

西安　北京　广州　上海

图书在版编目（CIP）数据

医学微生物学精讲精练/陈廷，李秀真主编.—西安：
世界图书出版西安有限公司,2018.11(2019.3 重印)
ISBN 978 – 7 –5192 –4943 –4

Ⅰ.①医… Ⅱ.①陈…②李… Ⅲ.①医学微生
物学—研究生—入学考试—自学参考资料 Ⅳ.①R37

中国版本图书馆 CIP 数据核字(2018)第 262170 号

书 名 医学微生物学精讲精练
Yixue Weishengwuxue Jingjiangjinglian
主 编 陈 廷 李秀真
责任编辑 王 娜
装帧设计 天 一
出版发行 世界图书出版西安有限公司
地 址 西安市北大街85 号
邮 编 710003
电 话 029 –87214941 029 –87233647(市场营销部)
029 –87234767(总编室)
网 址 http://www.wpcxa.com
邮 箱 xast@ wpcxa.com
经 销 新华书店
印 刷 新乡市天润印务有限公司
开 本 787mm ×1092mm 1/16
印 张 14
字 数 322 千字
版 次 2018 年 11 月第 1 版 2019 年 3 月第 2 次印刷
国际书号 ISBN 978 –7 –5192 –4943 –4
定 价 52.00 元

出版说明

　　为适应医学教育发展、培养现代化医师的新要求,根据中华人民共和国教育部和原卫生部颁布的《中国本科医学教育标准》,同时结合多本国家级规划教材等较权威的教科书,我们邀请了国内有丰富教学经验和深厚学术造诣的专家,编写了本套丛书。

　　与其他配套辅助教材相比,本丛书具有以下特点:

　　1. 内容设置科学　紧扣教学大纲,明确学习要点,帮助读者掌握重点、难点,使读者深入了解其内在联系及如何在考试和今后的临床科研工作中正确地应用。具体体现在:

　　(1)系统性:全书逻辑缜密,环环相扣,系统编排,方便读者的使用,加深其对教材的理解和认识。

　　(2)广泛性:严格依据《中国本科医学教育标准》,提炼出学习要点,力求全面满足读者自学和考试复习的需要。

　　(3)新颖性:同步章节精选习题、模拟试卷、重点院校硕士研究生入学考试试题 3 个模块紧凑组合,便于读者进一步学习。

　　2. 题型编排合理　以研究生入学考试、本科生专业考试的题型为标准,设计了选择题(包括 A 型题、B 型题、X 型题)、填空题、名词解释、简答题、论述题、病例分析题等,使读者在解题的过程中了解各学科的特点和命题规律,加深对知识点的理解,提高解题的准确性,强化应试能力和技巧。

　　3. 强化实用性　为便于读者自学,对部分题目给出了"解析",分析做题过程中的常见问题,帮助读者了解如何选、怎样选、考哪些概念、解题的小技巧等,培养其分析能力,建立正确的思维方法,提高解决实际问题的能力。

　　4. 重视信息性　为了开拓读者的视野,我们认真遴选了近些年国内一些重点院校的硕士研究生入学考试试题,希望对广大读者有所帮助。未来的应试更重视能力的考核,所以没有给出所谓的"标准答案",目的是不想束缚读者的思路,而是让读者开动脑筋查阅文献,跟踪前沿发展态势,提升自身的竞争优势。

　　本丛书不仅适用于本科在校生和复习参加硕士研究生入学考试的应届毕业生或往届毕业生,也适用于具同等学力人员复习参加硕士研究生入学考试。由于时间仓促,不足之处在所难免,请各位专家批评指正。

目　录

绪 论

【学/习/要/点】

一、掌握

1. 微生物的概念与分类。
2. 病原微生物、机会致病性微生物的概念。

二、熟悉

1. 三大类微生物的结构特点。
2. 微生物与人类的关系。
3. 医学微生物学的研究内容及医学微生物学的发展简史。

【应/试/考/题】

一、选择题

【A/型/题】

1. 下列描述的微生物特征中,不是所有微生物共同特征的一条是 （　　）
   A. 体形微小　　　B. 分布广泛
   C. 种类繁多　　　D. 可无致病性
   E. 只能在活细胞内生长繁殖

2. 不属于原核细胞型微生物的是 （　　）
   A. 细菌　　　　　B. 病毒
   C. 支原体　　　　D. 立克次体
   E. 衣原体

3. 属于真核细胞型微生物的是 （　　）
   A. 螺旋体　　　　B. 放线菌
   C. 真菌　　　　　D. 细菌
   E. 立克次体

4. 原核细胞型微生物与真核细胞型微生物的根本区别是 （　　）
   A. 单细胞
   B. 二分裂方式繁殖
   C. 有细胞壁
   D. 前者仅有原始核结构,无核膜和核仁等
   E. 对抗生素敏感

5. 最先创用固体培养基将细菌进行培养的科学家是 （　　）
   A. 法国的巴斯德
   B. 德国的郭霍
   C. 俄国的伊凡诺夫斯基
   D. 英国的李斯特
   E. 荷兰的列文虎克

6. 关于在微生物学发展史上做出重要贡献的科学家及其所做出的贡献,下列哪项叙述是错误的 （　　）

A. 巴斯德首次研制出狂犬病疫苗

B. 郭霍先后分离出炭疽芽孢杆菌、结核分枝杆菌和霍乱弧菌

C. 伊凡诺夫斯基发现烟草花叶病毒

D. 琴纳分离出天花病毒

E. 弗莱明发现青霉菌产物能抑制金黄色葡萄球菌的生长

【B/型/题】

(7~9题共用备选答案)

A. 细菌　　　　　B. 类毒素

C. 梅毒螺旋体　　D. 衣原体

E. 病毒

7. 可在培养基中生长繁殖的微生物是(　　)

8. 含有一种核酸的微生物是 （　　）

9. 非微生物是 （　　）

【X/型/题】

10. 属于原核细胞型微生物的是 （　　）

A. 噬菌体　　　　B. 寄生虫

C. 支原体　　　　D. 立克次体

E. 衣原体

11. 属于原核细胞型微生物的是 （　　）

A. 螺旋体　　　　B. 放线菌

C. 真菌　　　　　D. 细菌

E. 寄生虫

12. 属于非细胞型微生物的是 （　　）

A. 真菌　　　　　B. 噬菌体

C. 病毒　　　　　D. 立克次体

E. 衣原体

13. 下列属于1973年以来发现的新病原微生物是 （　　）

A. 轮状病毒

B. 幽门螺杆菌

C. 埃博拉病毒

D. 结核分枝杆菌

E. 朊粒

14. 下列对原核细胞型微生物结构的描述中,正确的是 （　　）

A. 有含肽聚糖的细胞壁

B. 能以二分裂方式繁殖

C. 含有线粒体、内质网、溶酶体等细胞器

D. 细胞核内含染色体遗传物质

E. 无核膜,核质为裸露环状 DNA

15. 可在培养基中生长繁殖的微生物是 （　　）

A. 细菌　　　　　B. 支原体

C. 梅毒螺旋体　　D. 衣原体

E. 病毒

16. 非细胞型微生物的组成有 （　　）

A. 核心　　　　　B. 蛋白质衣壳

C. 核仁　　　　　D. 核膜

E. 细胞壁

二、名词解释

1. microorganism

2. 致病性微生物(病原微生物)

3. 机会致病性微生物

三、简答题

1. 简述微生物的共同特点。

2. 简述郭霍法则的主要内容,如何评价它。

【参 | 考 | 答 | 案】

一、选择题

【A 型题】

1. E　　2. B　　3. C　　4. D　　5. B
6. D

【B 型题】

7. A　　8. E　　9. B

【X 型题】

10. CDE　　11. ABD　　12. BC
13. ABCE　　14. ABE　　15. AB
16. AB

1. E【解析】真核细胞型微生物和大多数原核细胞型微生物可以独立完成新陈代谢和繁殖。

4. D【解析】原核细胞型微生物分化程度低,只有原始核质,无核膜、核仁。

15. AB【解析】梅毒螺旋体的培养至今尚未成功,衣原体和病毒为专性细胞内寄生。

二、名词解释

1. 微生物(microorganism):微生物是一大群广泛分布于自然界、形态微小且结构简单,肉眼直接观察不到,必须借助光学显微镜或电子显微镜放大数百倍至数万倍才能观察到的微小生物。

2. 致病性微生物(病原微生物):能够引起人类、动物和植物的病害,具有致病性的微生物。

3. 机会致病性微生物:在正常情况下不致病,只有在特定情况下导致疾病的一类微生物。

三、简答题

1. 简述微生物的共同特点。

答 ①形态微小,需借助放大工具,如光镜、电镜才能看见;②结构简单;③繁殖速度快;④种类繁多;⑤自然界分布广泛;⑥在人和动物体内特定部位寄居;⑦代谢类型多;⑧易变异。

2. 简述郭霍法则的主要内容,如何评价它。

答 郭霍法则的主要内容如下:①特殊的病原菌在同一种疾病中查见,在健康人中不存在;②能从患者体内分离出这样的病原菌,获得纯培养;③纯培养物接种易感动物,能引起同样的疾病;④能从感染发病的动物中再度分离培养出该菌的纯培养。郭霍法则在证明某种微生物是否为某种疾病病原体中发挥了重要理论指导作用,但还应考虑以下特殊情况:①无症状的带菌者或携带病毒者,如细菌性痢疾带菌者、乙型肝炎 HBsAg 携带者;②多种病原体引起临床症状相同,如各型肝炎病毒与病毒性肝炎;③个别微生物至今不能在体外培养或没有易感动物,如梅毒螺旋体。因此,现代微生物学对郭霍法则进行了完善和补充,即在原来 4 项之后增加第 5 项和第 6 项:血清学技术查抗原抗体,协助疾病诊断;分子生物学技术查 DNA 物质,确立病原。

(陈　廷)

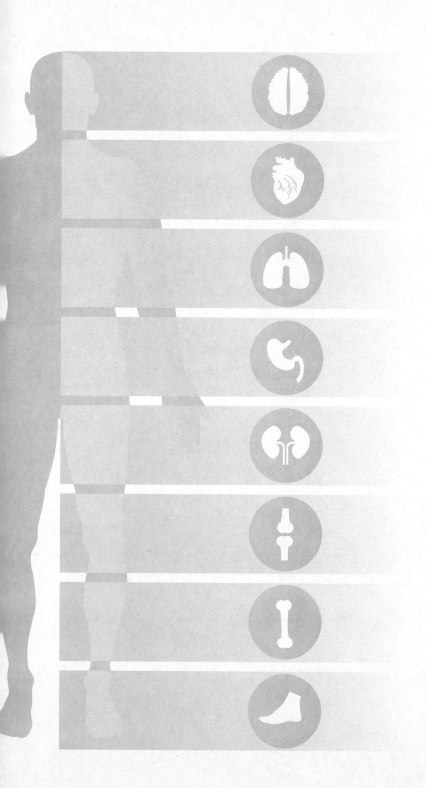

第 1 篇
细菌学

第1章　细菌的形态与结构

【学/习/要/点】

一、掌握

1. 细菌的形态。
2. 细菌的基本结构与特殊结构。

二、熟悉

1. 细菌的形态与结构的检查法。
2. 革兰染色的步骤、结果判定及意义。

【应/试/考/题】

一、选择题

【A/型/题】

1. 青霉素抗菌作用的机制是 （　　）
   A. 干扰细菌细胞壁的合成
   B. 干扰细菌细胞蛋白质的合成
   C. 干扰细菌核糖体的合成
   D. 破坏细菌细胞核酸的合成
   E. 破坏细菌细胞膜通透性

2. 与细菌抵抗吞噬有关的结构是 （　　）
   A. 荚膜　　　　　B. 鞭毛
   C. 芽孢　　　　　D. 性菌毛
   E. 普通菌毛

3. 下列各项中，与细菌致病性无关的是
   （　　）
   A. 荚膜　　　　　B. 菌毛

   C. 异染颗粒　　　D. 脂多糖
   E. 黏附素

4. 与内毒素有关的细菌结构是 （　　）
   A. 细胞膜　　　　B. 肽聚糖
   C. 荚膜　　　　　D. 外膜
   E. 核膜

5. 细菌的革兰染色性主要决定于 （　　）
   A. 核质结构　　　B. 细胞壁结构
   C. 细胞膜结构　　D. 磷壁酸的有无
   E. 中介体的有无

6. 革兰阳性菌与革兰阴性菌的细胞壁肽聚糖结构的主要区别在于
   （　　）
   A. 聚糖骨架　　　B. 四肽侧链
   C. 五肽交联桥　　D. β – 1,4 糖苷键
   E. N – 乙酰葡糖胺与 N – 乙酰胞壁酸的
   　排列顺序

7. 下列哪项不是鞭毛的功能　（　　）

　　A. 黏附作用　　　B. 运动器官

　　C. 致病性　　　　D. 抗原性

　　E. 细菌分类与鉴别

8. 下列哪种结构不是细菌的基本结构

　　　　　　　　　　　　　　（　　）

　　A. 细胞壁　　　　B. 芽孢

　　C. 细胞膜　　　　D. 细胞质

　　E. 核质

9. 下列关于细胞壁的功能,不包括（　　）

　　A. 维持细菌固有形态

　　B. 保护细菌抵抗低渗环境

　　C. 具有抗吞噬作用

　　D. 具有免疫原性

　　E. 与细胞膜共同完成细菌细胞内外物

　　　质交换

10. 下列有关荚膜的描述,错误的是（　　）

　　A. 具有免疫原性,可用于鉴别细菌

　　B. 可增强细菌对热的抵抗力

　　C. 具有抗吞噬作用

　　D. 一般在菌体内形成

　　E. 化学成分可是多糖,也可是多肽等

11. 下列关于革兰染色的意义,不包括

　　　　　　　　　　　　　　（　　）

　　A. 便于细菌分类

　　B. 便于鉴别细菌

　　C. 便于了解细菌的性质

　　D. 便于制造疫苗

　　E. 便于选择药物

12. 描述细菌大小时,通常使用的单位是

　　　　　　　　　　　　　　（　　）

　　A. 厘米　　　　　B. 毫米

　　C. 微米　　　　　D. 纳米

　　E. 皮米

13. 溶菌酶溶菌作用的机制是　（　　）

　　A. 破坏聚糖骨架中的 β−1,4 糖苷键

　　B. 竞争合成细胞壁过程中所需的转

　　　肽酶

　　C. 干扰细菌蛋白质合成

　　D. 干扰细菌 DNA 的复制

　　E. 干扰四肽侧链与五肽交联桥的连接

14. 革兰阳性菌细胞壁的主要成分是（　　）

　　A. 脂多糖　　　　B. 脂质层

　　C. 肽聚糖　　　　D. 磷壁酸

　　E. 表面蛋白

15. 细菌芽孢与高度耐热性有关的特有化

　　学组分是　　　　　　　　（　　）

　　A. 吡啶二羧酸　　B. 肽聚糖

　　C. 磷脂　　　　　D. 多糖

　　E. 核酸

16. 细菌的普通菌毛是一种　（　　）

　　A. 运动器官

　　B. 细长波状的丝状物

　　C. 休眠体

　　D. 可传递遗传物质的器官

　　E. 黏附结构

17. 下列关于细菌核质的描述,错误的是

　　　　　　　　　　　　　　（　　）

　　A. 具有完整的核结构

　　B. 为双股 DNA

　　C. 是细菌生命活动必需的遗传物质

　　D. 无核膜

　　E. 无核仁

【B 型题】

(18 ~ 19 题共用备选答案)

　　A. 聚糖骨架　　　B. 五肽交联桥

　　C. 脂蛋白　　　　D. 脂多糖

　　E. 黏肽

18. 革兰阳性菌和革兰阴性菌肽聚糖中共

　　有结构是　　　　　　　　（　　）

19. 革兰阳性菌肽聚糖中特有的结构是

　　　　　　　　　　　　　　（　　）

（20～21题共用备选答案）

A. 肽聚糖　　　　B. 磷壁酸

C. 脂质A　　　　D. 脂蛋白

E. 核心多糖

20. 革兰阴性菌的脂多糖中具有属特异性的是 （　　）

21. 革兰阴性菌内毒素毒性的主要组分是 （　　）

（22～23题共用备选答案）

A. 肽聚糖　　　　B. 脂多糖

C. 脂蛋白　　　　D. 脂类

E. 蛋白质

22. 革兰阴性菌细胞壁中含量最多的成分是 （　　）

23. 革兰阳性菌细胞壁中含量最多的是 （　　）

（24～25题共用备选答案）

A. 荚膜　　　　B. 鞭毛

C. 芽孢　　　　D. 菌毛

E. 普通菌毛

24. 细菌抗吞噬的结构是 （　　）

25. 与细菌的耐热特性有关的结构是（　　）

【X/型/题】

26. 革兰阳性菌肽聚糖的组成包括 （　　）

A. 聚糖骨架　　　B. 四肽侧链

C. 脂质双层　　　D. 交联桥

E. 脂多糖

27. 革兰阴性菌脂多糖的组成包括 （　　）

A. 特异多糖　　　B. 脂质双层

C. 脂质A　　　　D. 核心多糖

E. 聚糖骨架

28. 聚糖骨架的组成成分包括 （　　）

A. N－乙酰葡糖胺

B. 二氨基庚二酸

C. 脂多糖

D. N－乙酰胞壁酸

E. 磷壁酸

29. 下列哪些能裂解肽聚糖中N－乙酰葡糖胺和N－乙酰胞壁酸之间的β－1,4糖苷键 （　　）

A. 青霉素　　　　B. 溶菌酶

C. 溶葡萄球菌素　D. 红霉素

E. 链霉素

30. 下列属于革兰阳性菌细胞壁的表面蛋白的是 （　　）

A. 金黄色葡萄球菌的A蛋白

B. 外膜蛋白

C. 脂蛋白

D. A群链球菌的M蛋白

E. A群链球菌溶素O

二、名词解释

1. 细菌

2. cell membrane

3. 肽聚糖

4. teichoic acid

5. 脂多糖

6. 外膜

7. ribosome

8. nuclear material

9. plasmid

10. 异染颗粒

11. capsule

12. flagellum

13. lipid A

14. spore

15. bacterial L form

16. mesosome

17. sex pilus

18. common pilus

19. protoplast

20. spheroplast

三、简答题

1. 细菌的基本形态有哪些？

2. 简述Gram stain染色法及其意义。

3. 试比较革兰阳性菌与革兰阴性菌细胞壁结构的特征和区别。

4. 简述细菌形态结构特征在细菌鉴定中的应用。

5. 简述与细菌致病性有关的结构。

四、论述题

1. 试述革兰阳性菌与革兰阴性菌细胞壁结构差异的生物学意义。

2. 试述细菌特殊结构的生物学意义。

【参/考/答/案】

一、选择题

【A型题】

1. A　2. A　3. C　4. D　5. B
6. C　7. A　8. B　9. C　10. B
11. D　12. C　13. A　14. C　15. A
16. E　17. A

【B型题】

18. A　19. B　20. E　21. C　22. D
23. A　24. A　25. C

【X型题】

26. ABD　27. ACD　28. AD
29. BC　30. AD

1. A【解析】青霉素能够抑制细菌细胞壁的合成,阻断四肽侧链和五肽交联桥的联接,在细菌繁殖过程中起着杀菌的作用。

2. A【解析】荚膜的功能为:①抗吞噬作用;②黏附作用;③抗有害物质的损伤作用。

3. C【解析】异染颗粒的成分是RNA和多偏磷酸盐,是胞质颗粒的一种,有助于细菌鉴定。

4. D【解析】革兰阴性菌的外膜由脂蛋白、脂质双层和脂多糖三部分组成,其中脂多糖就是革兰阴性菌的内毒素。

7. A【解析】鞭毛的功能主要有:①运动器官;②致病性;③抗原性;④细菌分类与鉴别。黏附作用是荚膜的功能。

8. B【解析】细菌的基本结构包括细胞壁、细胞膜、细胞质和核质,芽孢属于细菌的特殊结构。

10. B【解析】芽孢可增强细菌对热的抵抗力。

13. A【解析】溶菌酶溶菌的作用机制是破坏肽聚糖中N-乙酰葡糖胺和N-乙酰胞壁酸之间的β-1,4糖苷键,破坏聚糖骨架。

15. A【解析】芽孢的抵抗力强与其特殊的结构和组成有关。芽孢含水量少,蛋白质不易受热变性;芽孢的核心和皮质中含有吡啶二羧酸,该物质与钙结合生成盐能提高芽孢中各种酶的热稳定性。

18. A【解析】革兰阳性菌细胞壁肽聚糖结构是三维立体结构,组成成分包括聚糖骨架、四肽侧链和五肽交联桥,而革兰阴性菌细胞壁肽聚糖结构是二维结构,组成成分包括聚糖骨架和四肽侧链。

19. B【解析】五肽交联桥为革兰阳性菌肽聚糖结构中的特有成分。

20. E【解析】革兰阴性菌中脂多糖(LPS)的组成成分包括脂质A、核心多糖、特异多糖,其中脂质A无种属特异性,核心多糖有属特异性,特异多糖有种特异性。

21. C【解析】革兰阴性菌的外膜中具有内毒素毒性和生物学活性的主要组分是脂质A。

23. A【解析】革兰阳性菌细胞壁肽聚糖有15~50层,占细胞壁干重50%~80%。

24. A【解析】荚膜是细菌细胞壁外包绕的一层黏液性物质,具有抗吞噬的作用,可抵抗宿主吞噬细胞的吞噬和消化作用,增强细菌的侵袭力。

25. C【解析】细菌在不适宜的环境下形成芽孢,具有较强的抵抗力,可抵抗热力、干燥、辐射、化学消毒剂等。

26. ABD【解析】革兰阳性菌细胞壁的肽聚糖结构包括聚糖骨架、四肽侧链、五肽交联桥,是三维结构。

27. ACD【解析】细菌外膜中由脂质双层向外伸出的是脂多糖,脂多糖成分包括脂质A、核心多糖、特异多糖。

28. AD【解析】肽聚糖中聚糖骨架是由N-乙酰葡糖胺和N-乙酰胞壁酸交替间隔排列,经β-1,4糖苷键联接。

30. AD【解析】金黄色葡萄球菌是革兰阳性菌,其表面有葡萄球菌A蛋白(SPA),具有抗吞噬、促进细胞分裂等多种作用。A群链球菌表面有M蛋白,与致病性有关。

二、名词解释

1. 细菌:是一类具有细胞壁的单细胞原核微生物。它们形体微小,以微米(μm)为测量单位,结构简单,无典型的细胞核,无核膜和核仁,除核糖体外无其他细胞器。

2. 细胞膜(cell membrane):位于细胞壁内侧,包绕着细胞质。主要由磷脂和多种蛋白质组成,不含胆固醇。

3. 肽聚糖:一类复杂的大分子复合体,是细菌细胞壁的主要组分,又称胞壁质或黏肽。

4. 磷壁酸(teichoic acid):磷酸二酯键连接核糖醇或甘油残基构成,为革兰阳性细菌细胞壁所特有。

5. 脂多糖:由脂质A、核心多糖、特异多糖构成,为革兰阴性菌的内毒素。

6. 外膜:革兰阴性菌细胞壁特殊组分,由脂蛋白、脂质双层和脂多糖三部分组成。

7. 核糖体(ribosome):细菌细胞质中游离的蛋白质合成的场所。

8. 核质(nuclear material):为细菌的遗传物质,集中分布在细胞质的某一区域(多在菌体中央),没有核仁、核膜和有丝分裂器。

9. 质粒(plasmid):位于细胞质中,染色体外的遗传物质。为带有遗传信息、可以控制细菌某些遗传性状的闭合环状双链DNA。可独立复制,不是细菌生长必不可少的,失去质粒的细菌仍能存活。

10. 异染颗粒:细菌细胞质中含有贮藏高能磷酸键的多偏磷酸盐颗粒。其嗜碱性强,用亚甲蓝染色时着色深,与菌体其他部分不同。

11. 荚膜:附着在细菌细胞壁外的一层黏液性物质,为多糖或多肽。荚膜即使被理化方法除去,该菌细胞的生命活动不受影响。

12. 鞭毛:鞭毛是在许多细菌的菌体上附有的细长并呈波状弯曲的丝状物,为细菌的运动器官。

13. 脂质A(lipid A):构成内毒素毒性和生物学活性的主要组分,没有种属特异性。

14. 芽孢(spore):芽孢是某些细菌在不利的环境条件下,细胞质进行脱水浓缩,形成一个圆形或卵圆形小体,位于菌体内部,是细菌的休眠状态,又称休眠体。

15. 细菌 L - 型(bacterial L form):是指用理化或生物因素直接破坏或者抑制合成细胞壁的肽聚糖结构,在高渗环境下仍然存活而成为细胞壁缺陷的细菌。

16. 中介体(mesosome):细菌部分细胞膜向细胞质内陷并折叠形成的囊状物。

17. 性菌毛(sex pilus):性菌毛比普通菌毛长而粗,呈中空管状结构,由致育因子的质粒编码。

18. 普通菌毛(common pilus):普通菌毛是遍布于某些细菌表面的很细、很短、直而硬的丝状物,每菌可达数百根,为细菌的黏附结构,能与宿主细胞表面的特异性受体结合。与细菌的致病性密切相关。

19. 原生质体(protoplast):革兰阳性菌细胞壁缺失后,仅有一层细胞膜包裹原生质,称为原生质体。

20. 原生质球(spheroplast):革兰阴性菌肽聚糖层受损后,其外层仍有外膜保护,称为原生质球。

三、简答题

1. 细菌的基本形态有哪些?

答 (1)球菌:按其排列方式又可分为双球菌、四联球菌、八叠球菌,葡萄球菌和链球菌。

(2)杆菌:细胞形态较复杂,有短杆状、棒杆状、梭状、月亮状、分枝状。

(3)螺形菌:可分为弧菌(螺旋不满一环)、螺菌和螺杆菌。

2. 简述 Gram stain 染色法及其意义。

答 革兰染色的操作与步骤:

(1)制作涂片:取材→涂片→干燥→固定。

(2)染色:初染——碱性结晶紫初染。

媒染——碘液媒染。

脱色——95%乙醇脱色。

复染——稀释复红或沙黄复染。

(3)镜检:光学显微镜油镜观察其形态、染色性。细菌经革兰染色可分为两大类:呈紫色的革兰阳性菌,呈红色的革兰阴性菌。

(4)革兰染色的意义:①初步鉴别细菌;②指导选择合适的药物治疗;③与致病性有关,革兰阳性菌产生外毒素致病,革兰阴性菌以内毒素致病。

3. 试进行革兰阳性菌与革兰阴性菌细胞壁结构的特征和区别。

答 革兰阳性菌与革兰阴性菌细胞壁结构比较见下表。

革兰阳性菌与革兰阴性菌细胞壁结构比较

细胞壁结构	革兰阳性菌	革兰阴性菌
肽聚糖组成	由聚糖、侧链、交联桥构成坚韧三维立体结构	由聚糖、侧链构成疏松二维平面网络结构
肽聚糖厚度	20 ~ 80nm	10 ~ 15nm
肽聚糖层数	可达50层	仅1 ~ 2层
肽聚糖含量	占胞壁干重50% ~ 80%	仅占胞壁干重5% ~ 20%
磷壁酸	有	无
外膜	无	有

4. 简述细菌形态结构特征在细菌鉴定中的应用。

答 (1)形态鉴定:球形菌、杆菌和螺形菌。

(2)结构鉴定:细胞壁,如用革兰染色法。

(3)特殊结构鉴定:荚膜、芽孢、鞭毛和菌毛。

5. 简述与细菌致病性有关的结构。

答 (1)细胞壁:革兰阳性菌细胞壁的磷壁酸可黏附细胞;革兰阴性菌细胞壁

的脂多糖是内毒素,与致病性有关。

(2)荚膜:是细菌致病重要的毒力因子,也是鉴别细菌的重要标志。

(3)菌毛:普通菌毛为细菌的黏附结构,可与宿主表面的特异性受体结合,为细菌感染的第一步。

(4)芽孢:芽孢发芽成为繁殖体后,可迅速大量繁殖而致病。

(5)鞭毛:如霍乱弧菌、空肠弯曲菌等通过鞭毛运动至靶细胞而致病。

四、论述题

1.试述革兰阳性菌与革兰阴性菌细胞壁结构差异的生物学意义。

答 (1)与革兰染色有关:革兰阳性菌的细胞壁坚韧、肽聚糖层数多,脂类含量低,酒精不易透入;革兰阴性菌的细胞壁疏松、肽聚糖层数少,脂双层、脂蛋白、脂多糖含量高,酒精易透入,细胞内结合染液中的结晶紫 – 碘形成的复合物易被酒精溶解而脱色。

(2)与药敏性有关:主要结构基础是肽聚糖。革兰阳性菌的细胞壁对青霉素、溶菌酶敏感。青霉素可与细菌竞争肽聚糖合成过程中的转肽酶,从而抑制四肽侧链与五肽交联桥之间的联接,而干扰肽聚糖的合成;溶菌酶则水解肽聚糖

中的β – 1,4糖苷键。而革兰阴性菌的细胞壁肽聚糖含量少,且有外膜保护,对化学药物有抵抗力,对多种抗生素敏感性低,使得青霉素作用效果差。

(3)与致病性有关:革兰阴性菌的细胞壁外膜有脂多糖(LPS),其中的脂类 A 是内毒素的主要毒性成分。

(4)与抗原性有关:革兰阴性菌细胞壁外膜中的脂多糖(LPS)中的特异性多糖具有抗原性,为O抗原,具有种特异性。

2.试述细菌特殊结构的生物学意义。

答 (1)荚膜:具有抗吞噬作用,是病原菌的毒力因子;黏附作用,与细菌的侵袭力有关;抗有害物质损伤的作用。

(2)鞭毛:是运动器官;与致病性有关,如霍乱弧菌、空肠弯曲菌的鞭毛;根据鞭毛的数量、部位和特异的抗原性进行细菌的鉴定和分类。

(3)菌毛:普通菌毛与致病性有关;性菌毛与遗传变异有关。

(4)芽孢:增强细菌抵抗力;芽孢是否被杀死作为判断灭菌效果的指标;为外源性感染的重要来源;根据其大小、位置鉴别细菌。

(刘志军)

第2章 细菌的生理

【学/习/要/点】

一、掌握

1. 细菌的繁殖方式。
2. 细菌的生长曲线及各分期特点。
3. 医学上重要的细菌合成代谢产物。

二、熟悉

1. 细菌的理化性状。
2. 细菌的营养类型、营养物质的摄取机制。
3. 细菌的生化反应。
4. 细菌的人工培养方法及其实际应用。

【应/试/考/题】

一、选择题

【A/型/题】

1. 细菌的生长繁殖方式是　　　　（　　）
   A. 孢子生殖　　　　　B. 出芽生殖
   C. 二分裂　　　　　　D. 复制
   E. 有丝分裂

2. 细菌的代时一般为　　　　　（　　）
   A. 10～15 分钟　　　B. 20～30 分钟
   C. 30～60 分钟　　　D. 18～24 小时
   E. 36～72 小时

3. 细菌的培养物中,表示纯种菌的是（　　）
   A. 沉淀物　　　　　　B. 凝集物
   C. 菌苔　　　　　　　D. 菌落
   E. 菌膜

4. 生化反应中用以检测靛基质的是 （　　）
   A. 尿素酶试验　　　　B. 吲哚试验
   C. 甲基红试验　　　　D. 硫化氢试验
   E. VP 试验

5. 细菌对糖的分解能力不同的原因是（　　）
   A. 细胞膜的通透性
   B. 营养型不同
   C. 温度不一致
   D. 氧气是否存在
   E. 酶系统不同

6. 需要以蛋白质、糖类等有机物为原料合成菌体成分的细菌是　　　（　　）
　　A. 致病菌　　　　　B. 寄生菌
　　C. 自养菌　　　　　D. 异养菌
　　E. 腐生菌

7. 下列细菌中繁殖速度最慢的是　（　　）
　　A. 大肠埃希菌　　　B. 葡萄球菌
　　C. 脑膜炎球菌　　　D. 结核分枝杆菌
　　E. 霍乱弧菌

8. 细菌生长曲线中，利于研究细菌性状的时期是　　　　　　　　（　　）
　　A. 潜伏期　　　　　B. 迟缓期
　　C. 稳定期　　　　　D. 对数期
　　E. 衰亡期

9. 去除热原质最好的方法是　　（　　）
　　A. 滤过除菌法　　　B. 高压蒸汽灭菌法
　　C. 蒸馏法　　　　　D. 巴氏消毒法
　　E. 辐射杀菌法

10. 细菌的芽孢、外毒素和抗生素等代谢产物大多产生在　　　　　（　　）
　　A. 任何时期　　　　B. 迟缓期
　　C. 稳定期　　　　　D. 对数期
　　E. 潜伏期

11. 下列无机盐对细菌生长代谢的作用，不包括　　　　　　　　　（　　）
　　A. 合成菌体成分
　　B. 维持酶的活性
　　C. 细菌代谢所需能量的主要来源
　　D. 调节菌体的渗透压
　　E. 某些元素与细菌的生长繁殖及致病作用密切相关

12. 下列细菌代谢产物中与致病性无关的是　　　　　　　　　　（　　）
　　A. 细菌素　　　　　B. 外毒素
　　C. 内毒素　　　　　D. 热原质
　　E. 侵袭性酶

13. 下列关于细菌素的作用，正确的是（　　）
　　A. 具有窄谱抗菌作用
　　B. 具有广谱抗菌作用

　　C. 与致病性相关
　　D. 能杀灭肿瘤细胞
　　E. 属抗生素

14. 下列属于 M 型菌落的是　　　（　　）
　　A. 大多数细菌　　　B. 炭疽芽孢杆菌
　　C. 结核分枝杆菌　　D. 大肠埃希菌
　　E. 肺炎克雷伯菌

15. 下列关于抗生素的描述，错误的是（　　）
　　A. 真菌产生
　　B. 放线菌产生
　　C. 能杀死肿瘤细胞
　　D. 抑制微生物的生长
　　E. 只对与产生菌有近缘关系的菌有杀伤作用

16. 下列属于微需氧菌的是　　　（　　）
　　A. 结核分枝杆菌　　B. 霍乱弧菌
　　C. 大肠埃希菌　　　D. 幽门螺杆菌
　　E. 沙门氏菌

【B/型/题】

(17～19 题共用备选答案)
　　A. 专性需氧菌　　　B. 专性厌氧菌
　　C. 兼性厌氧菌　　　D. 微需氧菌
　　E. 以上都不是

17. 结核分枝杆菌属于　　　　　（　　）
18. 破伤风梭菌属于　　　　　　（　　）
19. 大多数细菌属于　　　　　　（　　）

(20～22 题共用备选答案)
　　A. 潜伏期　　　　　B. 延迟期
　　C. 对数期　　　　　D. 稳定期
　　E. 衰亡期

20. 鉴定细菌和保存菌种最好选择在（　　）
21. 细菌外毒素等代谢产物的产生与提取多发生在　　　　　　　（　　）
22. 细菌的变异多发生在　　　　（　　）

（23～25题共用备选答案）

　A. 基础培养基　　B. 液体培养基

　C. 半固体培养基　D. 固体培养基

　E. 鉴别培养基

23. 用于培养和区分不同细菌种类的是

（　　）

24. 可用于细菌分离培养的是　　（　　）

25. 可用于观察细菌动力的是　　（　　）

【X/型/题】

26. 细菌的代谢产物包括　　　（　　）

　A. 维生素　　　　B. 毒素

　C. 抗生素　　　　D. 抗毒素

　E. 热原质

27. 下列关于菌落,描述正确的是（　　）

　A. 肉眼可见

　B. 一个菌落包含大量细菌

　C. 是需氧菌的生长表现

　D. 是在半固体培养基中形成

　E. 一个菌落是由许多个细菌繁殖形成的

28. 细菌在液体培养基中的生长状态表现为（　　）

　A. 有菌膜形成　　B. 有沉淀出现

　C. 均匀混浊状态　D. 出现菌落

　E. 形成菌苔

29. 下列属于细菌生化反应的是（　　）

　A. 血浆凝固酶试验

　B. 尿素酶试验

　C. 吲哚试验

　D. 硫化氢试验

　E. 糖发酵试验

30. 下列关于热原质,正确的是　（　　）

　A. 多由革兰阳性菌产生

　B. 热原质即细菌细胞壁中的脂多糖

　C. 可通过高压蒸汽灭菌杀灭

　D. 不耐高温

　E. 注入人体内或动物体内能引起发热反应

二、名词解释

1. heterotroph

2. colony

3. generation time

4. growth curve

5. pyrogen

6. antibiotic

7. bacteriocin

8. culture medium

9. facultative anaerobe

10. sterilization

三、简答题

1. 细菌生长所需要的营养物质有哪些? 其主要作用有哪些?

2. 简述细菌群体生长繁殖的分期及各期特点。

3. 简述影响细菌生长的因素。

4. 简述细菌合成的特殊代谢产物及其在医学上的意义。

5. 简述人工培养细菌的用途。

【参/考/答/案】

一、选择题

【A型题】

1. C　　2. B　　3. D　　4. B　　5. E

6. D　　7. D　　8. D　　9. C　　10. C

11. C　　12. A　　13. A　　14. E　　15. E

16. D

【B 型题】

17. A　18. B　19. C　20. C　21. D
22. C　23. E　24. D　25. C

【X 型题】

26. ABCE　27. AB　28. ABC
29. BCDE　30. BE

1. C【解析】细菌个体的生长繁殖为无性繁殖，一般以简单的二分裂方式进行。

2. B【解析】代时即细菌分裂过程中细菌的数量倍增所需要的时间，多数细菌为20～30分钟，结核分枝杆菌长达18～20小时。

3. D【解析】一个菌落是由一个细菌分裂繁殖成的。

4. B【解析】靛基质试验是吲哚与对二甲基氨基苯甲醛结合，形成红色的玫瑰吲哚。某些细菌能分解蛋白胨中的色氨酸，生成吲哚。

5. E【解析】各类细菌具备的酶系统不同，代谢活性各异，因此对营养物质的分解能力不同。

6. D【解析】自养菌以简单的无机物为原料合成菌体成分，而异养菌需要以蛋白质、糖类等多种有机物为原料合成菌体成分并提供能量。

7. D【解析】在条件满足时，多数细菌的代时为20～30分钟，但结核分枝杆菌繁殖一代较慢，需用时18～20小时。

8. D【解析】对数期细菌生长迅速，其形态、生理活性等都较典型，利于研究细菌的性状。

9. C【解析】热原质耐高温、高压，蒸汽灭菌不能破坏，最好的去除方法是蒸馏。

10. C【解析】稳定期细菌繁殖速度渐减，细菌形态、生理性状常有改变，这个时期可产生一些细菌的代谢产物，如芽孢、外毒素和抗生素等。

11. C【解析】细菌代谢所需能量主要来自对糖、脂类等物质的代谢。

12. A【解析】细菌合成的代谢产物与致病性有关的是热原质、毒素及侵袭性酶，毒素包括内毒素和外毒素。而细菌素是一类具有抗菌作用的蛋白质。

13. A【解析】细菌素是一类具抗菌作用的蛋白质，与抗生素相比，其作用范围有限，仅杀伤与产生菌有亲缘关系的细菌。

14. E【解析】大肠埃希菌等大多数菌属于光滑型菌落（S 型菌落）；炭疽芽孢杆菌和结核分枝杆菌等属于粗糙型菌落（R 型菌落）。肺炎克雷伯菌等有厚荚膜或丰富黏液层的细菌属于黏液型菌落（M 型菌落）。

15. E【解析】细菌素仅杀伤与产生菌有亲缘关系的细菌。

16. D【解析】病原菌大多为兼性厌氧菌；结核分枝杆菌和霍乱弧菌属于专性需氧菌；空肠弯曲菌、幽门螺杆菌属于微需氧菌。

17. A【解析】专性需氧菌具有完整的呼吸酶系统，仅能在有氧环境下生长。如结核分枝杆菌。

18. B【解析】专性厌氧菌缺乏完整的呼吸酶系统，仅能在低氧或无氧环境中发酵，如破伤风梭菌。

19. C【解析】兼性厌氧菌同时有需氧呼吸和无氧发酵的功能，可在有氧、无氧环境中生长。多数病原菌属于此类。

20. C【解析】对数期细菌生长迅速，其形态、染色性、生理活性都较典型。因此该期细菌常用于细菌的鉴定和保存。

21. D【解析】稳定期细菌繁殖速度渐减，细菌形态、生理性状常有改变，这个时期可产生一些细菌的代谢产物，如芽孢、外毒素和抗生素等。

22. C【解析】细菌的形态、大小及结构受外界环境条件的影响可发生变异。对数期细菌对外界环境因素的作用敏感，易发生变异。

23. E【解析】鉴别培养基是观察细菌在培养基中生长后对底物和指示剂的作用如何，从而培养和鉴别不同种类的细菌。

24. D【解析】固体培养基用于细菌的分离和纯化。

25. C【解析】半固体培养基黏度低，有鞭毛菌生长后出现混浊，无鞭毛菌沿穿刺线生长。可用于观察细菌的动力。

26. ABCE【解析】抗毒素为外毒素刺激机体产生的抗体，而非细菌代谢产物。

27. AB【解析】菌落是单个细菌分裂繁殖成为一堆肉眼可见的集团，即一个菌落是由一个细菌繁殖形成的，在固体培养基上形成。

28. ABC【解析】细菌在液体培养基中多数呈混浊状态，少数可出现沉淀和菌膜，固体培养基中形成菌落。

29. BCDE【解析】常用的鉴别细菌的生化反应有糖发酵试验、吲哚试验、甲基红试验、VP试验、枸橼酸盐利用试验、硫化氢试验和尿素酶试验。

30. BE【解析】热原质即细胞壁的脂多糖，注入人、动物体内可引起发热反应，大多由革兰阴性菌产生，耐高温，蒸汽灭菌不能去除，蒸馏法效果最好。

二、名词解释

1. 异养菌（heterotroph）：此菌以多种有机物（蛋白质、糖类等）为原料，合成菌体成分并获得能量，包括腐生菌和寄生菌。所有病原菌都是异养菌，多数属寄生菌。

2. 菌落（colony）：单个细菌分裂繁殖形成的一堆肉眼可见的集团。

3. 代时（generation time）：即细菌在分裂过程中数量倍增所需要的时间，多数细菌的代时为20~30分钟，结核分枝杆菌的代时长达18~20小时。

4. 生长曲线（growth curve）：细菌群体生长繁殖的过程有一定的规律性，液体培养基中接种一定数量的细菌，定时检查培养基中的活菌数，横坐标为培养时间，纵坐标为活菌数的对数，绘制出一条生长曲线。

5. 热原质（pyrogen）：即细菌细胞壁的脂多糖，注入人体或动物体内可引起发热反应，大多由革兰阴性菌产生。热原质耐高温、高压，蒸汽灭菌不能破坏，最好的去除方法是蒸馏。

6. 抗生素（antibiotic）：在微生物代谢过程中产生的一种能抑制、杀死某些微生物、肿瘤细胞的物质。大多由放线菌和真菌产生，细菌产生的较少，如青霉菌可产生青霉素。

7. 细菌素（bacteriocin）：某些细菌产生的一种蛋白质，具有抗菌作用，细菌素的作用范围有限，仅能杀伤与产生菌有亲缘关系的细菌，如大肠埃希菌产生的大肠菌素。

8. 培养基（culture medium）：是由人工方法配制而成专供微生物生长繁殖的混合营养物。培养基有一定的酸碱度，制成后必须经灭菌处理。

9. 兼性厌氧菌（facultative anaerobe）：同时有需氧呼吸、无氧发酵的功能，在有氧及无氧条件下均能生长的细菌，以有氧时最好，大多数病原菌是兼性厌氧菌。

10. 灭菌（sterilization）：杀灭病毒、真菌和细菌芽孢等全部微生物的方法。

三、简答题

1. 细菌生长所需要的营养物质有哪些？其主要作用有哪些？

答　细菌的新陈代谢所需的原料和能量

需要充足的营养物质来提供,主要有以下几种。

(1)水:营养物质必须先溶于水才能进行营养的吸收和代谢。

(2)碳源:各种无机或有机的含碳化合物都能被细菌吸收利用,合成菌体成分,供给能量。

(3)氮源:细菌对氮源的需求量仅次于碳源,作为合成菌体成分的原料。

(4)无机盐:细菌需要各种无机盐来满足生长所需的各种元素,其作用包括:①构成有机化合物,合成菌体成分;②调节菌体内外渗透压;③维持和促进酶的活性;④参与能量的储存和转运;⑤细菌的生长繁殖过程、致病作用与某些元素相关。

(5)生长因子:某些自身不能合成的生长因子在细菌生长过程中至关重要。包括维生素、某些氨基酸、脂类、嘌呤、嘧啶等,以补充细菌自身所需的营养成分,供给特殊需要的呼吸辅酶。

2. 简述细菌群体生长繁殖的分期及各期特点。

答 依据细菌群体的生长曲线,其繁殖过程可分为 4 期。①迟缓期:细菌在新环境的适应阶段,一般为接种后的最初 1 ~ 4 小时,为分裂增殖合成、贮备酶和能量。②对数期:又称指数期。此期细菌分裂增殖迅速,对外界环境影响敏感,其形态、生物活性等比较典型。常用此期细菌来研究细菌的生物学性状。③稳定期:此期培养基中的营养物质消耗,有害产物积聚,细菌繁殖数与死亡数几乎相等,活菌数大致恒定。此期细菌的生物学性状可发生改变,细菌的抗生素、外毒素及芽孢等多在此期产生。④衰亡期:此期繁殖速度越来越慢,死

亡数越来越多,死菌数超过活菌数,细菌形态显著改变,如变形、肿胀,甚至自溶,难以辨认;生理活动也趋于停滞。

3. 简述影响细菌生长的因素。

答 细菌的生长繁殖需要一些必备的条件,包括充足的营养物质、适宜的氢离子浓度(pH)、温度、气体环境及渗透压。①营养物质:包括水、无机盐、糖类、氨基酸及生长因子等,充足的营养物质可为细菌的新陈代谢及生长繁殖提供原料和能量。②pH:每种细菌都对应一可生长的 pH 值范围和最适生长 pH 值。大多数致病菌所需的最适 pH 为 7.2 ~ 7.6。③温度:大多数致病菌已适应人体环境,均为嗜温菌,最适生长温度为 37℃。④气体:所需气体主要是 O_2 和 CO_2,根据细菌对 O_2 的需要情况分为专性需氧菌、专性厌氧菌、兼性厌氧菌和微需氧菌。⑤渗透压:大多数细菌能适应一般培养基的盐浓度和渗透压,少数细菌对盐有要求,如嗜盐菌需要高浓度(30g/L)NaCl。

4. 简述细菌合成的特殊代谢产物及其在医学上的意义。

答 细菌通过新陈代谢不断合成菌体成分,如多糖、蛋白质、脂肪、核酸、细胞壁及各种辅酶等。此外,细菌还能合成很多在医学上具有重要意义的特殊代谢产物。①热原质:大多由革兰阴性菌产生,注入人、动物体内可引起发热反应。热原质耐高热,最好的去除方法是蒸馏。制备生物制品和注射用水必须使用无热原质水。②毒素与侵袭性酶:细菌可产生内、外毒素及侵袭性酶,与细菌的致病性密切相关。内毒素即革兰阴性菌细胞壁的脂多糖,当菌体死亡崩解后才释放出来。外毒素是由革兰阳

性菌及少数革兰阴性菌在生长代谢过程中释放到菌体外的蛋白质,具有抗原性强、毒性强、作用特异性强的突出特点。某些细菌可产生如透明质酸酶、链激酶等具有侵袭性的酶,是其重要的致病物质,该酶可损伤机体组织,促进细菌侵袭和扩散。③色素:有些细菌能产生色素,对细菌的鉴别有一定意义。细菌色素有水溶性色素和脂溶性色素两类。不同颜色的色素有助于鉴别细菌。④抗生素:有些微生物在代谢过程中产生能抑制或杀死某些微生物或癌细胞的物质称为抗生素。抗生素多由放线菌和真菌产生,细菌仅产生少数几种。

⑤细菌素:一类具有抗菌作用的蛋白质,其作用范围有限,仅能杀伤与产生菌有亲缘关系的细菌,可用于细菌分型和流行病学追踪调查。

5.简述人工培养细菌的用途。

答 人工培养的细菌主要用于以下几个方面:①感染性疾病的病原学诊断;②有关细菌生理、遗传变异、致病性和耐药性研究和菌种的保存等;③制备生物制品;④应用于工农业生产中;⑤应用于基因工程中。

(张振杰)

第 3 章　噬菌体

【学/习/要/点】

一、掌握

1. 噬菌体定义。
2. 噬菌体的种类、形态结构、化学组成、抗原性及抵抗力。
3. 毒性噬菌体、温和噬菌体、前噬菌体、溶原性细菌和溶原性转换的概念。

二、熟悉

噬菌体的应用。

【应/试/考/题】

一、选择题

【A/型/题】

1. 下列不符合噬菌体的特性的是　（　　）
   A. 每个噬菌体都含有 RNA 和 DNA
   B. 主要成分是核酸和蛋白质
   C. 严格宿主特异性
   D. 通过细菌滤器
   E. 抵抗力比细菌繁殖体强

2. 下列致病菌中,产生毒素与噬菌体有关的是　　　　　　　（　　）
   A. 霍乱弧菌　　　　B. 大肠埃希菌
   C. 肺炎双球菌　　　D. 白喉棒状杆菌
   E. 破伤风梭菌

3. 噬菌体在分类上属于　　　　　（　　）
   A. 病毒　　　　　　B. 细菌
   C. 原虫　　　　　　D. 衣原体
   E. 真菌

4. 能产生溶原状态的噬菌体称为　（　　）
   A. 前噬菌体　　　　B. 毒性噬菌体
   C. 温和噬菌体　　　D. 溶原性细菌
   E. L 型细菌

5. 下列有关噬菌体应用的错误描述是（　　）
   A. 噬菌体可用于未知细菌的鉴定和分型
   B. 某些噬菌体可作为创口感染的辅助治疗
   C. 噬菌体可作为基因工程载体
   D. 利用噬菌体测定致癌物质
   E. 噬菌体基因可与细菌染色体整合

【B/型/题】

(6~8题共用备选答案)

A. 毒性噬菌体　　　B. 温和噬菌体

C. 溶原性细菌　　　D. 前噬菌体

E. λ噬菌体

6. 整合在细菌染色体上的噬菌体核酸是
　　　　　　　　　　　　　　　　( )

7. 能在敏感菌中增殖并使之裂解的噬菌体是　　　　　　　　　　　　( )

8. 具有溶原性周期和溶菌性周期的噬菌体是　　　　　　　　　　　　( )

【X/型/题】

9. 毒性噬菌体溶菌周期的步骤有　( )

　　A. 吸附　　　　　B. 穿入

　　C. 脱壳　　　　　D. 生物合成

　　E. 组装成熟、释放

10. 下列关于噬菌体抵抗力的叙述,正确的是　　　　　　　　　　　　( )

　　A. 对理化因素的抵抗力比一般细菌繁殖体强

　　B. 耐低温和冰冻,但不能反复冻融

　　C. 对紫外线和X射线不敏感

　　D. 在过饱和氯化钙溶液中,保持数年不变

　　E. 加热70℃ 30分钟仍不失活

二、名词解释

1. 噬菌体

2. 溶原性细菌

3. 溶原性转换

4. 噬斑

三、简答题

1. 简述噬菌体的生物学性状。

2. 简述噬菌体的分类及主要应用。

【参/考/答/案】

一、选择题

【A型题】

1. A　2. D　3. A　4. C　5. D

【B型题】

6. D　7. A　8. B

【X型题】

9. ABDE　　10. ABDE

1. A【解析】噬菌体是病毒,只含有单一核酸,DNA或RNA。

2. D【解析】白喉棒状杆菌因β棒状杆菌噬菌体的感染,可获得产生毒素的能力。

3. A【解析】噬菌体是感染细菌、真菌、放线菌、螺旋体等微生物的病毒。

4. C【解析】温和噬菌体基因组不产生子代噬菌体,也不使细菌裂解,而是把基因整合于宿主菌染色体中,使宿主菌处于溶原状态。

5. D【解析】噬菌体可应用于细菌的鉴定和分型;检测标本中的未知细菌;基因工程的载体;用于细菌性感染的治疗。

6. D【解析】前噬菌体是整合在细菌染色体上的噬菌体基因。

7. A【解析】毒性噬菌体能在宿主菌细胞内

复制增殖,并最终裂解细菌。

8.B【解析】温和噬菌体有溶原周期和溶菌周期,毒性噬菌体只有溶菌周期。

9.ABDE【解析】毒性噬菌体在宿主菌内的增殖过程依次为吸附、穿入、生物合成、成熟与释放 4 个阶段。

10.ABDE【解析】噬菌体的抵抗力比一般细菌的繁殖体强,但对 X 射线和紫外线敏感。

二、名词解释

1.噬菌体:感染细菌、真菌、放线菌、螺旋体等微生物的病毒。

2.溶原性细菌:带有前噬菌体基因组的细菌称为溶原性细菌。

3.溶原性转换:某些前噬菌体基因整合到宿主菌的染色体中,从而使宿主菌获得新的生物学性状的过程称为溶原性转换。

4.噬斑:在固体培养基中,毒性噬菌体裂解细菌可形成透亮的溶菌空斑,称为噬斑。

三、简答题

1.简述噬菌体的生物学性状。

答 噬菌体是一种病毒,可感染细菌、真菌、放线菌、螺旋体等,可通过细菌滤器,在电子显微镜下有三种形态:蝌蚪形、微球形、细杆形。大多数噬菌体呈蝌蚪形,由头部和尾部构成。头部由蛋白质衣壳和包绕于其中的核酸组成;尾部包括尾板、尾刺、尾丝,其中尾丝能特异性识别宿主菌体表面的受体。噬菌体的核酸类型为 DNA 或 RNA。噬菌体比一般细菌繁殖体的抵抗力强,但对 X 射线和紫外线敏感。

2.简述噬菌体的分类及主要应用。

答 (1)噬菌体分类:分毒性噬菌体和温和噬菌体两大类。①毒性噬菌体感染敏感宿主菌后噬菌体增殖,细菌被裂解,建立溶菌性周期;②温和噬菌体感染细菌后并不增殖,噬菌体的基因组与细菌染色体整合,成为前噬菌体,细菌变成溶原性细菌,建立溶原性周期。

(2)噬菌体的应用:①细菌的鉴定与分型,可用于流行病学的调查;②检测标本中的未知细菌;③作为基因工程的载体用于分子生物学的研究;④某些局部细菌感染的辅助治疗。

(张永红)

第4章　细菌的遗传与变异

一、掌握

1. 质粒的概念。
2. 转化、转导、接合、溶原性转换的概念。
3. 操纵子、转座子、整合子的概念。

二、熟悉

1. F 质粒的组成和作用。
2. 细菌变异的机制。
3. 基因突变及基因转移与重组。

【应/试/考/题】

一、选择题

【A/型/题】

1. 细菌的遗传物质包括　　　　（　　）
   A. 核质和前噬菌体
   B. 核质、质粒和附加体
   C. 核质和质粒
   D. 核质、质粒和前噬菌体
   E. 核质、附加体和前噬菌体
2. 质粒是细菌的　　　　　　　（　　）
   A. Col 质粒
   B. R 质粒
   C. 染色体外的 DNA
   D. F 质粒
   E. 毒力质粒

3. 控制细菌耐药性的质粒是　　（　　）
   A. Col 质粒　　　　B. F 质粒
   C. 毒力质粒　　　　D. 代谢质粒
   E. R 质粒
4. 结核分枝杆菌产生耐药性的分子机制主要是　　　　　　　　　（　　）
   A. 转化　　　　　　B. 基因突变
   C. 转导　　　　　　D. 溶原性转换
   E. R 质粒接合转移
5. 溶原性转换　　　　　　　　（　　）
   A. 受体菌直接摄取供体菌的 DNA 片段
   B. 由性菌毛介导
   C. 由毒性噬菌体参与
   D. 由温和噬菌体参与
   E. 由 R 质粒参与

6. 以下对转座子的描述,不正确的是(　)
   A. 具有自我复制能力
   B. 能在质粒与染色体间转位
   C. 部分转座子两末端无插入序列
   D. 转座子所致基因转移对生物变异具有重大意义
   E. 具有编码药物抗药性的基因

7. 决定细菌性别的质粒是　　　(　)
   A. 毒力质粒　　　B. Col 质粒
   C. R 质粒　　　　D. F 质粒
   E. 前噬菌体

8. 下列不产生性菌毛的细菌是　(　)
   A. Hfr 菌　　　　B. F⁺ 菌
   C. F⁻ 菌　　　　 D. F′菌
   E. 带有接合性 R 质粒的细菌

9. 能发生接合的细菌具有　　(　)
   A. K 质粒
   B. F 质粒或类似 F 质粒功能的物质
   C. 毒力质粒
   D. 前噬菌体
   E. Col 质粒

10. 下列哪些基因转移方式均需供体菌与受体菌接触　　　　　(　)
    A. 转化、转导
    B. 转导、接合
    C. 转化、原生质体融合
    D. 转导、溶原性转换
    E. 接合、原生质体融合

11. 细菌的转导和溶原性转换的共同特点是　　　　　　　(　)
    A. 通过性菌毛转移
    B. 供体菌与受体菌直接接触
    C. 需质粒参与
    D. 需噬菌体参与
    E. 发生细胞融合

12. 下列关于 R 质粒的叙述,错误的是　　　　　　　　　(　)
    A. 可分为接合性和非接合性 R 质粒
    B. 能编码细菌耐药性因子

C. 耐药传递因子和耐药决定因子组成接合性 R 质粒
D. 非接合性 R 质粒可经转化或转导方式进入受体菌
E. 一种 R 质粒只含有针对一种抗生素的耐药基因

【B/型/题】

(13～15 题共用备选答案)
A. 转化　　　　　B. 接合
C. 转导　　　　　D. 原生质体融合
E. 溶原性转换

13. 肺炎链球菌由粗糙型转变为光滑型的转移方式是　　　　　(　)

14. 通过性菌毛相互沟通进行 DNA 转移的是　　　　　　　　(　)

15. 细菌直接摄取外源性 DNA 的是 (　)

(16～17 题共用备选答案)
A. 遗传性变异　　B. 非遗传性变异
C. 毒力变异　　　D. 抗原性变异
E. 菌落变异

16. 基因突变属于　　　　　(　)

17. 卡介苗的研制利用了　　　(　)

【X/型/题】

18. 下列关于质粒,正确的叙述是 (　)
    A. 某些细菌的耐药性与质粒有关
    B. 质粒可以丢失
    C. 质粒能在胞质中自行复制
    D. 质粒是细菌生命活动所必需的结构
    E. 质粒是细菌核质外的遗传物质

19. 遗传变异中细菌基因转移与重组的方式有　　　　　　　　(　)
    A. 转化　　　　　B. 接合
    C. 转导　　　　　D. 原生质体融合
    E. 溶原性转换

二、名词解释

1. plasmid
2. gene mutation
3. transduction
4. conjugation
5. protoplast fusion
6. lysogenic conversion

三、简答题

1. 什么是质粒？质粒有何主要特点？
2. 简述基因转移与重组的方式。
3. 比较普遍性转导与局限性转导。

【参/考/答/案】

一、选择题

【A 型题】

1. D　2. C　3. E　4. B　5. D
6. A　7. D　8. C　9. B　10. E
11. D　12. E

【B 型题】

13. A　14. B　15. A　16. A　17. C

【X 型题】

18. ABCE　　19. ABCDE

1. D【解析】核质是主要的遗传物质；质粒是存在于细胞质中的环状闭合或线性的 dsDNA，具有自我复制的能力；前噬菌体可随细菌染色体的复制而复制，并通过细菌的分裂而传递给下一代。

2. C【解析】质粒是细菌染色体以外的遗传物质，存在于细胞质中。

3. E【解析】Col 质粒产生大肠菌素，F 质粒决定细菌的性别，毒力质粒编码细菌毒力，代谢质粒编码代谢酶。R 质粒的编码产物与多种抗菌药物和重金属的抗性相关，即控制细菌耐药性。

4. B【解析】因耐药基因发生突变从而导致结核分枝杆菌对相应药物产生耐药性。

5. D【解析】溶原性转换是指温和噬菌体的 DNA 整合到宿主菌的染色体 DNA 后，使细菌的表型发生改变，从而获得新的遗传性状的现象。

6. A【解析】转座子能介导基因转移与重组，不具备自我复制能力。

7. D【解析】F 质粒（致育质粒）：决定细菌性别的质粒。带有 F 质粒的细菌具有性菌毛，可传递遗传物质，为雄性菌；没有 F 质粒的无性菌毛，是雌性菌。

8. C【解析】F⁻ 为雌性菌，无性菌毛。Hfr 菌、F⁺ 菌、F′ 菌和带有接合性 R 质粒的细菌均能产生性菌毛。

9. B【解析】接合是指细菌通过性菌毛连接，将遗传物质（主要为质粒）从供体菌转移给受体菌，使受体菌获得新的遗传性状。而 F 质粒是编码性菌毛的质粒。

10. E【解析】转化是供体菌裂解的游离 DNA 片段被受体菌直接摄取；转导是以噬菌体为载体，将供体菌的一段 DNA 片段转移到受体菌体内；溶原性转换是将温和噬菌体的 DNA 整合到宿主菌的染色体 DNA 中，使宿主菌获得由噬菌体编码的某些性状。接合是指细菌通过性菌毛相互连接沟通，将遗传物质从供体菌转给受体菌。原生质体融合是将两种不同细菌经溶菌酶或青霉素等人工处理后，失去细胞壁成为原生质体后进行彼此融合的过程，融合后形成暂时的二倍体状态,染色体之间可以发生基因的交换和重组,从而获得多种不同表型的重组融合体。

11. D【解析】细菌的转导是以噬菌体为载体,将供体菌的一段 DNA 片段转移到受体菌体内,使后者获得新的生物学性状;细菌的溶原性转换是指将温和噬菌体的 DNA 整合到宿主菌的染色体 DNA 中,使宿主菌获得由噬菌体编码的某些性状。

12. E【解析】可接合的 R 质粒由耐药传递因子(RTF)和耐药决定因子(r - det)两部分组成。RTF 可编码性菌毛,决定质粒的复制、接合及转移;r - det 则决定菌株的耐药性,带有多个不同耐药基因的转座子。

13. A【解析】活的无荚膜肺炎双球菌(R)摄取死的有荚膜肺炎双球菌的 DNA 片段(S)与自身基因重组后获得了形成荚膜的能力,转变成有荚膜的肺炎双球菌(S)。由 R 型菌转化为 S 型菌属于转化的过程,即受体菌直接从周围摄取供体菌游离的 DNA 片段,与自身基因重组后获得新遗传性状的过程。

14. B【解析】接合是通过性菌毛介导,将遗传物质(主要是质粒 DNA)从供体菌转移给受体菌的方式。

15. A【解析】转化是供体菌裂解的游离 DNA 片段被受体菌直接摄取的过程。

16. A【解析】基因突变属于遗传性变异,是指 DNA 碱基对的插入、置换或缺失导致的基因结构变化。

17. C【解析】卡介苗是牛型结核分枝杆菌失去毒力制成的人工免疫制剂,可用于预防结核病。

18. ABCE【解析】质粒只能控制细菌的某些性状,可以丢失,并非细菌生命活动所必需的。

19. ABCDE【解析】根据 DNA 片段的来源不同和交换方式不同,基因转移和重组的方式有:转化、接合、转导、溶原性转换和原生质体融合。

二、名词解释

1. 质粒(plasmid):细菌染色体以外的遗传物质,为双股环状闭合或线性 DNA,存在于细胞质中。

2. 基因突变(gene mutation):基因突变是指基因结构发生变化,由 DNA 碱基对的置换、插入或缺失所导致的。一般分为点突变、多点突变、缺失或插入突变等。

3. 转导(transduction):以噬菌体为载体,将供体菌的遗传物质转移到受体菌内,使受体菌获得新的遗传性状。

4. 接合(conjugation):细菌通过性菌毛连接,将遗传物质(主要为质粒)从供体菌转移给受体菌,使受体菌获得新的遗传性状。

5. 原生质体融合(protoplast fusion):将两种不同的细菌经溶菌酶或青霉素等处理,失去细胞壁成为原生质体后进行彼此融合的过程。融合后的双倍体细胞可以短期生存,且染色体之间可以发生基因的交换和重组,获得多种不同表型的重组融合体。

6. 溶原性转换(lysogenic conversion):温和噬菌体的 DNA 整合到宿主菌的染色体 DNA 后,使得细菌的表型发生改变,从而获得新的遗传性状。

三、简答题

1. 什么是质粒? 质粒有何主要特点?

答 质粒是一种独立于细菌染色体以外的遗传物质,是存在于细胞质中的环状闭合或线性 dsDNA。能进行自主复制。其主要特点:①具有自我复制的能力;

②质粒 DNA 所编码的基因产物能赋予细菌某些性状特征；③可自行丢失与消除，故并非细菌生存所必不可少的必需遗传物质；④可通过接合、转化或转导等方式在细菌间转移；⑤具有相容性和不相容性。

2. 简述基因转移与重组的方式。

答 细菌的基因转移与重组可以通过转化、接合、转导、溶原性转换、原生质体融合等不同方式进行。①转化是供体菌裂解的游离 DNA 片段被受体菌直接摄取，使受体菌获得新的生物学性状；②接合是通过性菌毛介导，将遗传物质（主要是质粒 DNA）从供体菌转移给受体菌；③转导是以噬菌体为载体，将供体菌的一段 DNA 片段转移到受体菌体内，使后者获得新的生物学性状；④溶原性转换是指温和噬菌体的 DNA 整合到宿主菌的染色体 DNA 后，使细菌的表型发生改变，从而获得新的遗传性状；

⑤原生质体融合是将两种不同细菌经溶菌酶或青霉素等人工处理后，失去细胞壁成为原生质体后进行彼此融合的过程，融合后形成暂时的二倍体状态，染色体之间可以发生基因的交换和重组，从而获得多种不同表型的重组融合体。

3. 比较普遍性转导与局限性转导。

答 普遍性转导和局限性转导的区别是前者发生于噬菌体成熟装配过程中，噬菌体作为载体，可转导供体菌染色体 DNA 的任何部位或质粒，供体菌 DNA 进入受体菌后可产生完全转导和流产转导两种结果；后者发生于温和噬菌体的溶原期，可转导噬菌体 DNA 及供体菌特定部位的 DNA 片段，从而使受体菌获得供体菌 DNA 特定部位的遗传特性，其转导频率相对较高。

（张振杰）

第5章 细菌的耐药性

【学/习/要/点】

一、掌握

1. 细菌的耐药机制。
2. 细菌耐药性的防治。

二、熟悉

1. 抗菌药物的种类及其作用机制。
2. 细菌耐药性的相关概念。

【应/试/考/题】

一、选择题

【A/型/题】

1. 下列不属于抗菌药物作用机制的是（　　）
   A. 抑制细胞壁合成
   B. 损伤细胞膜功能
   C. 影响蛋白质合成
   D. 抑制反转录酶活性
   E. 抑制核酸合成

2. 耐药性的程度用什么表示　（　　）
   A. MIC
   B. LD_{50}
   C. ID_{50}
   D. Ab
   E. Ag

3. 下列关于获得耐药性的描述,错误的是
   （　　）
   A. 是敏感细菌出现对抗菌药物有耐药性的菌株
   B. 不是天然耐药性

C. 可由染色体突变引起
D. 可由耐药质粒传播引起
E. 是由于药物的应用引起的

4. 下列关于耐药质粒的叙述,错误的是
   （　　）
   A. 几乎所有致病菌均有耐药质粒
   B. R质粒在肠道菌中最常见
   C. R质粒只决定对一种抗菌药物有耐药性
   D. R质粒分为接合性和非接合性质粒
   E. R质粒可决定细菌同时对多种抗菌药物有耐药性

5. 因细菌基因突变引起的耐药性特点是
   （　　）
   A. 突变频率很高
   B. 不稳定
   C. 不是随机发生的
   D. 所有的细菌群体都会发生
   E. 在接触抗菌药物之后出现

6. 下列细菌生物被膜（BF）增强细菌耐药性的机制，错误的是　　（　　）

　　A. BF 的多糖或多肽成分直接抑制药物的杀菌作用

　　B. BF 包含众多微菌落，药物难以彻底清除 BF 中微生物

　　C. BF 具有电荷屏障或多糖分子屏障，药物不易渗透

　　D. BF 内细菌多处于低水平代谢状态，使药物不起作用

　　E. BF 内存在高活性水解酶，使药物失活

7. 预防耐药菌株产生和扩散的主要措施是　　　　　　　（　　）

　　A. 大剂量使用抗生素

　　B. 少量多次使用抗生素

　　C. 使用广谱抗生素

　　D. 多种抗生素联合使用

　　E. 根据药物敏感试验，选择使用抗生素

8. 青霉素对革兰阳性菌有抗菌作用，但通常对人体细胞无影响，这是因为（　　）

　　A. 人体细胞表面无青霉素受体

　　B. 人体细胞中含有青霉素酶，能分解青霉素

　　C. 人体细胞无细胞壁和肽聚糖

　　D. 人体细胞膜能阻止青霉素进入细胞内

　　E. 人体细胞的核蛋白体80S，青霉素不能与之结合

【B/型/题】

（9~11 题共用备选答案）

　　A. 产生钝化酶

　　B. 药物作用靶位改变

　　C. 细胞壁对药物的通透性差

　　D. 产生代谢拮抗剂

　　E. 主动外排

9. 肺炎链球菌对青霉素耐药性是属于　　　　　　　　　　　　（　　）

10. 耐药大肠埃希菌对氨基糖苷类药物的耐药性是属于　　　　　（　　）

11. 铜绿假单胞菌对多种抗菌药物固有耐药性是属于　　　　　　（　　）

【X/型/题】

12. 细菌产生耐药性的机制有　　（　　）

　　A. 产生钝化酶

　　B. 药物的靶位改变

　　C. 细胞壁的通透性改变

　　D. 产生主动外排

　　E. 形成细菌生物被膜

13. 可以稳定传递给后代的是　　（　　）

　　A. 固有耐药性

　　B. R 质粒

　　C. 多重耐药性

　　D. 对药物的敏感性

　　E. 交叉耐药性

14. 为防止细菌耐药菌株的产生和扩散，应采取以下主要措施　　（　　）

　　A. 原则上应根据药敏试验，选用抗菌药物

　　B. 做好消毒与隔离，防止耐药菌的交叉感染

　　C. 对需要长期用药的细菌感染，应联合用药

　　D. 加强细菌耐药性的监控

　　E. 大量使用广谱高效抗生素

二、名词解释

1. drug resistance

2. intrinsic resistance

3. acquired resistance

4. multi - drug resistance

三、简答题

简述细菌耐药性的生化机制。

【参 / 考 / 答 / 案】

一、选择题

【A 型题】

1. D　　2. A　　3. E　　4. C　　5. D
6. A　　7. E　　8. C

【B 型题】

9. B　　10. A　　11. C

【X 型题】

12. ABCDE　　13. ABCDE　　14. ABCD

3. E【解析】细菌的耐药性非药物应用引起的,而是由相应的遗传物质决定。

4. C【解析】R 质粒决定的耐药性多为多重耐药性。

5. D【解析】细菌基因突变是自发突变,所有细菌群体都会发生,但突变率低,性质较为稳定,其产生或消失与药物无关。

6. A【解析】细菌生物被膜(BF)是细菌为适应环境而形成的,其耐药机制为:①抗生素很难清除 BF 中的众多微菌落膜状物;②BF 形成的多糖分子屏障和电荷屏障,可阻止药物渗透;③BF 内细菌处于低代谢水平状态,对抗菌药物不敏感;④BF 内存在高浓度水解酶,可使抗生素失活。

7. E【解析】滥用广谱抗生素容易破坏人体正常菌群,抑制敏感菌株,产生耐药菌株,而细菌药物敏感试验可以指导临床医生选择合理敏感药物,防止产生或加重细菌的耐药。

8. C【解析】青霉素通过抑制细菌细胞壁的合成而导致细菌死亡。人体细胞无细胞壁,因此青霉素对人体无毒副作用。

9. B【解析】青霉素结合蛋白(PBP)是青霉素的作用靶点,青霉素通过与 PBP 结合,使四肽侧链与五肽桥无法交联,细菌细胞壁合成受到抑制而使细菌死亡。若肺炎链球菌的青霉素结合蛋白基因变异,导致 PBP 结构改变,青霉素无法与 PBP 结合而产生耐药性。

10. A【解析】氨基糖苷类钝化酶是一种灭活酶,耐药大肠埃希菌产生氨基糖苷类钝化酶是其发生耐药性的重要原因。

11. C【解析】铜绿假单胞菌对多种抗菌药物的通透性比其他革兰阴性细菌差,这种耐药性具有天然性且能遗传,属于固有耐药性。

二、名词解释

1. 耐药性(drug resistance):指细菌对药物所具有的相对抵抗性。耐药性的程度用该药对细菌的最小抑菌浓度(MIC)表示。

2. 固有耐药性(intrinsic resistance):指细菌对某些抗菌药物天然不敏感,故也称为天然耐药性。

3. 获得耐药性(acquired resistance):指细菌 DNA 改变而获得耐药性,可稳定地传给后代细菌。

4. 多重耐药性(multi‑drug resistance):指细菌同时对多种作用机制不同或结构完全各异的抗菌药物具有耐药性。

三、简答题

简述细菌耐药性的生化机制。

答 细菌耐药的生化机制主要涉及到以下几个方面。

(1)药物作用靶位的改变:细菌可通过改变靶位阻碍抗生素的结合,如细菌的青霉素结合蛋白结构变异导致对β–内酰胺类抗生素耐药。

(2)产生一种或多种钝化酶或灭活酶:如β–内酰胺酶、红霉素酯化酶、氨基糖苷类钝化酶等,细菌产生的这些酶可使药物失去抗菌作用。

(3)抗菌药物的渗透障碍:细菌的细胞壁障碍或外膜通透性改变,可影响抗菌效能。如铜绿假单胞菌对抗生素的通透性较其他革兰阴性菌差,导致该菌对多种抗生素固有耐药。

(4)主动外排机制:某些细菌的外膜上还有特殊的药物泵出系统,可主动外排药物,使菌体内的药物浓度较低,不足以发挥抗菌作用。

(5)细菌生物被膜(BF)增强耐药作用:①BF是包含众多微菌落的膜状物,药物难以彻底清除BF中微生物;②BF有电荷屏障和多糖分子屏障,药物不易渗透;③BF内细菌多处于低水平代谢状态或BF内存在高活性水解酶,使药物不起作用或失活。

(陈　廷　李秀真)

第6章 细菌的感染与免疫

【学/习/要/点】

一、掌握

1. 正常菌群的概念、生理作用。
2. 微生态平衡、微生态失调、机会致病菌、菌群失调的概念。
3. 微生态失调的诱发因素及防治措施。
4. 病原菌的致病机制,包括病原菌侵袭力的组成,内、外毒素的主要特性和生物学作用。
5. 宿主抗感染免疫的组成和特点。
6. 固有免疫的组成、吞噬细胞吞噬杀菌机制和后果。
7. 适应性免疫的免疫机制。
8. 全身感染的临床类型。
9. 医院感染的概念及其危险因素。

二、熟悉

1. 机会性致病菌的主要特点及常见的机会性致病菌。
2. 感染的来源。
3. 医院感染的基本特点及分类、医院感染的预防与控制。

【应/试/考/题】

一、选择题

【A/型/题】

1. 在机体正常生理状态下,下列部位无菌的是　　　　　　　　（　　）
   A. 鼻咽腔　　　　　　B. 眼结膜
   C. 小肠　　　　　　　D. 大肠
   E. 心脏

2. 下列关于正常菌群的叙述,错误的是　　　　　　　　　　　（　　）
   A. 正常菌群、宿主与外界环境间应维持动态平衡
   B. 一般情况下正常菌群对人体有益无害

C. 口腔中的正常菌群主要为厌氧菌

D. 肠道正常菌群随饮食种类的变化而变化

E. 正常菌群一成不变

3. 不属于正常菌群生理作用的是 （　　）

  A. 生物拮抗　　　　B. 营养作用

  C. 免疫作用　　　　D. 抗衰老作用

  E. 一定条件下,可转化为致病菌

4. 导致菌群失调的主要原因是 （　　）

  A. 正常菌群的定位转移

  B. 细菌从无(弱)毒株突变成为有(强)毒菌株

  C. 长期使用广谱抗生素

  D. 使用免疫抑制剂

  E. 微生态制剂的大量使用

5. 与细菌侵袭力无关的物质是 （　　）

  A. 脂磷壁酸　　　　B. 链球菌 M 蛋白

  C. 肠毒素　　　　　D. 血浆凝固酶

  E. 透明质酸酶

6. 与细菌致病力无关的结构是 （　　）

  A. 荚膜　　　　　　B. 菌毛

  C. 异染颗粒　　　　D. 脂磷壁酸

  E. 脂质 A

7. 不是细菌产生的侵袭酶的是 （　　）

  A. 过氧化氢酶　　　B. IgA 蛋白酶

  C. 溶菌酶　　　　　D. 血浆凝固酶

  E. 透明质酸酶

8. 细菌毒素中毒性最强的是 （　　）

  A. 破伤风痉挛毒素

  B. 金黄色葡萄球菌肠毒素

  C. 白喉外毒素

  D. 肉毒毒素

  E. 霍乱肠毒素

9. 不是细菌侵袭力的是 （　　）

  A. 黏附

  B. 定植

  C. 扩散

  D. 形成生物被膜

  E. 产生毒素

10. 细菌致病性的强弱主要取决于细菌的（　　）

  A. 形态　　　　　　B. 基本结构

  C. 特殊结构　　　　D. 侵袭力和毒素

  E. 侵入机体的部位

11. 具有黏附作用的细菌结构是 （　　）

  A. 中介体　　　　　B. 鞭毛

  C. 普通菌毛　　　　D. 胞质颗粒

  E. 芽孢

12. 通常与致病菌侵入机体能否致病无关的是 （　　）

  A. 宿主的免疫力强弱

  B. 细菌的侵入部位

  C. 细菌的侵入数量

  D. 细菌的毒力

  E. 细菌的耐药性

13. 利于细菌及其毒素在体内扩散的物质是 （　　）

  A. 菌毛　　　　　　B. 荚膜

  C. 芽孢　　　　　　D. 血浆凝固酶

  E. 透明质酸酶

14. 下列关于内毒素的说法,错误的是（　　）

  A. 来源于革兰阴性菌

  B. 菌体死亡裂解后释放出来

  C. 其化学成分是脂多糖

  D. 性质稳定,耐热

  E. 能用甲醛脱毒制成类毒素

15. 关于细菌黏附素的描述,错误的是 （　　）

  A. 与细菌黏附有关

  B. 分为菌毛黏附素和非菌毛黏附素

  C. 需与宿主表面的黏附素受体结合

  D. 脂磷壁酸属于非菌毛黏附素

  E. 定植因子、外膜蛋白属于菌毛黏附素

16. 类毒素是 （　　）

  A. 抗毒素经甲醛处理后的物质

  B. 细菌素经甲醛处理后的物质

  C. 外毒素经甲醛处理后脱毒而保持抗原性的物质

  D. 内毒素经甲醛处理后脱毒而保持抗原性的物质

  E. 外毒素经甲醛处理后脱毒并改变了抗原性的物质

17. 机体抗感染的第一道防线是 （　）
　　A. 屏障结构　　B. 巨噬细胞
　　C. 体液免疫　　D. 细胞免疫
　　E. NK 细胞

18. 抗胞内菌感染的主要机制是 （　）
　　A. 吞噬细胞　　B. 细胞免疫
　　C. 体液免疫　　D. 屏障结构
　　E. NK 细胞

19. 细菌仅仅是一时性或间断性侵入血流,但未在血中繁殖称为 （　）
　　A. 菌血症　　　B. 毒血症
　　C. 败血症　　　D. 脓毒血症
　　E. 病毒血症

20. 下列关于医院感染的特点叙述,错误的是 （　）
　　A. 感染对象为一切在医院内活动的人群
　　B. 感染地点必须在医院内
　　C. 感染时间主要是在医院期间
　　D. 不包括出院后不久发生的、与前次住院有关的感染
　　E. 不包括入院前已处于潜伏期的感染

【B/型/题】

(21~25 题共用备选答案)
　　A. 生物拮抗　　B. 营养作用
　　C. 免疫作用　　D. 抗衰老作用
　　E. 抗肿瘤作用

21. 大肠菌素对肠道部分致病菌的抑制作用,属于 （　）

22. 大肠埃希菌合成 B 族维生素、维生素 K 等供机体利用,属于 （　）

23. 双歧杆菌诱导机体产生 SIgA 和效应 T 细胞,抑制杀灭有共同抗原的致病菌,属于 （　）

24. 部分细菌产生 SOD,属于 （　）

25. 正常菌群激活巨噬细胞杀死肿瘤细胞,属于 （　）

(26~30 题共用备选答案)
　　A. 败血症　　　B. 内毒素血症
　　C. 脓毒血症　　D. 毒血症
　　E. 菌血症

26. 伤寒早期,伤寒沙门菌通过血流播散,称为 （　）

27. 破伤风痉挛毒素经血流播散到中枢神经系统引起破伤风,称为 （　）

28. 鼠疫耶尔森菌侵入血液并在其中生长繁殖,产生毒性产物,造成机体严重损害,称为 （　）

29. 金黄色葡萄球菌进入血液大量繁殖,并随血流播散到肝脏,引起肝脓肿,称为 （　）

30. 内毒素入血引起发热、休克等症状,称为 （　）

【X/型/题】

31. 正常菌群转化为机会性致病菌的条件不包括 （　）
　　A. 宿主免疫功能下降
　　B. 菌群失调
　　C. 细菌毒力增强
　　D. 定位转移
　　E. 宿主转换

32. 与细菌黏附定居有关的物质是（　）
　　A. 荚膜　　　　B. 性菌毛
　　C. 侵袭性酶　　D. 普通菌毛
　　E. 细菌生物被膜

33. 构成细菌致病性毒力的物质有 （　）
　　A. 普通菌毛　　B. 荚膜
　　C. 外毒素　　　D. 内毒素
　　E. 芽孢

34.有利于细菌在机体内扩散的物质是

（　　）

　　A.血浆凝固酶　　B.透明质酸酶

　　C.链激酶　　　　D.链道酶

　　E.M蛋白

35.外毒素的特点有　　　（　　）

　　A.均由细菌合成后分泌至胞外

　　B.耐热

　　C.经甲醛处理可制成类毒素

　　D.引起特殊的病变和临床症状

　　E.引起DIC

36.内毒素的生物活性包括有　　（　　）

　　A.发热反应　　　B.白细胞反应

　　C.内毒素血症　　D.内毒素休克

　　E.DIC

37.巨噬细胞的吞噬结果包括　　（　　）

　　A.完全吞噬　　　B.不完全吞噬

　　C.组织损伤　　　D.促进炎症发生

　　E.抗原呈递

38.体液中的抗菌物质有　　（　　）

　　A.补体　　　　　B.溶菌酶

　　C.防御素　　　　D.细菌素

　　E.抗体

39.下列对隐性感染的描述,错误的是（　　）

　　A.不出现或出现轻微临床症状

　　B.传染病流行时,90%以上感染者为

　　　隐性感染

　　C.不排出病原体

　　D.可作为传染源

　　E.不产生免疫应答

40.医院感染的防控原则包括　　（　　）

　　A.减少损伤性检查

　　B.减少侵入性治疗

　　C.做好消毒灭菌

　　D.隔离预防

　　E.合理使用抗菌药物

二、名词解释

1. normal flora

2. microeubiosis

3. microdysbiosis

4. opportunistic pathogen or conditioned pathogen

5. dysbacteriosis

6. bacterial infection

7. LD_{50}/ID_{50}

8. pathogenicity island

9. invasiveness

10. bacterial biofilm

11. exotoxin

12. toxoid

13. antitoxin

14. endotoxin

15. toxemia

16. bacteremia

17. pyemia

18. septicemia

19. endotoxemia

20. carrier

21. hospital infection

三、简答题

1.临床上诱发微生态失调的因素有哪些? 微生态失调的防治措施有哪些?

2.什么是细菌的毒力? 其物质基础是什么?

3.感染是否发生及发生后的转归取决于哪些因素?

4.简述医院感染的预防和控制策略。

5.简述外毒素与内毒素的主要区别。

【参|考|答|案】

一、选择题

【A 型题】

1. E	2. E	3. E	4. C	5. C
6. C	7. C	8. D	9. E	10. D
11. C	12. E	13. E	14. E	15. E
16. C	17. A	18. B	19. A	20. D

【B 型题】

21. A	22. B	23. C	24. D	25. E
26. E	27. D	28. A	29. C	30. B

【X 型题】

31. ABDE	32. ADE	33. ABCD
34. BCD	35. CD	36. ABCDE
37. ABCDE	38. ABCE	39. CE
40. CDE		

1. E【解析】正常菌群存在于正常人的体表和与外界相通的腔道,心脏不与外界相通。

2. E【解析】正常菌群是动态平衡,不是一成不变的。

3. E【解析】正常菌群在一定条件下,可转化为致病菌,但这不是其生理作用。

4. C【解析】导致菌群失调的主要原因是长期或大量使用抗生素。正常菌群被抑制或杀灭,而一些劣势菌或外来耐药菌大量繁殖,引发感染。

5. C【解析】细菌毒力主要由侵袭力和毒素构成。侵袭力包括黏附素(如定植因子、外膜蛋白、脂磷壁酸等)、荚膜、侵袭性酶类(如透明质酸酶、葡萄球菌凝固酶等)、侵袭素及细菌生物被膜。肠毒素是外毒素,不是侵袭力。

6. C【解析】异染颗粒没有致病性,荚膜、菌毛、脂磷壁酸属于侵袭力,脂质 A 是内毒素毒性和生物学活性的主要成分。

7. C【解析】溶菌酶主要来源于吞噬细胞,是机体内广泛存在的一种杀菌物质,不是细菌产生的。

8. D【解析】肉毒毒素属于外毒素,是目前已知的最剧毒物,可引起骨骼肌麻痹。

9. E【解析】毒素不是细菌侵袭力。

10. D【解析】细菌致病性的强弱用毒力表示,细菌毒力的物质基础主要是侵袭力和毒素。

11. C【解析】普通菌毛是细菌的黏附结构,与其致病性密切相关。其他不是。

12. E【解析】细菌侵入机体能否致病,与细菌的毒力、侵入数量、侵入的部位及机体的免疫状态有关。细菌耐药性与致病性无关。

13. E【解析】透明质酸酶破坏组织透明质酸,有利于细菌扩散。

14. E【解析】内毒素不能经甲醛脱毒制成类毒素,外毒素可以。

15. E【解析】细菌黏附素分为菌毛黏附素和非菌毛黏附素。前者是指存在于细菌菌毛顶端并与黏附有关的分子,如定植因子;后者是指存在于菌毛之外与黏附有关的分子,如外膜蛋白、链球菌 M 蛋白等。

16. C【解析】甲醛处理去除外毒素毒性而保留其抗原性的生物制品称为类毒素。

17. A【解析】机体抗感染的第一道防线是屏障结构。

18. B【解析】体液免疫物质(如抗体)难以进入细胞内,故抗胞内菌感染以细胞免疫为主。

19. A【解析】菌血症:病原菌由局部进入血液,一过性短暂通过血循环(在血流中未生长繁殖)到达体内适宜部位后繁殖而致病。

21. A【解析】正常菌群妨碍或抵御致病微生物侵入机体并繁殖的能力为生物拮抗作用。

22. B【解析】大肠埃希菌合成B族维生素、维生素K等供机体利用,对机体有营养作用。

23. C【解析】双歧杆菌诱导机体产生的SIgA和效应T细胞,抑制杀灭有共同抗原的致病菌,具有免疫作用。

24. D【解析】部分细菌产生的SOD对机体有抗衰老作用。

25. E【解析】正常菌群激活巨噬细胞杀死肿瘤细胞,是正常菌群的抗肿瘤作用。

26. E【解析】菌血症:病原菌由局部进入血液,一过性短暂通过血循环(在血流中未生长繁殖)到达体内适宜部位后繁殖而致病。

27. D【解析】毒血症:产生外毒素的病原菌在局部组织生长繁殖,外毒素进入血循环,并损伤特定的靶器官、组织所出现的特定性毒性症状。如白喉、破伤风等。

28. A【解析】败血症:病原菌(如鼠疫耶尔森菌)侵入血液并在其中大量繁殖、产生的毒性代谢产物引起的全身性严重中毒症状,如高热、皮肤和黏膜瘀斑、肝脾大,甚至脏器衰竭等。

29. C【解析】脓毒血症:化脓性细菌侵入血液,大量繁殖,并通过血循环扩散到机体其他组织或器官,产生新的化脓性病灶所引起的症状。如金黄色葡萄球菌脓毒血症,常引起多发性肝脓肿、皮下脓肿、肾脓肿等。

30. B【解析】内毒素血症:革兰阴性菌在宿主体内感染使血液中出现内毒素引起的症状,如发热、DIC、休克等。

31. ABDE【解析】细菌毒力增强是细菌的致病性变强,不是非致病菌转化为机会性致病菌。一种微生物对不同的宿主致病性不同。

32. ADE【解析】侵袭性酶与细菌黏附定居无关。普通菌毛是细菌的黏附结构,性菌毛传递细菌遗传物质。荚膜、细菌生物被膜也与细菌黏附有关。

33. ABCD【解析】构成细菌致病性毒力的物质主要是侵袭力和毒素,前者包括黏附素、荚膜、侵入性物质和细菌生物被膜,黏附素与普通菌毛有关。后者包括内、外毒素。芽孢不是。

34. BCD【解析】透明质酸酶分解细胞间质透明质酸;链激酶能使纤维蛋白酶原变为纤维蛋白酶而溶解血块或阻止血浆凝固;链道酶降解脓液中黏稠的DNA,三者均有利于细菌在机体内扩散。血浆凝固酶不利于细菌在机体内扩散。M蛋白与细菌在机体内扩散无关。

35. CD【解析】大多数外毒素在胞内合成,然后分泌至细胞外,部分外毒素存在于菌体内;外毒素大多不耐热;经甲醛处理后可制成类毒素。引起DIC是内毒素的生物活性。

36. ABCDE【解析】内毒素的生物活性有发热反应、白细胞反应、内毒素血症、内毒素休克、DIC。

37. ABCDE【解析】巨噬细胞的吞噬结果包括完全吞噬、不完全吞噬、组织损伤、促进炎症发生、抗原呈递。

38. ABCE【解析】补体、溶菌酶、防御素、抗体等是体液中的抗菌物质。细菌素是细菌产生的一种合成代谢产物,仅对与产生菌有亲缘关系的细菌有杀伤作用。

39. CE【解析】隐性感染者也可能处于病原携带状态,排出病原体,成为传染源;隐性感染由于机体受到感染,会产生免疫应答。

40. CDE【解析】医院感染的预防和控制措施有:消毒灭菌、隔离预防、合理使用抗菌药物。侵入性的诊疗技术是必不可少的。

二、名词解释

1. 正常菌群(normal flora):是正常人体表和与外界相通的腔道黏膜中(如眼结膜、口腔、鼻咽、肠道、泌尿生殖道等)寄居的不同种类和数量的微生物,其对人体无害而有益,称为正常微生物群,其中以细菌为主,故通常称为正常菌群。

2. 微生态平衡(microeubiosis):指正常微生物群与其宿主生态环境在长期进化过程中形成生理性组合的动态平衡。

3. 微生态失调(microdysbiosis):指正常微生物群与其宿主之间的微生态平衡被破坏,由生理性组合转变为病理性组合状态。

4. 机会致病菌(opportunistic pathogen)或条件致病菌(conditioned pathogen):指机体正常状态下不致病,而在某些特定情况下致病的微生物。

5. 菌群失调(dysbacteriosis):是最常见的一种微生态失调状态,指正常菌群中各微生物的种类、数量、比例发生异常改变,使微生态失去平衡,可引起二重感染或重叠感染。

6. 细菌的感染(bacterial infection):细菌侵入宿主体内后,在生长繁殖的过程中不仅释放出毒性产物,同时还与宿主细胞之间发生相互作用,引起宿主出现病理变化的过程。

7. 半数致死量/半数感染量(LD_{50}/ID_{50}):指在规定条件下,能引起 50% 的实验动物死亡,或 50% 的组织培养细胞发生感

染的细菌数量或毒素剂量。

8. 毒力岛(pathogenicity island):指存在于细菌基因组内、成簇集排列的、与细菌致病性相关的 DNA 序列。

9. 侵袭力(invasiveness):致病菌能突破宿主皮肤、黏膜等生理屏障,侵入机体定植、繁殖、扩散的能力。

10. 细菌生物被膜(bacterial biofilm):是细菌通过其分泌的胞外多糖或蛋白质黏附在有生命或无生命物质表面形成的膜状结构,是一种细菌群体状态,是细菌在生长过程中形成的一种保护性生存方式。

11. 外毒素(exotoxin):主要是由革兰阳性菌和少数革兰阴性菌合成及分泌的毒性蛋白质产物。

12. 类毒素(toxoid):外毒素可用人工方法处理脱毒,但保留抗原性,可用于人工主动免疫。

13. 抗毒素(antitoxin):外毒素具有良好的免疫原性,刺激机体产生的特异性中和抗体,称为抗毒素。

14. 内毒素(endotoxin):是革兰阴性菌细胞壁的结构组分(脂多糖),在细菌裂解后才能释放出来。

15. 毒血症(toxemia):产生外毒素的病原菌在局部组织生长繁殖,其外毒素进入血循环,并损伤特定的靶器官、组织所出现的特定性毒性症状。如白喉。

16. 菌血症(bacteremia):病原菌由局部进入血液,一过性短暂通过血循环(在血流中未生长繁殖)到达体内适宜部位后繁殖而致病。

17. 脓毒血症(pyemia):化脓性细菌侵入血液,大量繁殖,并通过血循环扩散到机体其他组织或器官,产生新的化脓性病灶所引起的症状。如金黄色葡萄球菌脓毒血症,常引起多发性肝脓肿、皮下脓肿、肾脓肿等。

18. 败血症(septicemia):病原菌侵入血液并在其中大量繁殖,产生的毒性代谢产物引起全身性严重中毒症状,如高热、皮肤和黏膜瘀斑、肝脾大,甚至脏器衰竭等。

19. 内毒素血症(endotoxemia):革兰阴性菌在宿主体内感染使血液中出现内毒素引起的症状,如发热、DIC、休克等。

20. 带菌者(carrier):恢复期传染病患者以及携带有某种病原菌但未出现临床症状的健康人,可间歇排出病菌,为传染病重要的传染源。

21. 医院感染(hospital infection):又称医院内感染或医院获得性感染,主要是指患者在住院期间发生的感染和在医院内获得而在出院后发生的感染,或患者入院时已发生的直接与前次住院有关的感染,包括医院工作人员在医院内获得的感染。

三、简答题

1. 临床上诱发微生态失调的因素有哪些? 微生态失调的防治措施有哪些?

答 临床上诱发微生态失调的因素有使用抗生素治疗不规范、免疫抑制剂和肿瘤化疗药物、外科侵入性诊疗操作等。微生态失调的防治措施有保护宏观生态环境和微生态环境、提高机体免疫力、规范使用抗生素等。

2. 什么是细菌的毒力? 其物质基础是什么?

答 细菌致病力的强弱程度称为细菌的毒力。细菌毒力的物质基础是侵袭力和毒素。

3. 感染是否发生以及发生后的转归取决于哪些因素?

答 感染是否发生以及发生后的转归取决于机体的免疫状态、细菌因素(毒力、数量及侵入途径)和社会环境因素的影响。

4. 简述医院感染的预防和控制策略。

答 控制医院感染的危险因素是预防和控制医院感染最有效的措施,如消毒灭菌、隔离及预防、合理使用抗菌药物。

5. 简述外毒素与内毒素的主要区别。

答 外毒素与内毒素的主要区别见下表。

外毒素与内毒素的主要区别

鉴别要点	外毒素	内毒素
来源	革兰阳性菌和少数革兰阴性菌	革兰阴性菌
释放方式	细菌生活状态下合成并释放	细菌死亡裂解后释放
化学成分	大多为蛋白质	脂多糖
稳定性	不稳定,对热、蛋白酶、酸、碱敏感	对理化因素稳定,耐热、酸、碱和强氧化剂
毒性作用	毒性作用强,对组织器官有高度选择性	较弱,对组织器官无选择性
抗原性	具有良好的免疫原性,经甲醛处理后可制成类毒素	免疫原性弱,经甲醛处理无法制成类毒素

(陈云霞)

第7章 细菌感染的检测方法与防治原则

【学/习/要/点】

一、掌握

1. 病原菌常用的检测方法。
2. 人工主动免疫的原理及常用制剂。
3. 人工被动免疫的原理及常用制剂。

二、熟悉

标本的采取与送检。

【应/试/考/题】

一、选择题

【A/型/题】

1. 机体获得人工主动免疫的方式是（　　）
   A. 注射抗体　　　　B. 注射类毒素
   C. 注射抗毒素　　　D. 注射胎盘球蛋白
   E. 注射丙种球蛋白

2. 机体获得人工被动免疫的方式是（　　）
   A. 注射死菌苗　　　B. 注射活菌苗
   C. 注射自家菌苗　　D. 注射抗毒素
   E. 注射类毒素

3. 活疫苗的缺点是（　　）
   A. 接种剂量大　　　B. 免疫副作用大
   C. 需重复注射　　　D. 免疫效果差
   E. 不易保存,保存期短

4. 目前在传染病的预防接种中,使用减毒活疫苗比使用灭活疫苗普遍,下列关于其原因的叙述,不正确的是（　　）
   A. 减毒活疫苗的免疫效果优于灭活疫苗
   B. 减毒活疫苗一般只需要接种一次即可达到免疫效果,而灭活疫苗需要接种多次
   C. 减毒活疫苗能在机体内增殖或干扰野毒株的增殖及致病作用,灭活疫苗则不能
   D. 减毒活疫苗可诱导机体产生分泌型IgA,故适用于免疫缺陷或免疫功能低下的人群
   E. 减毒活疫苗刺激机体产生的特异性免疫的持续时间比灭活疫苗长

5. 用马血清制备的抗毒素的缺点是（　　）
　　A. 制备比较困难
　　B. 纯度不高
　　C. 不易保存
　　D. 可产生超敏反应
　　E. 产量低

6. 下列说法中不正确的是　　（　　）
　　A. 采集标本时应无菌操作
　　B. 脑膜炎奈瑟菌及淋病奈瑟菌送检时应予冷藏运送
　　C. 应根据致病菌在患者不同病期的体内分布和排出部位,采取不同标本
　　D. 标本必须新鲜,采集后尽快送检
　　E. 尽可能采集病变明显部位的材料

【B/型/题】

(7~10题共用备选答案)
　　A. 死疫苗　　　　B. 活疫苗
　　C. 抗毒素　　　　D. 类毒素
　　E. 抗菌血清

7. 用减毒或无毒力的活病原体制成的是
　　　　　　　　　　　　　（　　）
8. 破伤风梭菌感染后紧急预防需用（　　）
9. 用理化方法杀死某些免疫原性强的菌株而制成的是　　　（　　）
10. 疫苗易于保存的是　　　（　　）

【X/型/题】

11. 下列关于标本采集与送检的注意事项,正确的是　　　（　　）
　　A. 若采集标本前患者曾使用过青霉

素,则在分离培养时可加入青霉素酶加以拮抗
　　B. 所有的标本都应冷冻保存
　　C. 采取局部病变处标本时,可用消毒剂进行消毒
　　D. 粪便标本常置于甘油缓冲盐水保存液中
　　E. 标本采集后应立即送检

12. 下列有关分离培养的说法,正确的是
　　　　　　　　　　　　　（　　）
　　A. 原则上所有标本均应做分离培养,以获得纯培养后进一步鉴定
　　B. 分离培养阳性率要比直接涂片镜检高,但需时较久
　　C. 遇到急性传染病时,可根据患者临床表现和直接镜检结果做出初步诊断和治疗,不必等待培养结果
　　D. 遇到急性传染病时,也必须等待分离培养结果
　　E. 不同疾病,分离培养时采集标本部位不同

二、名词解释
1. 类毒素
2. 减毒活疫苗

三、简答题
1. 列表比较人工主动免疫与人工被动免疫的区别。
2. 何谓人工主动免疫? 何谓人工被动免疫? 常用的人工被动免疫制剂有哪些?
3. 对某种感染性疾病致病菌的诊断,可采用哪些检验方法?

【参│考│答│案】

一、选择题

【A 型题】
1. B　　2. D　　3. E　　4. D　　5. D

6. B

【B 型题】
7. B　　8. C　　9. A　　10. A

【X 型题】
11. ADE　　12. ABCE

1. B【解析】人工主动免疫的制剂主要有疫苗或类毒素。

2. D【解析】人工被动免疫的制剂主要有抗毒素、血清丙种球蛋白、抗菌血清等。

3. E【解析】活疫苗相对不稳定，不易保存，4℃仅存活2周。

4. D【解析】活疫苗的主要缺点有：一些减毒活疫苗仍保留有一定的毒力，传统的减毒活疫苗可能出现病毒毒力回复，在一些免疫缺陷的个体中可能诱发严重疾病，对保存和运输的要求较高。

5. D【解析】马血清对人而言，是异种抗原，所以有可能引起超敏反应。

6. B【解析】脑膜炎奈瑟菌及淋病奈瑟菌送检时需保温。

7. B【解析】减毒活疫苗是用人工诱导的方法或从自然界筛选出的毒力高度减弱或无毒而抗原性不变的病毒株制备的疫苗。

8. C【解析】抗毒素主要用于紧急预防及治疗。

9. A【解析】灭活疫苗是用理化方法灭活病原体，但仍保留其免疫原性的一种生物制剂。

10. A【解析】灭活疫苗相对稳定，易保存。

11. ADE【解析】大多数细菌标本可以冷藏送检，但对某些不耐寒冷的细菌，要注意保温；采集标本应尽可能在使用抗菌药物之前，不可用消毒剂消毒。

12. ABCE【解析】遇到急性传染病时，可根据患者临床表现和直接镜检结果做出初步诊断和治疗，不必等待培养结果。

二、名词解释

1. 类毒素：是将细菌的外毒素经0.3%～0.4%甲醛处理后制成。类毒素失去了外毒素的毒性，仍然保留其抗原性，用于人工主动免疫，如破伤风类毒素和白喉类毒素等。

2. 减毒活疫苗：用人工诱导的方法或从自然界筛选出的毒力高度减弱或无毒而抗原性不变的病毒株制备的疫苗。

三、简答题

1. 列表比较人工主动免疫与人工被动免疫的区别。

答　人工主动免疫与人工被动免疫的区别见下表。

人工主动免疫与人工被动免疫的区别

鉴别要点	人工主动免疫	人工被动免疫
免疫物质	抗原（疫苗、类毒素）	抗体、细胞因子等细胞免疫制剂
免疫出现时间	慢，2～4周	快，立即
免疫维持时间	长，数月至数年	短，2～3周
用途	主要用于预防	主要用于治疗和紧急预防
接种次数	1～3次	1次

2. 何谓人工主动免疫？何谓人工被动免疫？常用的人工被动免疫制剂有哪些？

答 （1）人工主动免疫是根据病原微生物抗原可激发免疫系统产生特异性免疫的原理，将疫苗、类毒素注入机体，使机体主动产生特异性免疫力的过程。

（2）人工被动免疫是指输入含有特异性抗体的免疫血清或制备的免疫细胞使机体立即获得免疫力的过程，可用于某些急性传染病的应急性预防和治疗。但维持时间较短。常用的人工被动免疫制剂有抗毒素、抗菌血清、胎盘球蛋白、血清丙种球蛋白。

3. 对某种感染性疾病致病菌的诊断，可采用哪些检验方法？

答 致病菌的检验方法主要有以下几种。①直接涂片镜检：凡在形态和染色性上具有特征的致病菌，直接涂片染色后镜检有助于初步诊断，如痰液标本抗酸染色后见到红色的细长杆菌，即可初步诊断为结核分枝杆菌；②分离培养：原则上所有标本均应做分离培养，以获得纯培养后进一步鉴定，其阳性率要比直接涂片镜检高，但需时较久；③生化试验：不同致病菌具有不同的酶系，其代谢产物不尽相同，可借此鉴别一些致病菌；④血清学试验：采用含有已知特异性抗体的免疫血清与分离培养出的未知纯种细菌进行血清学试验，以确定致病菌的种或型，常用的方法是玻片凝集试验；⑤动物试验：主要用于分离、鉴定致病菌，测定菌株产毒性等；⑥药物敏感试验：对指导临床选择用药，及时控制感染有重要意义；⑦分子生物学技术：核酸杂交技术、PCR 技术等。

（张永红）

第 8 章 球 菌

【学/习/要/点】

一、掌握

1. 葡萄球菌的主要生物学性状、致病物质和所致疾病。
2. A 群链球菌及肺炎链球菌的主要生物学性状、致病物质和所致疾病。
3. 肠球菌的主要生物学性状、致病物质和所致疾病。
4. 脑膜炎奈瑟菌的主要生物学性状、致病物质和所致疾病。
5. 淋病奈瑟菌的主要生物学性状、致病物质和所致疾病。

二、熟悉

1. 葡萄球菌及链球菌的分类。
2. 化脓性球菌的微生物学检查方法。

【应/试/考/题】

一、选择题

【A/型/题】

1. 下列关于葡萄球菌的致病性,错误的是 (　　)
   A. 可引起化脓性炎症
   B. 表皮葡萄球菌无致病性
   C. 金黄色葡萄球菌大多能产生肠毒素,可引起食物中毒
   D. 致病性葡萄球菌可引起脓毒血症
   E. 致病性葡萄球菌在医务人员中带菌率高,易引起交叉感染

2. SPA 能与下列哪些物质结合 (　　)
   A. 人 IgG 的 Fab 段　B. 人 IgA 的 Fc 段
   C. 人 IgE 的 Fc 段　D. 人 IgM 的 Fc 段
   E. 人 IgG1、IgG2 和 IgG4 的 Fc 段

3. 葡萄球菌肠毒素的作用机制是 (　　)
   A. 直接破坏肠壁血管,导致出血性肠炎
   B. 直接破坏胃肠黏膜细胞,导致腹痛、腹泻
   C. 直接毒害中枢神经,引起食物中毒
   D. 通过刺激呕吐中枢,导致出现以呕吐为主要症状的食物中毒
   E. 使肠黏膜细胞分泌功能亢进,引起腹泻

4. A 群链球菌产生的致病物质不包括
（　　）
　　A. 链激酶　　　　B. 红疹毒素
　　C. 链球菌溶素　　D. 表皮剥脱毒素
　　E. 透明质酸酶

5. 测定 SLO 抗体,可协助诊断下列哪种疾病　　　　　　　　　　（　　）
　　A. 风湿热　　　　B. 肠热症
　　C. 猩红热　　　　D. 类风湿关节炎
　　E. 波浪热

6. 鉴别肺炎链球菌与甲型溶血性链球菌可以用　　　　　　　　（　　）
　　A. 外斐反应　　　B. 肥达试验
　　C. 乳糖发酵试验　D. 胆汁溶菌试验
　　E. 血浆凝固素试验

7. Optochin 敏感试验常用于鉴别　（　　）
　　A. 丙型链球菌和淋病奈瑟菌
　　B. 金黄色葡萄球菌和脑膜炎奈瑟菌
　　C. 肺炎链球菌和甲型溶血性链球菌
　　D. 肺炎链球菌和乙型溶血性链球菌
　　E. 甲型溶血性链球菌和乙型溶血性链球菌

8. 下列关于脑膜炎奈瑟菌感染的叙述,错误的是　　　　　　　　（　　）
　　A. 主要经飞沫传播
　　B. 6 个月内婴儿是易感人群
　　C. 可引起败血症
　　D. 主要是内毒素致病
　　E. 可用磺胺类药物预防

9. 分离培养淋病奈瑟菌时,下列方法错误的是　　　　　　　　　（　　）
　　A. 标本要保湿保暖
　　B. 标本要立即送检
　　C. 接种于预温的巧克力色血平板上
　　D. 厌氧培养
　　E. 在含 5% CO_2 的环境中培养

10. 下列关于肠球菌的叙述,错误的是
（　　）
　　A. 为人体的正常菌群的一部分

　　B. 青霉素可杀死肠球菌
　　C. 为医院感染的重要病原菌
　　D. 对营养的要求较高
　　E. 不产生毒素或水解酶

11. 下列细菌与所致疾病组合,错误的是
（　　）
　　A. 肺炎链球菌,风湿热
　　B. 甲型溶血性链球菌,心内膜炎
　　C. A 群链球菌,猩红热
　　D. 淋病奈瑟菌,淋菌性结膜炎
　　E. 金黄色葡萄球菌,毒性休克综合征

12. 自鼻咽拭子中分离出一株细菌,其菌落周围有草绿色溶血环,胆汁溶解试验阳性,最可能是下列哪种细菌　（　　）
　　A. 铜绿假单胞菌
　　B. 甲型溶血型链球菌
　　C. 乙型溶血型链球菌
　　D. 副溶血性弧菌
　　E. 肺炎链球菌

13. 具有将液态的纤维蛋白原变成固态纤维蛋白的葡萄球菌毒力因子是（　　）
　　A. 透明质酸酶　　B. 游离凝固酶
　　C. 凝集因子　　　D. 结合凝固酶
　　E. 表皮剥脱毒素

14. 致病性葡萄球菌重要的鉴定依据不包括　　　　　　　　　　（　　）
　　A. 凝固酶阳性　　B. 金黄色色素
　　C. 发酵甘露醇　　D. 发酵葡萄糖
　　E. 血平板上溶血性

【B/型/题】

(15～16 题共用备选答案)
　　A. 金黄色葡萄球菌
　　B. A 群链球菌
　　C. 肺炎链球菌
　　D. 脑膜炎奈瑟菌
　　E. 淋病奈瑟菌

15. 常用荚膜肿胀试验作为与甲型溶血性链球菌鉴别的细菌是　　　　（　　）

16. 常以抗 O 试验作为辅助诊断的致病菌是　　　　　　　　　（　　）

（17～18 题共用备选答案）

A. 自溶酶　　　　　B. M 蛋白

C. 脂溶性色素　　　D. 透明质酸酶

E. 血浆凝固酶

17. 与感染易于局限有关的是　　　（　　）

18. 与超敏反应性疾病有关的是　　（　　）

【X/型/题】

19. 下列对 SPA 的叙述,正确的是（　　）

A. 是完全抗原

B. 所有葡萄球菌都有

C. 与协同凝集试验有关

D. 具有抗吞噬作用

E. 能与人 IgG 的 Fc 段发生非特异性结合

20. 下列关于金黄色葡萄球菌的血浆凝固酶的叙述,正确的是　　　（　　）

A. 绝大多数致病菌株可产生

B. 可阻碍吞噬细胞对细菌的吞噬和杀灭

C. 与感染易于局限性有关

D. 能保护细菌免受血清中杀菌物质破坏

E. 有利于病菌的扩散

21. 下列关于葡萄球菌肠毒素的叙述,正确的是　　　　　　　　（　　）

A. 可用于生物战剂

B. 是一组热稳定的可溶性蛋白质

C. 可以被蛋白酶水解

D. 具有超抗原作用

E. 所有的金黄色葡萄球菌都产生肠毒素

22. 下列对 SLO 的叙述,正确的是（　　）

A. 对中性粒细胞有破坏作用

B. 抗原性强

C. 对心肌有急性毒性作用

D. 对氧气不敏感

E. 测定 SLO 抗体的含量,可以作为链球菌新近感染指标之一

23. 下列关于金黄色葡萄球菌的叙述,正确的是　　　　　　　　（　　）

A. 易产生耐药性,抵抗力强

B. 耐盐性强

C. 产生水溶性色素

D. 引起局部化脓性感染时病变较局限

E. 在血平板上形成完全透明的溶血环

24. 下列关于脑膜炎奈瑟菌的致病性,正确的是　　　　　　　　（　　）

A. 致病物质包括荚膜、菌毛、IgA1 蛋白酶和 LOS

B. 细菌通过飞沫,经呼吸道入侵

C. 主要经血液传播

D. 少数引起脊髓灰质炎

E. 是引起流行性乙型脑炎的病原菌

25. 淋病奈瑟菌可引起　　　　　　（　　）

A. 性病淋巴肉芽肿

B. 淋病

C. 包涵体结膜炎

D. 淋球菌性结膜炎

E. 包涵体脓漏眼

26. 下列与金黄色葡萄球菌毒力有关的是　　　　　　　　　　　（　　）

A. 是否含耐热核酸酶

B. 透明质酸酶

C. 磷酸酶活性

D. 特异性细胞糖类

E. 能否形成血浆凝固酶

27. 病原菌与其传播途径组合正确的是

（　　）

    A. 淋病奈瑟菌——性传播

    B. 脑膜炎奈瑟菌——呼吸道传播

    C. A 群链球菌——血液传播

    D. 肺炎链球菌——呼吸道传播

    E. 表皮葡萄球菌——泌尿生殖系统传播

二、名词解释

1. SPA

2. coagulase

3. pyogenic coccus

三、简答题

1. 简述金黄色葡萄球菌的致病物质及所致疾病。

2. 简述链球菌的分类。

3. 简述 A 群链球菌的主要致病物质及所致疾病。

四、论述题

试述超级细菌——耐甲氧西林金黄色葡萄球菌有什么危害？如何预防超级细菌？

五、病例分析题

患者,男,24 岁。有不洁性接触史,因近 2 日尿急、尿频、排尿刺痛而来院就诊。查体:尿道口有白色脓性分泌物。分泌物涂片染色,镜下见到革兰阴性成双排列的球菌。

问题:

1. 该患者可能患什么疾病？诊断依据是？

2. 进一步检查需要做什么？

3. 简述其防治原则。

【参│考│答│案】

一、选择题

【A 型题】

1. B　　2. E　　3. D　　4. D　　5. A

6. D　　7. C　　8. B　　9. D　　10. B

11. A　　12. E　　13. B　　14. D

【B 型题】

15. C　　16. B　　17. E　　18. B

【X 型题】

19. ACDE　　20. ABCD　　21. ABD

22. ABCE　　23. ABDE　　24. AB

25. BD　　26. AE　　27. ABDE

1. B【解析】表皮葡萄球菌属于机体正常菌群,致病力弱,当机体免疫功能低下或非正常寄居部位时,可引起多种感染,如泌尿系统感染、细菌性心内膜炎等。

2. E【解析】SPA 可与人及多种哺乳动物 IgG1、IgG2 和 IgG4 分子的 Fc 段非特异性结合。

3. D【解析】金黄色葡萄球菌肠毒素的作用机制可能是毒素与肠道神经细胞受体作用,当其到达中枢神经系统后,刺激呕吐中枢,引起以呕吐为主要症状的食物中毒。

4. D【解析】表皮剥脱毒素是金黄色葡萄球菌的致病物质。

5. A【解析】风湿热患者血清中 SLO 抗体显著比正常人高,因此 SLO 抗体含量的测定可作为风湿热的辅助诊断指标之一。

6. D【解析】区别甲型溶血性链球菌和肺炎链球菌的方法有胆汁溶菌试验、Optochin 敏感试验、荚膜肿胀试验和动物毒力试验，上述 4 种试验肺炎链球菌为阳性。

7. C【解析】Optochin 敏感试验是将待测细菌涂布于血琼脂平板表面，再取直径 6mm 无菌滤纸片在 1∶2000 的 Optochin 溶液中浸湿，放于平板菌落表面，37℃ 48 小时后观察抑菌圈大小，肺炎链球菌的抑菌圈直径常在 20mm 以上，甲型溶血性链球菌直径大多小于 12mm。

8. B【解析】6 个月至 2 岁的儿童免疫力弱，是易感人群，发病率较高。

9. D【解析】淋病奈瑟菌培养时专性需氧，不可厌氧培养。

10. B【解析】青霉素对肠球菌只起抑制作用，而非杀菌作用。同时在某些情况下，细菌可产生大量青霉素酶而引起耐药。

11. A【解析】引起风湿热的病原菌是 A 群链球菌，肺炎链球菌引起的疾病是大叶性肺炎、脑膜炎、支气管炎等。

12. E【解析】肺炎链球菌菌落在血琼脂平板上呈现草绿色溶血环，且胆汁溶解试验阳性。

13. B【解析】游离凝固酶被血浆中的协同因子激活，成为凝血酶样物质，可使液态的纤维蛋白原变为固态的纤维蛋白，导致血浆凝固。

14. D【解析】致病性葡萄球菌的鉴定依据：①产生金黄色色素；②有溶血性；③凝固酶试验（＋）；④耐热核酸酶试验阳性；⑤分解甘露醇产酸。不包括发酵葡萄糖。

15. C【解析】肺炎链球菌的荚膜肿胀试验为阳性，甲型溶血性链球菌为阴性。

16. B【解析】A 群链球菌菌体含 SLO，故常用抗 O 试验作为辅助诊断。

17. E【解析】金黄色葡萄球菌的血浆凝固酶可使纤维蛋白沉积于菌体表面，使感染局限化，形成血栓。

18. B【解析】M 蛋白与心肌等有共同抗原，可刺激机体产生特异性抗体引起超敏反应性疾病。

19. ACDE【解析】90% 以上金黄色葡萄球菌细胞壁表面存在 SPA，不是所有的葡萄球菌都含有 SPA。

20. ABCD【解析】血浆凝固酶可使感染局限化，形成血栓，而不是导致病菌的扩散。

21. ABD【解析】肠毒素是热稳定的蛋白质，但可抵抗胃肠液中蛋白酶的水解作用，约 50% 的金黄色葡萄球菌可产生肠毒素。其气雾剂吸入后可引起多器官损伤，故可用于生物战剂。

22. ABCE【解析】SLO 对氧气敏感，遇到氧气时，—SH 基被氧化为—S—S—基，失去溶血活性。

23. ABDE【解析】金黄色葡萄球菌产生脂溶性金黄色色素，而非水溶性色素。

24. AB【解析】脊髓灰质炎是由脊髓灰质炎病毒引起的，脑膜炎奈瑟菌是流行性脑脊髓膜炎（流脑）的病原菌，引起流行性乙型脑炎的病原体是乙脑病毒。

25. BD【解析】性病淋巴肉芽肿、包涵体结膜炎、包涵体脓漏眼是由沙眼衣原体引起的。

26. AE【解析】鉴定葡萄球菌有无致病性即毒力的指标有是否含凝固酶和耐热核酸酶。

27. ABDE【解析】A 群链球菌的传播方式包括飞沫传播、皮肤创口感染等,不含血液传播。

二、名词解释

1. 葡萄球菌 A 蛋白(SPA):存在于 90% 以上的金黄色葡萄球菌细胞壁表面,可与人及多种哺乳动物 IgG 分子的 Fc 段非特异性结合,IgG 分子的 Fab 段仍能与相应抗原特异结合。SPA 与 IgG 结合形成的复合物具有抗吞噬、促细胞分裂、引起超敏反应等多种生物学活性。

2. 凝固酶(coagulase):由金黄色葡萄球菌致病性菌株产生,能使含有抗凝剂的人或兔血浆发生凝固,是鉴别致病性葡萄球菌的重要指标。

3. 化脓性球菌(pyogenic coccus):引起人类化脓性感染的致病性球菌,主要包括革兰阳性的葡萄球菌、链球菌和革兰阴性的脑膜炎奈瑟菌、淋病奈瑟菌。

三、简答题

1. 简述金黄色葡萄球菌的致病物质及所致疾病。

答 (1)致病物质主要包括以下几类:①细菌的一些表面结构蛋白,如黏附素、荚膜、SPA 等;②酶类,如凝固酶、纤维蛋白溶酶、耐热核酸酶、透明质酸酶等;③毒素,如葡萄球菌溶素、杀白细胞素、肠毒素、表皮剥脱毒素、毒性休克综合征毒素 -1。

(2)所致疾病:①侵袭性疾病;②毒素性疾病:包括食物中毒、假膜性肠炎、烫伤样皮肤综合征、毒性休克综合征等。

2. 简述链球菌的分类。

答 ①根据溶血现象不同,将链球菌分为甲型溶血性链球菌、乙型溶血性链球菌和丙型链球菌三类。②根据抗原结构不同,将链球菌分为 20 群。对人致病的 90% 属于 A 群。③根据对氧气需要的不同,将链球菌分为需氧、微需氧和厌氧链球菌三类。

3. 简述 A 群链球菌的主要致病物质及所致疾病。

答 (1)致病物质:黏附素、M 蛋白、透明质酸酶、链激酶、链道酶、致热外毒素、链球菌溶血素。

(2)所致疾病:①化脓性感染,包括皮肤和皮下组织感染和其他系统感染;②中毒性疾病,如猩红热、链球菌毒素休克综合征;③变态反应性疾病,如风湿热和急性肾小球肾炎等。

四、论述题

试述超级细菌——耐甲氧西林金黄色葡萄球菌有什么危害? 如何预防超级细菌?

答 (1)耐甲氧西林金黄色葡萄球菌(MRSA)引起的疾病如下。①化脓性感染:一般发生于皮肤组织,有时也可波及全身。②全身感染:如败血症、脓毒血症等。MRSA 对临床常用的抗生素具有多重耐药性,一旦感染,会对患者的治疗造成困难,有时甚至导致死亡。

(2)预防超级细菌的方法:首先根据药物敏感试验,合理使用抗生素。其次加强消毒制度,医护人员检查患者前后要严格洗手消毒,用一次性口罩、帽子、手套,医疗用品要固定,以防院内交叉感染。再者减少或缩短侵入性装置的应用,从而减少耐药菌株定植。

五、病例分析题

1. 该患者可能患什么疾病? 诊断依据是什么?

答 该疾病可能是淋病奈瑟菌引起的淋病。诊断依据是:①该患者有不洁性接触史,淋病奈瑟菌的传播途径是性接触传播;②发病期间伴有尿急、尿频、排尿刺痛,尿道口有白色脓性分泌物;③分泌物涂片染色,镜下见到革兰阴性成双排列的球菌。

2. 进一步检查需要做什么?

答 ①取泌尿生殖道脓性分泌物标本接种在预温的巧克力血平板上,最适条件下孵育 36～48 小时,菌落涂片、染色镜检做进一步诊断;②挑取菌落进一步做氧化酶试验、糖发酵试验等确证;③亦可用核酸杂交技术或核酸扩增技术检测淋病奈瑟菌。

3. 简述其防治原则。

答 ①控制传染源:无症状携带者或有症状却被忽视未求医是淋病传播的重要因素;②切断传播途径:成年人淋病多通过性交传染,也可通过污染的毛巾、衣裤、被褥等传播,应注意防范;③开展防治性病的知识教育及防止性接触传播是控制淋病非常重要的环节;④对患者要早发现、早用药,除了彻底治疗淋病患者外,对其性伴侣也应及时治疗;⑤女性感染淋病奈瑟菌后有的无症状,故不论母亲有无淋病,应以氯霉素链霉素合剂滴眼预防新生儿淋菌性结膜炎的发生。

（崔国艳）

第9章　肠杆菌科

【学/习/要/点】

一、掌握

1. 肠杆菌科细菌的共同特性。
2. 埃希菌属、志贺菌属的致病性。
3. 沙门菌属的致病性,肥达试验的原理及结果判断。

二、熟悉

1. 各类肠杆菌科细菌的生物学特性、微生物学检查法及防治原则。
2. 大肠埃希菌在环境卫生和食品卫生学中的细菌学检查指标。

【应/试/考/题】

一、选择题

【A/型/题】

1. 初步鉴别肠道致病菌与非致病菌,经常选用　　　　　　（　　）
   A. 吲哚试验　　　　B. 菊糖发酵试验
   C. 乳糖发酵试验　　D. 葡萄糖发酵试验
   E. 甘露醇发酵试验

2. 引起人类疾病的肠出血型大肠埃希菌（EHEC）的主要血清型是　　（　　）
   A. O6：H7　　　　B. O7：H157
   C. O157：H7　　　D. O111：H8
   E. O158：H7

3. 在致病过程中能引起两次菌血症的病原菌是　　　　　　　　（　　）
   A. 痢疾志贺菌　　　B. 伤寒沙门菌
   C. 霍乱弧菌　　　　D. 白喉杆菌
   E. 百日咳杆菌

4. 最常见的沙门菌感染是　　　　（　　）
   A. 腹泻　　　　　　B. 肠热症
   C. 胃肠炎　　　　　D. 败血症
   E. 菌血症

5. 伤寒沙门菌的内毒素使肠热症患者表现为　　　　　　　　　（　　）
   A. 体温升高,外周血白细胞升高
   B. 体温不变,外周血白细胞升高
   C. 体温不变,外周血白细胞降低
   D. 体温升高,外周血白细胞数下降
   E. 体温升高,外周血白细胞不变

6. 引起婴幼儿和旅游者腹泻的最常见的致病性大肠埃希菌是　　　　（　）
  A. 肠产毒型大肠埃希菌
  B. 肠致病型大肠埃希菌
  C. 肠侵袭型大肠埃希菌
  D. 肠出血型大肠埃希菌
  E. 肠集聚型大肠埃希菌

7. 目前筛查伤寒带菌者的方法是检测血清的　　　　　　　　　　　（　）
  A. Vi 抗体　　　　　B. H 抗体
  C. K 抗体　　　　　D. O 抗体
  E. O 抗体和 Vi 抗体

8. 在普通琼脂平板上具有迁徙生长现象的细菌是　　　　　　　　　（　）
  A. 变形杆菌　　　　B. 霍乱弧菌
  C. 副溶血性弧菌　　D. 铜绿假单胞菌
  E. 肺炎链球菌

9. 尿路致病性大肠埃希菌能引起尿路感染的主要原因是　　　　　　（　）
  A. 尿道内正常菌群
  B. 分解尿素
  C. 可利用 CO_2 作为碳源
  D. 具有特殊菌毛和和溶血素
  E. 抵抗尿道中的抗菌物质

10. 患者，男，30 岁。因发热入院，疑似伤寒。肥达试验结果为 O 抗体 1:60，H 抗体 1:40，PA（－），PB（－），2 周后肥达试验结果为 O 抗体 1:160，H 抗体 1:320，PA 1:40，PB 1:40。该患者可能是（　）
  A. 伤寒感染期　　　B. 伤寒早期
  C. 伤寒恢复期　　　D. 肠炎沙门菌感染
  E. 非特异性回忆反应

【B/型/题】

（11～12 题共用备选答案）
  A. 肠产毒型大肠埃希菌
  B. 肠侵袭型大肠埃希菌
  C. 肠致病型大肠埃希菌

  D. 肠出血型大肠埃希菌
  E. 肠集聚型大肠埃希菌

11. 引起出血性结肠炎的致病性大肠埃希菌是　　　　　　　　　　　（　）

12. 婴幼儿腹泻常见的致病性大肠埃希菌是　　　　　　　　　　　　（　）

（13～14 题共用备选答案）
  A. 外周血　　　　　B. 骨髓
  C. 粪便　　　　　　D. 尿液
  E. 痰

13. 肠热症的微生物学检查在第 1 周时采集的标本是　　　　　　　　（　）

14. 肠热症的微生物学检查在第 3 周时采集的标本是　　　　　　　　（　）

（15～17 题共用备选答案）
  A. 肠热症　　　　　B. 尿路感染
  C. 食物中毒　　　　D. 霍乱
  E. 细菌性痢疾

15. 鼠伤寒沙门菌可引起的疾病是（　）

16. 志贺菌可引起的疾病是　　　　（　）

17. 伤寒沙门菌可引起的疾病是　　（　）

（18～20 题共用备选答案）
  A. 伤寒或副伤寒早期或其他沙门菌感染
  B. 伤寒带菌者
  C. 可诊断为肠热症
  D. 患肠热症的可能性甚小
  E. 曾接受过伤寒或副伤寒疫苗接种或非特异性回忆反应

18. 病程第 3 周，肥达试验中 O、H 凝集效价均低于正常值　　　　　　　　　（　）

19. 肥达试验中 O 高而 H 不高　　（　）

20. 肥达试验中 H 高而 O 不高　　（　）

【X/型/题】

21. 痢疾志贺菌的致病物质有　　　（　）
  A. 菌毛　　　　　　B. 鞭毛
  C. 内毒素　　　　　D. 外毒素
  E. 荚膜

22. 常引起胃肠炎(食物中毒)的沙门菌有
    （　　）
    A. 肠炎沙门菌
    B. 猪霍乱沙门菌
    C. 鼠伤寒沙门菌
    D. 乙型副伤寒沙门菌
    E. 甲型副伤寒沙门菌

23. 沙门菌引起的主要疾病有 （　　）
    A. 风湿热　　　B. 肠热症
    C. 急性胃肠炎　D. 败血症
    E. 细菌性痢疾

24. 典型急性细菌性痢疾的主要症状有
    （　　）
    A. 发热
    B. 腹泻,脓血便
    C. 腹痛,里急后重
    D. 菌血症
    E. 脓毒血症

25. 肠热症的并发症有 （　　）
    A. 肝炎　　　　B. 肠出血
    C. 肠穿孔　　　D. 肾炎
    E. 脑炎

二、名词解释
1. Sereny 试验
2. Vi 抗原
3. Widal test
4. 尿路致病性大肠埃希菌
5. 大肠菌群

三、简答题
1. 简述引起人类胃肠炎的大肠埃希菌的类型及其致病性。
2. 简述人类感染伤寒沙门菌的分离培养与鉴定程序。
3. 简述志贺菌内毒素的致病机制。
4. 如何对疑似细菌性痢疾患者进行微生物学检查?

四、论述题
1. 试述痢疾杆菌的致病性。
2. 判断肥达试验结果时,必须考虑哪几个方面及其具体内容?

五、病例分析题
患者,男,41 岁。于 3 天前参加朋友聚餐,昨天感到不适,今晨起发热、腹痛、水样腹泻,至下午就诊时已腹泻 10 次左右。第 4 次腹泻时便量不多且便中有黏液及血,第 5 次时想大便,但无粪便排出,第 6 次仅排出一点黏液和血。

问题:
1. 该疾病最可能是由何种病原体感染引起的?
2. 该病原体的主要致病物质是什么?
3. 对上述患者进行微生物学检查时,应采取哪种标本? 采集标本时的注意事项有哪些?

【参 | 考 | 答 | 案】

一、选择题

【A 型题】

1. C   2. C   3. B   4. C   5. D

6. A   7. A   8. A   9. D   10. A

【B 型题】

11. D   12. C   13. A   14. D   15. C

16. E　　17. A　　18. D　　19. A　　20. E

【X 型题】

21. ACD　　　22. ABC　　　23. BCD

24. ABC　　　25. BC

1. C【解析】大部分非致病肠道杆菌可以发酵乳糖,而志贺菌、沙门菌等致病菌不能发酵乳糖,故乳糖发酵试验可初步鉴别肠道致病菌和非致病菌。

2. C【解析】EHEC 的主要血清型是 O157:H7。

3. B【解析】伤寒沙门菌感染后经胸导管进入血流,引起第一次菌血症,随血流到达多处组织器官增殖后再次进入血流,引起第二次菌血症。

4. C【解析】胃肠炎(食物中毒)是最常见的沙门菌感染,约占 70%。

5. D【解析】沙门菌的内毒素被吸收入血后,可引起发热、白细胞数下降,大剂量时可导致中毒症状和休克等全身症状。伤寒沙门菌的内毒素始终使血循环中的白细胞总数减少,机制尚不清楚,肠热症时血循环中的白细胞数往往降低。

6. A【解析】肠产毒素型大肠埃希菌(ETEC)是儿童和旅游者腹泻的主要病原菌。

7. A【解析】尽管伤寒带菌者检查最可靠的方法是分离到病原菌,但通常检出率不高。因此,一般先通过检测可疑者血清中 Vi 抗体的效价进行筛选,再进行分离培养以确定是否为伤寒带菌者。

8. A【解析】变形杆菌具有周身鞭毛,运动活泼,在普通琼脂平板等固体培养基上有迁徙生长现象。

9. D【解析】尿路致病性大肠埃希菌是能引起泌尿系统感染的一些特殊血清型的大肠埃希菌,其致病物质主要是 P 菌毛、集聚黏附菌毛 Ⅰ 和 Ⅱ、Dr 菌毛等黏附素以及溶血素 A。

10. A【解析】肥达试验时 O 抗体效价 >1:80、H 抗体效价 >1:160 时具有诊断价值,该患者 O 抗体、H 抗体效价均高于正常值,且 PA、PB 正常(PA <1:80,PB <1:80),考虑为伤寒感染期。

11. D【解析】肠出血型大肠埃希菌(EHEC)可产生与志贺痢疾杆菌类似的毒素,引起出血性结肠炎。

12. C【解析】肠致病型大肠埃希菌(EPEC)是婴幼儿腹泻的主要病原菌,具有高度传染性,严重者可致死。成年人少见。

13. A【解析】通过分离培养沙门菌进行肠热症患者的病原学诊断时,通常在发病第 1 周采集外周血,第 2~3 周采集粪便,第 3 周起采集尿液,整个病程均可采集骨髓。

15. C【解析】胃肠炎(食物中毒)是最常见的沙门菌感染,由摄入大量被肠炎沙门菌、鼠伤寒沙门菌、猪霍乱沙门菌等污染的食物引起。

16. E【解析】志贺菌是引起人类细菌性痢疾的病原菌。

17. A【解析】肠热症包括伤寒沙门菌引起的伤寒,以及甲型副伤寒沙门菌等引起的副伤寒。

18. D【解析】肥达试验结果的 O 抗体效价和 H 抗体效价均低于正常值,患肠热症的可能性甚小。

19. A【解析】O 抗体效价高而 H 抗体效价低,可能是感染的早期或其他沙门菌感染引起的交叉反应。

20. E【解析】H 抗体效价高而 O 抗体效价在正常范围内,则可能是以往接种过疫苗或非特异性回忆反应所致。

21. ACD【解析】痢疾志贺菌无鞭毛、无荚膜。

22. ABC【解析】沙门菌感染引起的胃肠炎(食物中毒)是由摄入大量被肠炎沙门

菌、鼠伤寒沙门菌、猪霍乱沙门菌等污染的食物所致。

23. BCD【解析】人类沙门菌感染有四种类型:肠热症、胃肠炎(食物中毒)、败血症、无症状带菌者。细菌性痢疾由志贺菌属引起。

24. ABC【解析】急性细菌性痢疾主要有发热、下腹痛、腹泻及明显里急后重、黏液脓血便等典型症状。志贺菌感染一般只限于肠道,不侵入血液。

25. BC【解析】肠热症患者可因沙门菌侵入肠壁淋巴组织发生超敏反应,导致局部坏死、溃疡,严重者会有肠出血或肠穿孔等并发症。

二、名词解释

1. Sereny 试验:用于测定志贺菌的侵袭力,是将 9×10^9 CFU/ml 的受试菌接种于豚鼠眼结膜囊内,如豚鼠发生角膜结膜炎,则为 Sereny 试验(+),提示受试菌有侵袭力。

2. Vi 抗原:存在于新从患者标本中分离的伤寒沙门菌和希氏沙门菌的表面,能阻止 O 抗原与相应抗体发生凝集反应,一般认为与毒力有关。Vi 抗体随细菌被清除而消失,故测定 Vi 抗体有助于检出肠热症带菌者。

3. 肥达试验(Widal test):利用已知的伤寒沙门菌 O、H 抗原和甲型副伤寒沙门菌及希氏沙门菌 H 抗原与不同稀释度的患者血清做定量凝集试验,根据抗体含量的多少和早期及恢复期抗体的动态变化,临床辅助诊断伤寒和副伤寒。

4. 尿路致病性大肠埃希菌:大肠埃希菌的 O1、O2、O4、O6、O7、O16、O18、O75 等血清型能引起泌尿系统感染,统称为尿路致病性大肠埃希菌。这些血清型的大肠埃希菌能产生 P 菌毛、集聚黏附菌毛

Ⅰ和Ⅱ、Dr 菌毛等黏附素以及溶血素 A,溶血素 A 能引起细胞因子的释放和炎症反应。

5. 大肠菌群:即能在 37℃ 24 小时内发酵乳糖产酸产气的需氧或兼性厌氧肠道杆菌,包括埃希菌属、肠杆菌属、克雷伯菌属和枸橼酸杆菌属等,卫生细菌学常以"大肠菌群数"作为食品、饮水等粪便污染的指标之一。

三、简答题

1. 简述引起人类胃肠炎的大肠埃希菌的类型及其致病性。

答 大肠埃希菌的某些血清型可引起肠道内感染(胃肠炎),为外源性感染,根据其致病机制可分为 5 种类型。

(1)肠产毒素型大肠埃希菌(ETEC):能产生不耐热肠毒素Ⅰ(LT - Ⅰ)和耐热肠毒素(ST),是儿童和旅游者腹泻的主要病原菌。

(2)肠致病型大肠埃希菌(EPEC):不产生肠毒素,无侵袭力,病原菌黏附和破黏膜上皮细胞致病,是婴幼儿腹泻的主要病原菌,具有高度传染性,严重者可致死,成人少见。

(3)肠侵袭型大肠埃希菌(EIEC):主要侵入结肠黏膜上皮细胞生长繁殖,杀死感染细胞后再扩散至邻近细胞,引起炎症和溃疡,多侵犯较大儿童和成人,引起类似细菌性痢疾的腹泻。

(4)肠出血型大肠埃希菌(EHEC):可产生与痢疾志贺菌类似的外毒素,引起出血性结肠炎,5 岁以下儿童与老年人多见,最常见的血清型为 O157:H7。

(5)肠集聚型大肠埃希菌(EAEC):质粒介导聚集性黏附于上皮细胞,微绒毛变短,单核细胞浸润和出血,阻断液体吸收,可引起婴儿持续性腹泻、脱水。

2. 简述人类感染伤寒沙门菌的分离培养与鉴定程序。

答 伤寒沙门菌的分离培养与鉴定：对于血液和骨髓液标本需要增菌，然后再划种于肠道选择鉴别培养基；粪便标本或经离心的尿沉淀物等直接接种于肠道鉴别培养基或 SS 选择培养基。37℃培养 24 小时后，挑取不发酵乳糖的无色半透明菌落接种至双糖或三糖铁培养基。如为可疑的沙门菌，则进一步做系列生化反应，并以沙门菌多价抗血清做玻片凝集试验，以确定是否为沙门菌。

3. 简述志贺菌内毒素的致病机制。

答 志贺菌内毒素的致病作用有 3 个方面。

（1）志贺菌内毒素作用于肠黏膜，使其通透性增高，从而促进肠黏膜对内毒素的吸收，引起宿主发热、神志障碍，甚至中毒性休克等症状。

（2）志贺菌内毒素破坏肠黏膜，形成炎症、溃疡、出血，出现典型的黏液脓血便。

（3）志贺菌内毒素作用于肠壁自主神经系统，导致肠功能紊乱、肠蠕动失调和痉挛，以直肠括约肌痉挛最为明显，出现腹痛、里急后重（频繁便意）等症状。

4. 如何对疑似细菌性痢疾患者进行微生物学检查？

答 对疑似细菌性痢疾患者可进行如下微生物学检查。

（1）在使用抗生素之前取新鲜粪便的黏液脓血部分（不能混有尿液），立即送检。不能及时送检的标本应保存于 30% 甘油缓冲盐水或专门运送培养基中。怀疑中毒性细菌性痢疾者可取肛门拭子检查。

（2）培养与鉴定：标本接种于肠道选择鉴别培养基上，37℃ 培养 18～24 小时，挑取无色半透明的可疑菌落，进行生化反应和玻片凝集试验，确定其菌群（种）和菌型。

（3）快速诊断：免疫凝集法、免疫荧光菌球法、协同凝集试验、乳胶凝集试验、分子生物学方法等。

四、论述题

1. 试述痢疾杆菌的致病性。

答 痢疾杆菌引起细菌性痢疾。传染源是患者和带菌者，主要通过粪－口传播。致病因素包括菌毛、内毒素和外毒素。临床表现如下。

（1）急性细菌性痢疾。①急性典型细菌性痢疾：具有典型症状，如发热、腹痛、腹泻、脓血黏液便、里急后重等；②急性中毒性细菌性痢疾：小儿多见，无明显消化道症状，主要表现为明显的全身中毒症状。这是由于内毒素迅速吸收入血，造成机体微循环障碍，导致休克、DIC、重要脏器功能衰竭、脑水肿等，死亡率高。各型志贺菌均可引起。

（2）慢性细菌性痢疾：病程超过 2 个月者即属慢性。患者反复发作，迁延不愈。急性期治疗不当、免疫功能低下者易转为慢性细菌性痢疾。

2. 判断肥达试验结果时，必须考虑哪几个方面及其具体内容？

答 判断肥达试验结果时，必须考虑以下几个方面。

（1）正常抗体水平：正常人因隐性感染或预防接种，血清中可含有一定量的有关抗体，其效价随地区而有差异。一般是 O 凝集价≥1∶80，H 凝集价≥1∶160 时才有诊断价值。

（2）动态观察：判定试验结果需结合临床症状、病程等，单次效价增高有时不能作为诊断依据,病程中应逐周复查,若效价依次递增或恢复期效价增加4倍者有意义。

(3)O与H抗体在诊断上的意义:人体患肠热症后,O抗体出现较早,持续短(约半年),消失后不易受非特异性病原菌抗原刺激而重现。H抗体出现较晚,维持时间长(可达数年),消失后易受非特异性病原菌抗原刺激而能短暂地重现。因此,若O凝集效价和H凝集效价均超过正常值,则患肠热症的可能性大;如两者均低,则患肠热症的可能性甚小;若O凝集效价不高、H凝集效价高,则可能为预防接种的结果或非特异性回忆反应;若O凝集效价高、H凝集效价不高,则可能是沙门菌感染早期或沙门菌属中其他细菌(如肠炎沙门菌)感染引起的交叉免疫反应。

(4)其他情况:少数肠热症患者,在整个病程中O、H凝集效价始终在正常范围。其原因可能由于早期大量使用抗生素治疗或患者免疫功能低下等因素所致。

五、病例分析题

1.该疾病最可能是由何病原体感染引起的?

答 该疾病最可能是由志贺菌感染引起的。

2.该病原体的主要致病物质是什么?

答 志贺菌的主要致病物质是侵袭力和内毒素,有些菌株可产生外毒素。

(1)侵袭力:通过菌毛吸附于肠黏膜上皮细胞表面,继而侵入黏膜组织生长繁殖。

(2)内毒素:所有痢疾杆菌都有强烈的内毒素,增强肠壁通透性,致肠黏膜炎症、溃疡、出血及典型的黏液脓血便,作用于肠壁自主神经,导致肠蠕动紊乱和痉挛,出现腹痛、里急后重(频繁便意)等症状。

(3)外毒素:痢疾志贺菌Ⅰ型和Ⅱ型可产生志贺毒素(ST)。ST可致肠上皮细胞损伤。

3.对上述患者进行微生物学检查时,应采取哪种标本?采集标本时的注意事项有哪些?

答 ①对上述患者进行微生物学检查时,应采集粪便标本。②采集标本时的注意事项有:应在使用抗生素之前取新鲜粪便的黏液脓血部分(不能混有尿液);标本应立即送检,不能及时送检的标本应保存于30%甘油缓冲盐水或专门运送培养基中。

(李波清)

第 10 章　弧菌属

【学/习/要/点】

一、掌握

1. 霍乱弧菌的分型、生物学性状。
2. 霍乱弧菌的致病物质和所致疾病。

二、熟悉

1. 霍乱肠毒素的组成及毒性作用、微生物学检查方法、防治原则。
2. 弧菌属的分类。
3. 副溶血性弧菌的主要生物学性状及所致疾病。

【应/试/考/题】

一、选择题

【A/型/题】

1. 下列关于霍乱弧菌的叙述,错误的是
（　）
A. 菌体短小,弯曲成弧形或逗点形
B. 革兰染色阴性,标本作悬滴法,可见"鱼群样穿梭"
C. 一端单鞭毛,运动活跃
D. 营养要求高,在普通培养基不能生长
E. 生长繁殖温度范围广,耐碱不耐酸

2. 副溶血性弧菌主要存在于近海的海水、鱼类、贝类海产品中,是因为该菌（　）
A. 耐盐性　　　　B. 嗜盐性
C. 耐高渗　　　　D. 耐碱性
E. 抵抗力最强

3. 霍乱患者排泄物的特点是　　（　）
A. 脓血便　　　　B. 水样便
C. 米泔水样便　　D. 果酱样便
E. 柏油样便

4. 副溶血性弧菌所致疾病是　（　）
A. 霍乱　　　　　B. 食物中毒
C. 肺炎　　　　　D. 败血症
E. 胃十二指肠溃疡

5. 下列关于霍乱,叙述正确的是　（　）
A. 为人畜共患疾病
B. 传播途径主要通过污染水源或食物经口摄入
C. 只需摄入 5~10 个细菌即可使人致病
D. 为我国的乙类法定传染病
E. O1 群感染获得的免疫对 O139 群有交叉免疫

【B/型/题】

(6~7题共用备选答案)

A. 内毒素　　　　B. 溶血素

C. 肠毒素　　　　D. 卵磷脂酶

E. TSST-1

6. 霍乱弧菌的致病因素是　　　（　　）

7. 副溶血性弧菌的致病因素是　（　　）

【X/型/题】

8. O139群霍乱弧菌与O1群的不同特
点是　　　　　　　　　　（　　）

A. 不被O1群抗血清凝集

B. 主要致成人疾病

C. 经水和食物传播

D. 对四环素敏感

E. 致病物质还有多糖荚膜和特殊LPS
毒性决定簇

9. 下列哪些措施可防止霍乱传播（　　）

A. 及时隔离患者,对其粪便、呕吐物严
格消毒

B. 及时诊断、彻底治疗患者

C. 接种菌苗,保护易感者

D. 管理好水源,注意饮水和食物卫生

E. 改善社区环境

10. 霍乱弧菌的致病物质有　　　（　　）

A. 鞭毛　　　　　B. 菌毛

C. 肠毒素　　　　D. 外毒素

E. 荚膜

二、名词解释

1. 弧菌属

2. 霍乱肠毒素

三、简答题

1. 霍乱弧菌的传染源为何难以控制?

2. 人患霍乱为什么出现剧烈腹泻并严重
脱水?

【参/考/答/案】

一、选择题

【A型题】

1. D　　2. B　　3. C　　4. B　　5. B

【B型题】

6. C　　7. B

【X型题】

8. ABE　　　9. ABCDE　　　10. ABC

1. D【解析】霍乱弧菌营养要求不高,可在
外环境中生存。

2. B【解析】副溶血性弧菌为嗜盐弧菌,主

要存在于海产品或盐腌制品中。

3. C【解析】霍乱典型病例剧烈腹泻,呕吐,
可排出米泔水样腹泻物。

4. B【解析】副溶血性弧菌可经烹饪不当的
海产品或盐腌制品传播,引起食物中毒。

5. B【解析】霍乱弧菌只感染人类;在胃酸
低时,感染$10^3 \sim 10^5$个细菌可引起霍乱;
O1群感染获得的免疫对O139群无交叉免
疫;霍乱为我国的甲类法定传染病。

6. C【解析】霍乱弧菌的主要致病物质是霍
乱肠毒素,为最强烈的致泻毒素。

7. B【解析】副溶血性弧菌的致病物质主要
有耐热直接溶血素和耐热相关溶血素。

8. ABE【解析】①共同点:O1群、O139群

均可引起霍乱,经污染的水源或食物经口传播,对四环素、多西环素等敏感。②不同点:O139 群主要引起成人发病;O139 群与 O1 群间无抗原交叉;O139 群的致病物质还有多糖荚膜和特殊的 LPS 毒性决定簇;感染 O1 群后获得的免疫对 O139 群感染无保护作用。C 项和 D 项是两者的共同特点。

9. ABCDE【解析】五个选项分别从控制传染源、切断传播途径、保护易感者方面防治霍乱。

10. ABCE【解析】霍乱弧菌的致病物质主要有:霍乱肠毒素、鞭毛、溶血 – 溶细胞蛋白、菌毛、血凝素/蛋白酶等,O139 群还有多糖荚膜和特殊的 LPS 毒性决定簇。

二、名词解释

1. 弧菌属:是广泛存在于自然界的一大群菌体短小,弯曲呈弧形的革兰阴性菌。

2. 霍乱肠毒素:为典型的外毒素,是由一个 A 亚单位和 5 个 B 亚单位结合而成的完整毒素分子。B 亚单位介导 A 亚单位进入机体,A 亚单位可使 cAMP 浓度升高,促进肠黏膜细胞的分泌功能,导致剧烈的呕吐、腹泻(米泔水样)。

三、简答题

1. 霍乱弧菌的传染源为何难以控制?

答 ①霍乱弧菌在水中可较长期存在,有时还可过冬;②其对外界抵抗力较强;③无症状感染者较多,为重要的传染源;④带有多重耐药质粒的菌株在增加。

2. 人患霍乱为什么出现剧烈腹泻并严重脱水?

答 霍乱弧菌是霍乱的病原菌。本菌的致病因素有鞭毛、菌毛和霍乱肠毒素等。鞭毛有力的运动有助于菌体穿过肠黏膜黏液层,靠菌毛黏附于肠黏膜上皮细胞上生长繁殖,产生肠毒素。霍乱肠毒素为典型的外毒素,是由 1 个 A 亚单位和 5 个 B 亚单位结合而成的完整毒素分子。A 亚单位是毒性单位,分 A1 和 A2 两个组分,其中 A1 具有酶活性,是毒性部分。B 亚单位是结合单位,能与肠黏膜上皮细胞上 GMI 神经节苷脂受体结合,使毒素分子变构,A 亚单位脱离 B 亚单位进入细胞,A1 组分活化,作用于腺苷环化酶,从而催化 ATP 转变为 cAMP。cAMP 浓度升高后,促进肠黏膜细胞的分泌功能,主动分泌钠、钾、碳酸氢根及水,导致剧烈的呕吐、腹泻(米泔水样),由此造成严重失水,血容量明显减少,出现循环衰竭。

(张永红)

第11章   螺杆菌属

【学/习/要/点】

一、掌握

1. 幽门螺杆菌的生物学性状。
2. 幽门螺杆菌的致病性、所致疾病。

二、熟悉

幽门螺杆菌的微生物学检查法。

【应/试/考/题】

一、选择题

【A/型/题】

1. 临床研究证实,与慢性胃炎和消化性溃疡有密切关系的病原菌为　　（　　）
   A. 空肠弯曲菌　　　B. 幽门螺杆菌
   C. 胎儿弯曲菌　　　D. 鼠伤寒沙门菌
   E. 副溶血性弧菌

2. 幽门螺杆菌的重要鉴定依据是 （　　）
   A. 定居于胃黏膜层中
   B. 运动活泼、生化反应活泼
   C. 产生大量尿素酶、分解尿素为氨
   D. 革兰阳性、无芽孢菌
   E. 生长需要富含氧气的环境

3. 幽门螺杆菌感染的快速诊断依据是（　　）
   A. 硫化氢试验
   B. 胆汁溶菌试验
   C. 葡萄糖发酵试验
   D. 尿素酶试验
   E. 氧化酶和触酶试验

【X/型/题】

4. 幽门螺杆菌对胃酸敏感,但仍能在胃中生长,可能与下列原因有关的是（　　）
   A. 寄居在有一定厚度的胃黏膜层中
   B. 尿素酶分解尿素产生氨,缓冲酸性 pH
   C. 有荚膜,抵抗酸性环境
   D. 借鞭毛运动至最适 pH 部位
   E. 具有极强的黏附性

5. 下列关于幽门螺杆菌的生物学性状的说法,正确的是　　　　　　(　　)

　　A. 细菌常排列成 S 形或海鸥状

　　B. 革兰染色阴性、多鞭毛

　　C. 微需氧、营养要求高

　　D. 生化反应不活泼,不分解糖类

　　E. 尿素酶丰富,可以分解尿素释放氨

二、名词解释

1. Helicobacter pylori

2. 尿素酶试验

三、简答题

1. 简述幽门螺杆菌的培养特点。

2. 简述幽门螺杆菌的微生物学检查法。

3. 简述幽门螺杆菌可能的致病机制及致病特点。

【参 | 考 | 答 | 案】

一、选择题

【A 型题】

1. B　　　2. C　　　3. D

【X 型题】

4. ABDE　　　5. ABCDE

1. B【解析】临床证实幽门螺杆菌与慢性胃炎、胃溃疡、胃腺癌等有密切关系。

2. C【解析】幽门螺杆菌含有大量的尿素酶,可分解尿素为氨,作为检测幽门螺杆菌的重要依据。

3. D【解析】幽门螺杆菌主要的传播途径是口-口传播和粪-口传播。该菌可分解尿素产生氨,快速尿素酶试验阳性提示有活的幽门螺杆菌,是感染的快速诊断依据。氧化酶和触酶试验阳性为霍乱弧菌的特性。

4. ABDE【解析】幽门螺杆菌微需氧菌,不形成荚膜。

二、名词解释

1. 幽门螺杆菌(Helicobacter pylori):是一种单极、多鞭毛、末端钝圆、螺旋形弯曲的细菌,常排成 S 形或海鸥状,革兰染色阴性,与胃窦炎、十二指肠溃疡、胃溃疡、胃腺癌和胃黏膜相关 B 细胞淋巴瘤的发生关系密切。

2. 尿素酶试验:是一种诊断幽门螺杆菌感染的方法。口服具有放射性^{13}C 或^{14}C 的尿素,检测患者呼出气体中是否有放射性核素的 CO_2,判断是否发生幽门螺杆菌感染。

三、简答题

1. 简述幽门螺杆菌的培养特点。

答 ①生长条件为微需氧,37℃,5% O_2,相对湿度 98%;②营养要求高,需加入动物血清或血液;③针尖状无色透明菌落;④传代后可变杆状或圆球体形。

2. 简述幽门螺杆菌的微生物学检查法。

答 幽门螺杆菌的微生物学检查方法主要有以下 6 种。①直接镜检:胃窥镜下取胃黏膜活标本进行组织学检查;②检测尿素酶活性:口服具有放射性^{13}C 或^{14}C 的尿素,检测患者呼出气体中是否有放射性核素的 CO_2,判断是否发生幽门螺杆菌感染;③分离培养:用 Skirrow 鉴别培养基,培养 2~7 天后再鉴定;④血清学检测:检测幽门螺杆菌或其产物的特异性抗体;⑤粪便抗原检测:采集粪便,检测是否具有幽门螺杆菌抗原;⑥核酸检测:采用 PCR 技术直接检测幽门螺杆菌。

3. 简述幽门螺杆菌可能的致病机制及致病特点。

答 (1)其致病机制迄今不明,可能与下列因素有关:①幽门螺杆菌具有特殊的螺旋状菌形和多鞭毛推进式的运动方式,有助于菌体穿过胃黏膜表面的黏液层,与胃黏膜上皮细胞接触;②幽门螺杆菌具有尿素酶,可分解尿素,产生氨,中和胃酸,有助于细菌定植并使黏液层离子发生变化,导致黏膜中的氢离子反向扩散;③幽门螺杆菌产生细胞毒素相关蛋白和空泡毒素;④幽门螺杆菌细胞壁中的 LPS 为内毒素成分。

(2)致病特点:幽门螺杆菌专性寄生于人胃黏膜上。其传染源主要是人,传播途径主要是粪 – 口途径和口 – 口途径。幽门螺杆菌导致的疾病包括胃部的炎症、胃酸产生的改变和组织的破坏,是胃炎、胃溃疡和十二指肠溃疡及胃癌的病因。

(陈 廷 章洪华)

第 12 章　厌氧性细菌

【学/习/要/点】

一、掌握

1. 破伤风梭菌、产气荚膜梭菌和肉毒梭菌的主要生物学性状。
2. 破伤风梭菌、产气荚膜梭菌和肉毒梭菌的致病性及防治原则。
3. 无芽孢厌氧菌的分布及致病特点。

二、熟悉

1. 厌氧菌的分类、分布。
2. 厌氧菌的感染特点。

【应/试/考/题】

一、选择题

【A/型/题】

1. 厌氧芽孢梭菌能耐受恶劣环境条件是因为能形成　　　　　（　　）
   A. 内毒素　　　　B. 鞭毛
   C. 荚膜　　　　　D. 芽孢
   E. 菌毛

2. 厌氧芽孢梭菌与无芽孢厌氧菌具有的共同特点是　　　　　（　　）
   A. 在人体内的分布
   B. 专性厌氧生长
   C. 形态与染色性
   D. 致病性
   E. 对人体的危害

3. 已知细菌毒素中毒性作用最强的是（　　）
   A. 破伤风痉挛毒素
   B. 白喉外毒素
   C. 霍乱弧菌肠毒素
   D. 溶血毒素
   E. 肉毒毒素

4. 厌氧芽孢梭菌感染的重要条件为（　　）
   A. 细菌芽孢污染伤口
   B. 菌群失调
   C. 伤口的厌氧微环境
   D. 细菌繁殖体污染伤口
   E. 机体免疫功能低下

5. 破伤风梭菌的致病机制是　　　（　　）
   A. 破伤风梭菌通过血流侵入中枢神经系统大量增殖致病
   B. 破伤风痉挛毒素侵入中枢神经系统致病

C. 破伤风溶血毒素侵入中枢神经系统
致病

D. 破伤风梭菌产生内毒素引起休克

E. 破伤风梭菌引起败血症

6. 某患者大面积烧伤,伤口坏死组织多,
首先应采取的措施为 　　(　　)

A. 处理伤口以便减少患者的疼痛

B. 立即注射大剂量链霉素

C. 清创,扩创,注射百白破三联疫苗

D. 清创,扩创,注射结核菌素

E. 清创,扩创,注射破伤风抗毒素

7. 应用破伤风抗毒素治疗破伤风,其目
的是 　　(　　)

A. 抑制破伤风梭菌生长繁殖

B. 阻止细菌产生毒素

C. 中和已经结合在神经细胞上的外
毒素

D. 中和游离于神经细胞外的外毒素

E. 中和进入血液中的外毒素

8. 下列关于破伤风抗毒素的说法,错误
的是 　　(　　)

A. 可中和破伤风痉挛毒素

B. 仅对游离的破伤风痉挛毒素有阻断
作用

C. 注射前必须先做皮试,防止超敏反应

D. 破伤风病后可产生大量TAT

E. 破伤风抗毒素主要用于紧急预防和
治疗破伤风

9. 气性坏疽的典型症状之一是组织气肿,
其主要原因是由于 　　(　　)

A. 细菌产生透明质酸酶

B. 细菌能分解多种糖类产生大量气体

C. 细菌产生卵磷脂酶,增加血管通透
性,溶血和组织坏死

D. 细菌产生细胞毒素

E. 细菌产生肉毒毒素,导致肌肉弛缓性
麻痹

10. 对产气荚膜梭菌感染极有价值的快速
诊断方法是 　　(　　)

A. 从深部创口取材直接涂片镜检

B. 取坏死组织做动物试验

C. 取坏死组织进行分离培养

D. 取标本做"汹涌发酵"试验

E. 取标本进行血清学免疫检测

11. 下列治疗气性坏疽的方法,正确的是
　　(　　)

A. 注射TAT　　B. 注射庆大霉素

C. 注射链霉素　　D. 高压氧舱法

E. 口服异烟肼

12. 肉毒梭菌引起的食物中毒特点是(　　)

A. 以恶性呕吐、腹痛腹泻为主

B. 以呼吸系统症状为主

C. 以神经系统症状为主

D. 以泌尿系统症状为主

E. 以循环系统症状为主

13. 可疑肉毒毒素中毒的患者,采集的标
本应该是 　　(　　)

A. 患者的尿液　　B. 患者的血液

C. 患者的脑脊液　　D. 伤口的渗出液

E. 患者吃剩的食物

14. 下列关于肉毒毒素的描述,正确的是
　　(　　)

A. 作用于肠上皮细胞,导致腹泻的发生

B. 作用于外周胆碱能神经,导致肌肉
弛缓性麻痹

C. 作用于脑神经细胞,导致神志障碍

D. 作用于胃黏膜细胞,导致消化不良

E. 作用于脊髓前角运动细胞,导致肢
体活动失调

15. 检测肉毒毒素常用的试验方法是(　　)

A. SPA快速诊断　　B. 免疫血清学检测

C. 蛋白印记试验　　D. 生化检测

E. 动物实验

16. 患者表现慢性溃疡,分泌物恶臭,一般抗生素治疗无效,要考虑是由哪种菌感染所致　　　　　（　　）
    A. 金黄色葡萄球菌
    B. 乙型链球菌
    C. 痢疾杆菌
    D. 无芽孢厌氧菌
    E. 大肠埃希菌

【B 型题】

（17 ~ 20 题共用备选答案）
A. 破伤风梭菌　　B. 产气荚膜梭菌
C. 艰难梭菌　　　D. 肉毒梭菌
E. 脆弱类杆菌

17. 引起全身肌肉强烈收缩以致痉挛的致病菌是　　　　　　　　　（　　）
18. 导致肌肉麻痹的致病菌是　　（　　）
19. 气性坏疽的致病菌是　　　　（　　）
20. 主要污染肉类食品引起食物中毒的致病菌是　　　　　　　　（　　）

（21 ~ 22 题共用备选答案）
A. 血平板上双层溶血环
B. 产生神经毒素造成肌肉痉挛
C. 肠道正常菌群成员
D. 亚硫酸钾培养基中菌落变黑
E. 造成肌肉弛缓性麻痹

21. 符合产气荚膜梭菌描述的是　（　　）
22. 符合脆弱类杆菌描述的是　　（　　）

【X 型题】

23. 下列关于无芽孢厌氧菌的叙述,错误的是　　　　　　　　　　（　　）
    A. 能引起局部炎症
    B. 脓肿

C. 造成组织坏死
D. 可引起食物中毒
E. 多为致病菌

24. 疱肉培养基可用来培养　　（　　）
    A. 破伤风梭菌
    B. 炭疽芽孢杆菌
    C. 金黄色葡萄球菌
    D. 产气荚膜梭菌
    E. 肉毒梭菌

25. 下列关于厌氧芽孢梭菌的说法,正确的是　　　　　　　　　　（　　）
    A. 均为革兰阳性杆菌
    B. 都能形成芽孢
    C. 都能通过伤口感染致病
    D. 都需要厌氧微环境
    E. 主要分布于土壤

26. 下列关于破伤风痉挛毒素特性的描述,正确的是　　　　　　（　　）
    A. 蛋白质不耐热,易变性
    B. 可被蛋白酶切割成轻、重两条肽链
    C. 两条肽链必须分开后,才能产生生物活性
    D. 毒素可通过淋巴系统达到中枢神经系统
    E. 毒素对脊髓前角神经细胞和脑干神经细胞有高度亲和性

27. 下列关于肉毒梭菌的说法,正确的是　　　　　　　　　　　　（　　）
    A. 肉毒毒素主要是阻碍运动神经元抑制性冲动的传递
    B. 婴儿肉毒病属于感染性食物中毒,表现为上吐下泻
    C. 肉毒病后有牢固免疫力
    D. 主要因食用豆制品、香肠等致病
    E. 所致食物中毒可引起呼吸肌麻痹

28. 预防无芽孢厌氧菌感染的原则（　　　）
    A. 避免正常菌群侵入非正常寄居部位
    B. 防治局部出现厌氧微环境
    C. 勿滥用抗生素
    D. 外科清创引流
    E. 提高机体特异性免疫力

29. 破伤风抗毒素治疗患者时的应用原
    则是　　　　　　　　　（　　　）
    A. 早期
    B. 足量
    C. 皮试
    D. 不能与青霉素同时应用
    E. 能与青霉素同时应用

二、名词解释
1. 厌氧性细菌
2. 汹涌发酵
3. 破伤风抗毒素
4. 肉毒毒素
5. Nagler 反应

三、简答题
1. 简述破伤风梭菌的感染条件及致病机制。
2. 简述破伤风的防治原则。

3. 简述肉毒毒素的致病机制及所致食物中毒的特点。
4. 简述破伤风梭菌与肉毒梭菌致病机制的主要区别。
5. 请列举无芽孢厌氧菌的感染特征。

四、论述题
试述厌氧芽孢梭菌与无芽孢厌氧菌感染的主要区别。

五、病例分析题
某建筑工人,施工时不慎从3楼跌落,造成下肢股骨多处开放性骨折,仅经过复位包扎固定处理。第3天,突然高热40℃,意识淡漠,面色苍白,局部肢体高度水肿,坏死组织呈灰黑色,血性渗出物有气泡、奇臭,伤口边缘有捻发音,立即送入院。

问题:
1. 根据以上描述应初步怀疑什么菌感染? 判断依据是什么?
2. 紧急采取哪种方案进行处理?

【参/考/答/案】

一、选择题

【A 型题】

1. D　2. B　3. E　4. C　5. B
6. E　7. D　8. D　9. B　10. A
11. D　12. C　13. E　14. B　15. E
16. D

【B 型题】

17. A　18. D　19. B　20. D　21. A
22. C

【X 型题】

23. DE　24. ADE　25. ABCDE
26. ABDE　27. DE　28. ABCDE
29. ABCE

1. D【解析】厌氧芽孢梭菌能形成芽孢,对热、干燥和消毒剂均有强大的抵抗力。
2. B【解析】厌氧菌根据能否形成芽孢分为厌氧芽孢梭菌和无芽孢厌氧菌两种,代谢不需要氧气,均专性厌氧菌。

3. E【解析】已知最强的生物毒素为肉毒毒素,毒性比氰化钾强 1 万倍。

4. C【解析】厌氧芽孢梭菌为厌氧菌,需在无氧环境下生长繁殖,若伤口深、窄,混有泥土杂物,有组织坏死或者伴有需氧菌感染,则易形成无氧微环境利于厌氧菌生长。

5. B【解析】破伤风梭菌的致病机制是释放破伤风痉挛毒素侵入中枢神经系统。破伤风痉挛毒素是其主要致病物质。

6. E【解析】该患者大面积烧伤,伤口坏死组织多,说明伤口部位存在缺血缺氧情况,能形成厌氧微环境,利于厌氧菌生长。故应立即清创、扩创,防止厌氧微环境形成,同时给予破伤风抗毒素(TAT)紧急预防。

7. D【解析】破伤风抗毒素可中和游离的破伤风痉挛毒素,阻止其与脊髓前角细胞、脑干神经细胞结合。

8. D【解析】破伤风痉挛毒素毒性很强,极少量即可致病,而如此少量的毒素尚不足以有效刺激免疫系统产生抗毒素。

9. B【解析】气性坏疽的致病菌为产气荚膜梭菌,该菌可分解多种糖产生大量气体导致组织气肿。

10. A【解析】产气荚膜梭菌为革兰阳性杆菌,从深部创口取材直接涂片镜检是极有价值的快速诊断方法,可见到革兰阳性大杆菌,且伴有其他杂菌,白细胞形态不典型且数量少。

11. D【解析】高压氧舱可快速提高血液和组织中的氧含量,使病变周围形成有氧环境,抑制厌氧菌的生长。

12. C【解析】肉毒梭菌致病物质为肉毒毒素,为神经外毒素。引起食物中毒时主要表现为肌肉麻痹,胃肠道症状少见。

13. E【解析】可疑肉毒毒素食物中毒患者可取粪便、剩余食物分离细菌,同时检测毒素活性。

14. B【解析】肉毒毒素作用于外周胆碱能神经,抑制乙酰胆碱释放,导致弛缓性麻痹。

15. E【解析】肉毒毒素常用检测方法为动物实验。将培养物滤液或者食物悬液上清液分成两份,其中一份与抗毒素混合,然后分别注射小鼠腹腔,如果抗毒素处理小鼠得到保护表明有毒素存在。

16. D【解析】无芽孢厌氧菌多为机体正常菌群成员,属于条件致病菌,多引起内源性感染,多为慢性过程;病症不典型;分泌物或脓液多黏稠,常有恶臭,氨基糖苷类抗生素长期治疗无效。

17. A【解析】破伤风梭菌通过产生破伤风痉挛毒素阻止抑制性递质释放,导致肌肉兴奋性增加,引起肌肉痉挛收缩。

18. D【解析】肉毒梭菌产生肉毒毒素,阻止乙酰胆碱的释放,从而阻断神经 - 肌肉接头处兴奋传递,引起肌肉麻痹。

19. B【解析】产气荚膜梭菌引起气性坏疽。

20. D【解析】肉毒梭菌常通过污染肉类、豆制品等引起食物中毒。

21. A【解析】产气荚膜梭菌在血琼脂平板上形成双层溶血环。在蛋黄琼脂平板上形成乳白色混浊圈,若加入 α 毒素的抗血清,则不出现混浊,称为 Nalger 反应。在牛奶培养基中可见"汹涌发酵"现象。

22. C【解析】脆弱类杆菌是临床最常见的无芽孢厌氧菌,是人体正常菌群成员之一。

23. DE【解析】无芽孢厌氧菌主要为人体正常菌群成分菌,为机会致病菌,可导致内源性感染。大多为化脓性感染,形成局部脓肿、组织坏死,侵入血液可致败血症。

24. **ADE**【解析】庖肉培养基用于厌氧菌的培养。厌氧性细菌分为厌氧芽孢梭菌属和无芽孢厌氧菌属两类。前者代表菌有破伤风梭菌、产气荚膜梭菌和肉毒梭菌;后者代表菌有脆弱类杆菌、丙酸杆菌、双歧杆菌等。

25. **ABCDE**【解析】选项均为厌氧芽孢梭菌的生物学特性。

26. **ABDE**【解析】破伤风痉挛毒素是外毒素,化学成分为蛋白质;包含一条重链和一条轻链,通过二硫键连接;经淋巴、血液运输至中枢神经系统,与脊髓前角神经细胞高度亲和。

27. **DE**【解析】肉毒毒素主要抑制乙酰胆碱的释放,所致食物中毒表现为神经系统症状,消化道症状少见,病后不能获得牢固免疫力。

28. **ABCDE**【解析】无芽孢厌氧菌属于条件致病菌,因此,要防治形成其致病所需条件。

29. **ABCE**【解析】破伤风抗毒素可通过中和破伤风痉挛毒素发挥作用,一旦破伤风痉挛毒素与神经受体细胞发生结合,抗毒素则不能发挥药效。因此,宜早期、足量给予,可与抗生素联合使用。使用前需皮试。

二、名词解释

1. **厌氧性细菌**:是一群利用发酵获得能量,在低氧分压条件下才能生长繁殖的细菌。根据能否形成芽孢,分两大类,一类是厌氧芽孢梭菌;另一类是无芽孢厌氧菌。

2. **汹涌发酵**:产气荚膜梭菌在牛乳培养基中生长繁殖时,分解乳糖,产酸产气,使牛奶中的酪蛋白凝固,同时产生的大量气体冲碎凝固的酪蛋白,并使液面上的凡士林凝固层上移,甚至冲开管口棉塞,此现象称为汹涌发酵,为产气荚膜梭菌的特点之一。

3. **破伤风抗毒素**:机体在破伤风梭菌的刺激下产生的抗体,可中和破伤风痉挛毒素。用于破伤风梭菌感染的治疗及紧急预防。

4. **肉毒毒素**:是肉毒梭菌产生的神经外毒素,是已知最剧烈的毒物。可阻碍乙酰胆碱的释放,导致肌肉弛缓性麻痹,常导致呼吸肌麻痹致死。

5. **Nagler 反应**:在蛋黄琼脂平板上,产气荚膜梭菌产生的卵磷脂酶(α 毒素)分解蛋黄中卵磷脂,使菌落周围出现乳白色的混浊圈。若在培养基中加入 α 毒素的抗血清,则不会出现混浊。此现象称为 Nagler 反应。

三、简答题

1. 简述破伤风梭菌的感染条件及致病机制。

答(1)感染条件:破伤风梭菌是一种非侵袭性细菌,芽孢广泛分布于自然界中,一般不引起疾病。当机体存在窄而深的伤口,或伴有需氧菌及兼性厌氧菌同时感染,或坏死组织多而造成局部缺血、缺氧。上述情况均可形成伤口局部的厌氧微环境,使破伤风梭菌芽孢出芽并繁殖而致病。

(2)致病机制:破伤风梭菌感染易感伤口后,芽孢发芽成繁殖体,在局部繁殖并释放破伤风痉挛毒素及破伤风溶血毒素。前者作用于脊髓前角运动细胞,封闭了抑制性神经纤维释放抑制性神经递质,导致全身肌肉强直性收缩出现破伤风特有的症状。

2. 简述破伤风的防治原则。

答 由于破伤风痉挛毒素能迅速与神经组织发生不可逆性结合,故一旦发病,治疗困难,所以预防尤为重要。如遇可疑伤口应做到清创、扩创,同时使用大剂量青霉素抑制细菌繁殖。用 TAT 对患者进行紧急预防,对已发病的人进行特异性治疗。易感人群如儿童、军人和易受外伤人群应接种破伤风类毒素。

3. 简述肉毒毒素的致病机制及所致食物中毒的特点。

答 由肉毒梭菌产生的肉毒毒素是已知最剧烈的毒物,毒性比氰化钾强 1 万倍。抑制神经肌肉接头处乙酰胆碱的释放,影响神经冲动的传递,导致肌肉弛缓性麻痹。食品在制作过程中被肉毒梭菌或其芽孢污染,在厌氧环境中该菌繁殖或芽孢出芽并繁殖,产生的肉毒毒素被食入后可以发生食物中毒。其临床表现与其他食物中毒有所不同,症状以神经系统为主,而胃肠道症状很少见。肌肉麻痹症状可由眼肌、咽部肌肉发展到呼吸肌,如不及时治疗,严重者可死于呼吸衰竭。

4. 简述破伤风梭菌与肉毒梭菌致病机制的主要区别。

答 ①破伤风梭菌产生破伤风痉挛毒素,此毒素对中枢神经系统脑神经和前角运动神经细胞具有高度亲和性。毒素与脊髓及脑干组织细胞膜表面的受体结合,阻止抑制性递质的释放,导致机体的伸肌、屈肌同时强烈收缩,肌肉强直性痉挛,引起牙关紧闭、苦笑面容、角弓反张。死亡率高。②肉毒梭菌致病机制:主要依靠其剧烈的外毒素。毒素由肠道吸收后,作用于外周神经肌肉接头处,阻止乙酰胆碱释放,影响神经冲动的传递,导致肌肉弛缓性麻痹。

5. 请列举无芽孢厌氧菌的感染特征。

答 ①无芽孢厌氧菌多为机体正常菌群成员,常引起内源性感染;②混合感染多见,且多为慢性感染;③化脓性感染多见,分泌物或脓液黏稠,有恶臭,偶有气体生成;④直接涂片可见细菌,但用普通培养法无细菌生长;⑤链霉素、庆大霉素等长期使用无效。

四、论述题

试述厌氧芽孢梭菌与无芽孢厌氧菌感染的主要区别。

答 两类厌氧菌感染的主要区别见下表。

厌氧芽孢梭菌与无芽孢厌氧菌感染的区别

鉴别要点	厌氧芽孢梭菌	无芽孢厌氧菌
染色	革兰阳性	革兰阳性或革兰阴性
自然分布	土壤、人和动物肠道	人体正常菌群
感染类型	外源性感染为主	内源性感染为主
感染特点	多见于外伤、食物中毒等	条件致病菌;常与需氧菌或兼性需氧菌混合感染,引起败血症
致病因素	外毒素为主,毒性强	内毒素及侵袭因素,毒性弱
临床感染比例	10%	90%
预防	类毒素;抗毒素	增强免疫力

（续表）

鉴别要点	厌氧芽孢梭菌	无芽孢厌氧菌
治疗	抗毒素为主	抗菌药（甲硝唑等）
代表菌种	破伤风梭菌、产气荚膜梭菌、肉毒梭菌等	双歧杆菌、脆弱类杆菌等

五、病例分析题

1. 根据以上描述应初步怀疑什么菌感染？判断依据是什么？

答 初步判断为产气荚膜梭菌感染造成的气性坏疽，分析如下。

（1）下肢股骨多处开放性骨折，说明伤口深、窄；仅经过复位包扎固定处理，说明没有进一步清创扩创，易形成厌氧微环境有利于厌氧菌的生长。

（2）第3天，突然高热40℃，说明有病原菌感染。

（3）局部肢体高度水肿，坏死组织呈灰黑色，血性渗出物有气泡、奇臭，伤口边缘有捻发音，说明有坏疽且伴有气体生成，符合产气荚膜梭菌所致气性坏疽。

2. 紧急采取哪种方案进行处理？

答 ①立即截肢，防止病灶扩散；②注射大剂量产气荚膜梭菌多价抗毒素，中和产气荚膜梭菌产生的毒素；③注射大剂量抗生素消灭病原菌。

（章洪华）

第 13 章　分枝杆菌属

【学/习/要/点】

一、掌握

1. 结核分枝杆菌的主要生物学性状。
2. 结核分枝杆菌的致病性。
3. 结核分枝杆菌的免疫特点和防治原则。

二、熟悉

1. 结核分枝杆菌的微生物学检查。
2. 结核菌素试验与特异性预防。
3. 麻风分枝杆菌的生物学性状及致病性。

【应/试/考/题】

一、选择题

【A/型/题】

1. 分枝杆菌属最主要的生物学特征是　　（　　）
   A. 无特殊结构
   B. 能分枝生长
   C. 细胞壁含大量脂质
   D. 一般不易着色
   E. 不产生内外毒素

2. 卡介苗的制备是利用结核分枝杆菌的哪种变异　　（　　）
   A. 形态　　　　　　B. 菌落
   C. 耐药性　　　　　D. 抗原性
   E. 毒力

3. 下列对结核分枝杆菌免疫特点的叙述，正确的是　　（　　）
   A. 以体液免疫为主
   B. 属于感染免疫
   C. 体液免疫和细胞免疫并重
   D. 不能通过人工主动免疫获得
   E. 细胞免疫与Ⅰ型超敏反应同时建立

4. 结核分枝杆菌胞壁中脂质含量高与下列特性无关的是　　（　　）
   A. 免疫性　　　　　B. 致病性
   C. 生长特性　　　　D. 抵抗力
   E. 染色性

5. 下列关于结核分枝杆菌生物学特性的叙述，错误的是　　（　　）
   A. 抗酸染色，呈红色
   B. 专性需氧，生长缓慢

C. 菌落表面粗糙呈花菜状

D. 耐煮沸,100℃经15分钟才死亡

E. 耐酸、碱,在6% H_2SO_4 或4% NaOH中可存活30分钟

6. 卡介苗的接种对象主要是　　（　　）

A. 结核菌素试验阳性者

B. 成年人

C. 严重结核患者

D. 新生儿和结核菌素试验阴性的儿童

E. 细胞免疫功能低下的患者

7. 下列对于麻风分枝杆菌生物学性状的描述,错误的是　　　　（　　）

A. 抗酸染色阳性

B. 革兰染色阳性

C. 易形成L型变异

D. 可在体外人工培养

E. 麻风分枝杆菌细长略带弯曲,常呈束状排列

8. 麻风病的微生物学诊断主要依靠（　　）

A. 皮肤或黏膜组织刮片、抗酸染色找麻风分枝杆菌

B. 分离培养

C. 麻风菌素试验

D. 血清学试验

E. 动物试验

9. 用于结核分枝杆菌培养的培养基主要应含有　　　　　　（　　）

A. 足量的蛋白质

B. 大量的碳源

C. 表面活性物质以协助营养物质进入菌体

D. 供给合成脂质的成分

E. 微量元素

10. 与结核分枝杆菌能在吞噬细胞中长期存活有关的是　　　　（　　）

A. 分枝杆菌生长素

B. 索状因子

C. 硫酸脑苷脂

D. 蜡质D

E. 结核分枝杆菌蛋白和多糖

【B/型/题】

(11~14题共用备选答案)

A. 磷脂　　　　　B. 分枝菌酸

C. 结核菌素　　　D. 硫酸脑苷脂

E. 6,6 - 双分枝菌酸海藻糖

11. 能引起皮肤迟发型超敏反应的物质是　　　　　　　　　（　　）

12. 与分枝杆菌抗酸性有关的菌体成分是　　　　　　　　　（　　）

13. 用于测定机体细胞免疫功能的物质是　　　　　　　　　（　　）

14. 刺激单核细胞增生,抑制蛋白酶分解作用的成分是　　　　（　　）

(15~17题共用备选答案)

A. 脂质　　　　　B. 结核菌酸

C. 结核菌素　　　D. 蜡质D

E. 索状因子

15. 与结核分枝杆菌毒力有关的主要物质是　　　　　　　　　（　　）

16. 具有佐剂作用的物质是　　（　　）

17. 与结核分枝杆菌抗干燥有关的物质是　　　　　　　　　（　　）

【X/型/题】

18. 结核分枝杆菌感染机体的途径有（　　）

A. 呼吸道　　　　B. 消化道

C. 母婴传播　　　D. 破损的皮肤

E. 输血输液

19. 结核菌素反应阴性除表明机体可能未感染过结核分枝杆菌外,还应考虑以下哪些情况　　　　　　　（　　）

A. 感染初期

B. 老年人

C. 严重结核病患者

D. 正患有其他传染病,如麻风

E. 合并免疫力低下疾病如艾滋病

20. 下列关于索状因子的描述,正确的是　　　　　　　　　　(　　)

A. 是一种良好的佐剂

B. 与抗酸性有关

C. 能抑制白细胞游走并引起慢性肉芽肿

D. 是一种与结核分枝杆菌致病作用有关的糖脂

E. 在液体培养基中使结核分枝杆菌生长形成索状盘旋

21. 检测结核患者痰标本时用酸碱处理的目的是　　　　　　　　(　　)

A. 消化稀释标本

B. 增强抗酸染色的效果

C. 消灭结核分枝杆菌

D. 刺激结核分枝杆菌生长

E. 消灭杂菌

22. 麻风分枝杆菌病变早期主要侵犯的部位是　　　　　　　　　(　　)

A. 皮肤　　　　　B. 周围神经

C. 心脏、骨骼　　D. 黏膜

E. 淋巴结、肝、脾

23. 下列关于 PPD 试验结果的分析,正确的是　　　　　　　　　(　　)

A. PPD 试验阳性,表明已接种过卡介苗或者曾经感染过结核分枝杆菌

B. PPD 试验阴性,即可排除结核分枝杆菌感染

C. PPD 试验可用于检测机体的体液免疫状态

D. PPD 试验可用于婴幼儿结核诊断的参考

E. PPD 试验可用于测定肿瘤患者的免疫状态

24. 结核分枝杆菌含蜡质 D,下列说法正确的是　　　　　　　　(　　)

A. 良好的佐剂

B. 可诱导 IV 型超敏反应

C. 能与分枝菌酸形成复合物

D. 能破坏线粒体膜

E. 可与菌体蛋白质结合

二、名词解释

1. 抗酸杆菌

2. 卡介苗(BCG)

3. infection immunity

4. 结核菌素试验

5. Koch phenomenon

三、简答题

1. 简述结核分枝杆菌脂质成分在致病中的作用。

2. 简述结核菌素试验的原理及结果分析。

3. 简述结核分枝杆菌的致病机制和免疫特点。

4. 简述结核菌素试验的实际应用。

5. 简述结核分枝杆菌导致肺结核时原发感染与原发后感染的不同,并分析其原因。

四、病例分析题

患者,男,27 岁。来院就诊时主诉:近半年来有发热、咳嗽、咳痰(痰中带血)、厌食、消瘦、夜间盗汗等症状。高度怀疑肺结核。

问题:

1. 应采集什么标本?如何进行检测?

2. 若确诊为肺结核,密切接触者应采取何种预防措施?

【参|考|答|案】

一、选择题

【A 型题】

1. C 2. E 3. B 4. A 5. D
6. D 7. D 8. A 9. D 10. C

【B 型题】

11. C 12. B 13. C 14. A 15. A
16. D 17. A

【X 型题】

18. ABCD 19. ACE 20. BCDE
21. AE 22. ABD 23. ADE
24. ABCE

1. C【解析】分枝杆菌属细菌胞壁中含有大量脂质,可达菌体干重的40%左右,是其主要致病物质。不产生内、外毒素,无鞭毛、无芽孢,种类多。

2. E【解析】卡介苗是牛型结核分枝杆菌的减毒株。

3. B【解析】结核分枝杆菌感染后免疫以细胞免疫为主,该免疫力的持久性依赖于体内结核分枝杆菌或其组分的存在,若后者消失,抗结核免疫力也随之消失,称为感染性免疫或有菌免疫。

4. A【解析】结核分枝杆菌菌体脂质含量高与致病性、生长特性、抵抗力和染色性有关。

5. D【解析】结核分枝杆菌在液体中加热 62～63℃ 15分钟或煮沸即死亡。

6. D【解析】卡介苗接种对象是新生儿和结核菌素试验阴性的儿童。

7. D【解析】麻风分枝杆菌尚不能进行人工培养。

8. A【解析】麻风分枝杆菌的生物学诊断依据是取皮肤或黏膜组织病变处抗酸染色找到麻风分枝杆菌。

9. D【解析】结核分枝杆菌细胞壁含有大量脂质,自身不能合成,需要从外界获取。

10. C【解析】结核分枝杆菌细胞壁中的硫酸脑苷脂或硫酸多酰基化海藻糖能通过抑制吞噬体与溶酶体的融合,形成不完全吞噬,从而在吞噬细胞内存活。

11. C【解析】蜡质D与结核菌素结合能引发迟发型超敏反应。

12. B【解析】分枝菌酸与分枝杆菌的抗酸性有关。

13. C【解析】结核菌素试验可以用于测定机体细胞免疫功能、卡介苗接种后是否阳转及检测可疑患者是否曾感染过结核分枝杆菌。

14. A【解析】磷脂通过刺激单核细胞增生,抑制蛋白酶的分解作用,使得病灶组织溶解不完全,形成结核结节病灶和干酪样坏死。

15. A【解析】结核分枝杆菌致病物质主要是胞壁中所含的大量脂质。脂质含量越高,结核分枝杆菌的毒力越强。

16. D【解析】蜡质D具有佐剂的作用。

17. A【解析】结核分枝杆菌胞壁含有大量脂质,具有极强的疏水性,抵抗力较强。

18. ABCD【解析】结核分枝杆菌主要的感染途径有呼吸道、消化道、破损的皮肤黏膜及母婴传播。

19. ACE【解析】结核菌素试验阴性,可能的因素较多,如未感染结核分枝杆菌;感染初期,超敏反应尚未发生;体弱患者,机体免疫力低下或合并免疫功能缺陷病;正患全身粟粒性结核、结核性脑膜炎等严重结核病,机体无反应能力。

20. BCDE【解析】分枝菌酸在结核分枝杆菌脂质中比重较大,与分枝杆菌抗酸性有关。其中 6,6 - 双分枝菌酸海藻糖具有破坏细胞线粒体膜,毒害微粒体酶类,抑制中性粒细胞游走和吞噬,引起慢性肉芽肿的作用;在液体培养中能紧密黏成索状,又称索状因子。

21. AE【解析】痰标本酸碱处理可消灭杂菌,液化稀释标本,提高检出率。

22. ABD【解析】麻风分枝杆菌主要侵犯皮肤、黏膜和外周神经组织,晚期还可侵犯深部组织和脏器,形成肉芽肿病变。

23. ADE【解析】结核菌素试验阴性不能排除结核分枝杆菌感染,参考第 19 题解析。

24. ABCE【解析】蜡质 D 是良好的佐剂,可结合分枝菌酸,也可结合菌体蛋白质,诱导迟发型超敏反应。

二、名词解释

1. 抗酸杆菌:主要特点是细胞壁含有大量脂质,主要是分枝菌酸。一般不易着色,但经过加温或延长染色时间可着色,着色后能抵抗酸性乙醇的脱色,故得名。又因此类细菌的形态是细长微弯的杆状,有分枝生长的趋势,故又称分枝杆菌。如结核分枝杆菌、麻风分枝杆菌等。

2. 卡介苗(BCG):是将有毒力的牛型结核分枝杆菌在含胆汁、甘油和马铃薯的培养基中,经过 230 次移种,历时 13 年所获得的减毒活疫苗。预防接种后可使人获得对结核分枝杆菌的免疫力。

3. 感染免疫(infection immunity):或称有菌免疫。常见于某些胞内寄生菌的感染(如结核分枝杆菌),机体特异性免疫的建立与维持有赖于病原菌在体内的存在,一旦体内病原菌消失,免疫力也随之消失。

4. 结核菌素试验:属于迟发型超敏反应,用结核菌素试剂做皮肤试验测定机体是否感染过结核分枝杆菌,感染过结核分枝杆菌或接种过卡介苗者,一般都出现阳性反应。

5. 郭霍现象(Koch's phenomenon):将一定量结核分枝杆菌第 1 次给健康豚鼠皮下注射,经 10~14 天局部发生坏死性溃疡,不易愈合,附近淋巴结肿大,细菌易扩散。如果将一定量结核分枝杆菌给已经感染过的豚鼠进行第 2 次皮下注射,经 1~2 天迅速在局部发生溃疡但较浅且容易愈合,附近淋巴结不肿大,细菌亦很少扩散。此现象被称为郭霍现象。

三、简答题

1. 简述结核分枝杆菌脂质成分在致病中的作用。

答 结核分枝杆菌脂质的含量与其毒力有密切关系。与致病性有关的主要脂质成分有以下几种。①磷脂:能促使单核细胞增生,引起结核结节形成和干酪样坏死;②索状因子:是分枝菌酸与海藻糖结合的一种糖脂,它能破坏细胞线粒体膜,影响细胞呼吸,抑制白细胞游走和引起慢性肉芽肿;③蜡质 D:是一种肽糖脂与分枝菌酸的复合物,可激发机体产生迟发型超敏反应;④硫酸脑苷脂和硫酸多酰基化海藻糖:可抑制吞噬细胞中吞噬体与溶酶体的融合,使结核分枝杆菌能在吞噬细胞中长期存活。

2. 简述结核菌素试验的原理及结果分析。

答 (1)原理:结核菌素试验属于迟发型超敏反应,用结核菌素试剂做皮肤试验,感染过结核分枝杆菌或接种过卡介苗者,一般都出现阳性反应。

(2)结果分析:①阳性反应表现为注射局部红肿硬结≥5mm。表明受试者对结核分枝杆菌一定的特异性免疫力。②强阳性反应表现为局部红肿硬结≥15mm。表明可能有活动性结核感染,应进一步查明病灶。③阴性反应表现为注射局部红肿硬结<5mm。表明受试者没有特异性结核分枝杆菌细胞免疫力,可能未接种过卡介苗或未发生结核分枝杆菌感染。但还应考虑以下几种情况:处于感染早期,T淋巴细胞尚未被致敏;患严重结核病或其他细胞免疫功能低下的患者(如使用免疫抑制剂者、艾滋病、肿瘤患者)。均可暂时出现阴性反应。

3. 简述结核分枝杆菌的致病机制和免疫特点。

答 (1)致病物质:结核分枝杆菌目前未发现产生内、外毒素及侵袭性酶类,其致病可能与菌体成分、代谢产物的毒性及造成机体的免疫病理损伤有关,主要的致病物质为磷脂、索状因子、蜡质D、硫酸脑苷脂等。

(2)致病性:感染后是否发病及临床表现取决于细菌的毒力、数量和机体的免疫状态,致病作用可能与细菌在组织细胞内增殖引起炎症反应,以及所诱导的迟发型超敏反应性损伤有关。可通过呼吸道、消化道、破损的皮肤黏膜侵入机体,引起多种组织器官结核病,以肺结核最常见。部分肺结核患者体内的结核分枝杆菌可经血液、空气、淋巴等扩散至肺外(脑、肾、生殖器官、骨等),引起相应部位的结核病。

(3)免疫特点:属于感染免疫或有菌免疫,以细胞免疫为主,机体产生免疫保护的同时,常伴有迟发型超敏反应发生,疾病的预后取决于两者作用的强弱。

4. 简述结核菌素试验的实际应用。

答 ①对婴幼儿(尚未接种过卡介苗者)进行结核病诊断;②选择卡介苗接种对象及测定疫苗接种效果,阴性者应接种或补种卡介苗;③对未接种疫苗人群进行结核分枝杆菌感染的流行病学调查,了解人群自然感染率;④测定细胞免疫功能。

5. 简述结核分枝杆菌导致肺结核时原发感染与原发后感染的不同,并分析其原因。

答 (1)原发感染:即首次感染结核分枝杆菌,儿童多见。主要表现为原发综合征,即原发灶、淋巴管炎、肺门淋巴结结核,大多纤维化和钙化而自愈,免疫力低下者可播散至全身引发全身粟粒性结核或结核性脑膜炎。

(2)原发后感染:即再次感染结核分枝杆菌,成人多见。多位于肺尖部。因机体已有相应的细胞免疫,故病灶局限,一般不累及邻近淋巴结,主要表现为慢性肉芽肿性炎症,发生纤维化或干酪样坏死。

(3)造成两者表现不同可能的机制是：原发感染时机体已经形成对结核分枝杆菌的特异型细胞免疫,当结核分枝杆菌再次感染时,机体有较强的局限能力。

四、病例分析题

1. 应采集什么标本? 如何进行检测?

答 (1)应采集痰液进行病原检测。

(2)病原检测方法主要有以下 4 种。①直接涂片后抗酸染色镜检:结核分枝杆菌为红色;如样本中结核分枝杆菌较少,杂菌多时,需浓缩集菌后,再涂片染色镜检。②分离培养:将浓缩集菌的沉淀物接种于罗氏培养基上,培养4~6周后检查结果。根据菌落特征、抗酸染色等特点,可判定为结核分枝杆菌。③动

物试验:浓缩集菌后样本注射于豚鼠皮下,饲养3~4周后观察有无局部淋巴结肿大或结核菌素试验阳性等。④核酸检测:有条件可采用 PCR 检测结核分枝杆菌 DNA 进行早期诊断。

2. 若确诊为肺结核,密切接触者应采取何种预防措施?

答 (1)卡介苗接种:进行结核菌素试验,如果结核菌素试验阴性,需立即接种卡介苗。

(2)戴口罩防止发生呼吸道传染;与患者分食,避免与患者共餐或食入被结核分枝杆菌污染的食物引起消化道感染。

(3)注意环境消毒,可多开门窗保持空气流通;定期用消毒液进行消毒等。

(章洪华)

第14章　动物源性细菌

一、掌握

1. 人畜共患病的概念。
2. 常见的人畜共患病的病原菌名称及所致疾病。

二、熟悉

1. 布鲁菌、鼠疫耶尔森菌、炭疽芽孢杆菌的重要生物学性状。
2. 布鲁菌、鼠疫耶尔森菌、炭疽芽孢杆菌的致病物质、致病特点。
3. 贝纳柯克斯体的传播媒介、所致疾病。

【应/试/考/题】

一、选择题

【A型题】

1. 动物感染后引起母畜流产的病原菌是　　　（　）
   A. 空肠弯曲菌　　B. 钩端螺旋体
   C. 布鲁菌　　　　D. 炭疽芽孢杆菌
   E. 鼠疫杆菌

2. 下列既是胞内寄生菌又是动物源性细菌的是　　　　　　　（　）
   A. 布鲁菌　　　　B. 炭疽芽孢杆菌
   C. 军团菌　　　　D. 伤寒沙门菌
   E. 麻风分枝杆菌

3. 下列是胞内寄生菌的是　　　（　）
   A. 金黄色葡萄球菌
   B. 肺炎链球菌
   C. 破伤风梭菌
   D. 布鲁菌
   E. 炭疽芽孢杆菌

4. 患者，女。3个月前曾给羊接生。近2个月反复发热。每次发热持续约2周，间隔3~5天再次发热。发热期间伴肌肉疼痛和大关节游走性疼痛，热退时大汗淋漓。查体见各关节无明显红肿，肝脾均可触及，肋下2cm。实验室检查：血白细胞总数正常，淋巴细胞增多，红细胞沉降率增快。该牧民最可能患的病是　　　　　　（　）
   A. 波浪热　　　　B. Q热
   C. 流行性出血热　D. 斑疹伤寒
   E. 登革热

5. 主要以内毒素致病的细菌是　（　　）
　　A. 金黄色葡萄球菌
　　B. 肺炎链球菌
　　C. 布鲁菌
　　D. 炭疽芽孢杆菌
　　E. 白喉棒状杆菌

6. 可用皮肤变态反应帮助诊断的是（　　）
　　A. 淋病奈瑟菌感染
　　B. 大肠埃希菌感染
　　C. 霍乱弧菌感染
　　D. 布鲁菌感染
　　E. 炭疽芽孢杆菌感染

7. 具有芽孢且在培养时需要氧气的细菌是　　　　　　　　　　（　　）
　　A. 破伤风梭菌　　B. 产气荚膜梭菌
　　C. 肉毒梭菌　　　D. 艰难梭菌
　　E. 炭疽芽孢杆菌

8. 鼠疫耶尔森菌产生的鼠毒素与一般外毒素的区别是　　　　　（　　）
　　A. 化学成分是脂多糖
　　B. 质粒控制产生
　　C. 免疫动物不能产生抗毒素
　　D. 甲醛脱毒制备类毒素
　　E. 菌细胞裂解或自溶才能释放

9. 鼠疫耶尔森菌的主要传播媒介是（　　）
　　A. 蚊　　　　　　B. 蜱
　　C. 恙螨　　　　　D. 鼠蚤
　　E. 鼠虱

10. 有毒株细菌形成 R 型菌落的是（　　）
　　A. 金黄色葡萄球菌
　　B. 肺炎链球菌
　　C. 痢疾志贺菌
　　D. 伤寒沙门菌
　　E. 鼠疫耶尔森菌

11. 患者,男,39 岁,农民。神志不清,呼吸急促,肤色发绀,口角渗出大量血性泡沫状分泌物。查体:体温 39.9℃,血压 80/56mmHg,心率 126 次/分,皮肤黏膜多处可见瘀斑。右侧腹股沟淋巴结肿大并溃破,触之坚硬,与周围组织粘连。肺部闻及少量啰音。该患者最可能感染的病原微生物是　（　　）
　　A. 乙型溶血性链球菌
　　B. 鼠疫耶尔森菌
　　C. 炭疽芽孢杆菌
　　D. 钩端螺旋体
　　E. 肾综合征出血热病毒

12. 在 3% NaCl 琼脂培养基上形成多形态的是　　　　　　　　　（　　）
　　A. 布鲁菌　　　　B. 鼠疫耶尔森菌
　　C. 炭疽芽孢杆菌　D. 普氏立克次体
　　E. 钩端螺旋体

13. 可以产生外毒素的革兰阴性菌是（　　）
　　A. 破伤风梭菌　　B. 肉毒梭菌
　　C. 布鲁菌　　　　D. 炭疽芽孢杆菌
　　E. 鼠疫耶尔森菌

14. 控制炭疽芽孢杆菌荚膜产生的物质是　　　　　　　　　　　（　　）
　　A. 染色体　　　　B. 质粒
　　C. 噬菌体　　　　D. 前病毒
　　E. 核质

15. 人类常见的炭疽病是　　　（　　）
　　A. 皮肤炭疽　　　B. 肠炭疽
　　C. 肺炭疽　　　　D. 败血症
　　E. 炭疽性脑膜炎

16. 炭疽芽孢杆菌与类炭疽杆菌的鉴别试验中,炭疽芽孢杆菌阴性的一项是　（　　）
　　A. 荚膜
　　B. 动力
　　C. 青霉素串珠试验
　　D. 噬菌体裂解试验
　　E. 动物致病力试验

17. 青霉素串珠试验阳性的细菌是（　　）
　　A. 破伤风梭菌　　B. 产气荚膜梭菌
　　C. 肉毒梭菌　　　D. 炭疽芽孢杆菌
　　E. 白喉杆菌

18. 菌体最大的致病菌是　　　　（　　）
　　A. 绿脓杆菌　　　B. 布鲁菌
　　C. 炭疽芽孢杆菌　D. 鼠疫耶尔森菌
　　E. 钩端螺旋体

19. 患者,男,30岁,屠宰工。高热、寒战,
　　右臂外侧有一1cm×3cm的表浅溃疡,
　　溃疡表面有黑色焦痂。溃疡初起时为
　　丘疹,后转为水疱,周围组织水肿,继之
　　疱疹中心区出血性坏死,周围有成群小
　　水疱,水肿区继续扩大。根据职业特点,
　　分析该患者最可能患的病是　　（　　）
　　A. 麻疹　　　　　B. 波浪热
　　C. 皮肤炭疽　　　D. 鼠疫
　　E. 带状疱疹

20. 蜱是下列何种疾病的传播媒介（　　）
　　A. 波浪热　　　　B. 鼠疫
　　C. 炭疽　　　　　D. Q热
　　E. 猫抓病

【B/型/题】

(21~25题共用备选答案)
　　A. 布鲁菌　　　　B. 炭疽芽孢杆菌
　　C. 鼠疫耶尔森菌　D. 钩端螺旋体
　　E. 支原体

21. 抵抗力最强的致病菌是　　　（　　）
22. 毒性强,少量细菌即可致病的是（　　）
23. 人类历史上第一个被发现的病原菌是
　　　　　　　　　　　　　　　（　　）
24. 黑死病的病原体是　　　　　（　　）
25. 波浪热的病原体是　　　　　（　　）
(26~30题共用备选答案)
　　A. 可产生"汹涌发酵"
　　B. 可引发食物中毒
　　C. 节肢动物作为传播媒介
　　D. 抗酸染色阳性
　　E. 病死动物严禁解剖

26. 鼠疫耶尔森菌　　　　　　　（　　）
27. 炭疽芽孢杆菌　　　　　　　（　　）
28. 结核分枝杆菌　　　　　　　（　　）
29. 蜡样芽孢杆菌　　　　　　　（　　）
30. 产气荚膜梭菌　　　　　　　（　　）

【X/型/题】

31. 动物源性细菌的共同特点有　（　　）
　　A. 可以引起人畜共患病
　　B. 以家畜或野生动物为储存宿主
　　C. 人类通过接触病畜及其污染物而
　　　　感染
　　D. 均为革兰阴性
　　E. 均为革兰阳性

32. 布鲁氏菌的生物学性状包括　（　　）
　　A. 革兰阴性　　　B. 有鞭毛
　　C. 有芽孢　　　　D. 有荚膜
　　E. 需氧菌

33. 布鲁氏菌的抗原物质有　　　（　　）
　　A. M抗原　　　　B. A抗原
　　C. F1抗原　　　　D. V/W抗原
　　E. 外膜蛋白

34. 鼠疫耶尔森菌在肉汤培养液中生长能
　　形成　　　　　　　　　　　（　　）
　　A. 絮状沉淀　　　B. 菌膜
　　C. 混浊　　　　　D. 钟乳石状下沉
　　E. 肉汤培养液澄清

35. 炭疽芽孢杆菌的毒力因素中包括（　　）
　　A. 荚膜抗原　　　B. 芽孢抗原
　　C. 保护性抗原　　D. 致死因子
　　E. 水肿因子

36. 布鲁氏菌和结核分枝杆菌的相同点是
　　　　　　　　　　　　　　　（　　）
　　A. 可以在吞噬细胞内寄生
　　B. 以体液免疫为主
　　C. 致病物质为内毒素

D. 皮肤试验属迟发型超敏反应

E. 以细胞免疫为主

37. 鼠疫耶尔森菌产生的鼠毒素特点有

（　　）

A. 外毒素

B. 内毒素

C. 由质粒编码产生

D. 化学成分是蛋白质

E. 可以脱毒成类毒素

38. 下列病原可引发人畜共患病的是（　　）

A. 布鲁菌　　　　B. 鼠疫耶尔森菌

C. 炭疽芽孢杆菌　D. 流感病毒

E. 狂犬病病毒

39. 炭疽芽孢杆菌的生物学特点包括（　　）

A. 革兰阴性菌　　B. 有鞭毛

C. 有芽孢　　　　D. 有荚膜

E. 专性厌氧

40. 布鲁氏菌侵入人体的途径是　（　　）

A. 皮肤　　　　　B. 眼结膜

C. 蚊叮咬　　　　D. 消化道

E. 呼吸道

二、名词解释

1. 动物源性细菌

2. zoonosis

3. 波浪热

4. murine toxin（MT）

5. 炭疽毒素

6. 青霉素串珠试验

三、简答题

1. 简述布鲁菌的主要致病物质及对人的致病作用。

2. 简述鼠疫耶尔森菌的致病性和免疫性。

3. 炭疽芽孢杆菌可通过哪些途径感染人体？各引起何种临床类型的炭疽？

【参/考/答/案】

一、选择题

【A 型题】

1. C　　2. A　　3. D　　4. A　　5. C

6. D　　7. E　　8. E　　9. D　　10. E

11. B　　12. B　　13. E　　14. B　　15. A

16. B　　17. D　　18. C　　19. C　　20. D

【B 型题】

21. B　　22. C　　23. B　　24. C　　25. A

26. C　　27. E　　28. D　　29. B　　30. A

【X 型题】

31. ABC　　32. ADE　　33. AB

34. ABCD　　35. ACDE　　36. ADE

37. ACDE　　38. ABCDE　　39. CD

40. ABDE

1. C【解析】布鲁菌感染动物后主要引起母畜流产。

2. A【解析】依据细菌在人体内的寄居环境分为胞内菌和胞外菌。绝大部分为胞外菌；专性胞内菌必须在活的细胞内生长繁殖，如衣原体、立克次体；而兼性胞内菌即可在胞内寄居，也可以在体外环境中生长繁殖，如结核分枝杆菌、麻风分枝杆菌、伤寒沙门菌、布鲁菌、嗜肺军团菌。动物源性细菌主要有布鲁菌属、耶尔森菌属、芽孢杆菌属、柯克斯体属等。布鲁菌是动物源性细菌，也可以成为胞内寄生菌;炭疽芽孢杆菌是动物源性细菌,但不是胞内寄生菌;军团菌、伤寒沙门菌、麻风分枝杆菌是胞内寄生菌,但不是动物源性细菌。

3.D【解析】布鲁菌可以成为胞内寄生菌,而其他为胞外寄生菌。

4.A【解析】机体感染布鲁菌后,反复形成菌血症,使患者体温呈波浪式发热,临床称为波浪热;布鲁菌为胞内寄生菌,感染易转为慢性,在全身引起迁徙性病变,主要表现为间歇性发热、乏力、关节痛等症状,有肝、脾大等体征。

5.C【解析】布鲁菌为革兰阴性菌,其致病物质主要是内毒素;其他细菌为革兰阳性菌,主要致病物质是外毒素。

6.D【解析】布鲁菌感染属于胞内菌感染,可用皮肤变态反应帮助诊断。

7.E【解析】破伤风梭菌、艰难梭菌、肉毒梭菌和产气荚膜梭菌均为厌氧菌。炭疽芽孢杆菌属于需氧或兼性厌氧菌。

8.E【解析】多数外毒素是在细菌细胞内合成后分泌到细胞外的,但鼠疫耶尔森菌产生的外毒素即鼠毒素,只有在菌细胞自溶裂解后才释放。

9.D【解析】鼠蚤是鼠疫耶尔森菌的主要传播媒介。

10.E【解析】多数细菌有毒株的菌落是S型,但鼠疫耶尔森菌有毒菌株形成R型菌落。

11.B【解析】腺鼠疫主要表现为急性淋巴结炎,腹股沟淋巴结最常受累,如不及时治疗可继发肺鼠疫或败血症死亡。肺鼠疫发展迅猛,高热、胸痛、咳痰、咯血,呼吸困难,发绀严重。败血症型鼠疫呈全身中毒症状、中枢神经系统症状、出血现象严重,迅速进入神志不清、谵妄或昏迷,死亡率高。

12.B【解析】生长在腐败材料、陈旧培养物

或含高盐培养基上的鼠疫耶尔森菌,其形态不再是卵圆形短小杆菌,而呈多形态性。

13.E【解析】选项中只有布鲁菌和鼠疫耶尔森菌是革兰阴性菌,目前未发现布鲁氏菌产生外毒素,而鼠疫耶尔森菌产生外毒素即鼠毒素。

14.B【解析】炭疽芽孢杆菌荚膜由质粒PXO2的基因编码。

15.A【解析】皮肤炭疽约占炭疽病例的95%以上。

16.B【解析】炭疽芽孢杆菌与其他需氧芽孢杆菌的鉴别项目主要有:荚膜、动力、青霉素串珠试验、噬菌体裂解试验、动物致病力试验等。炭疽芽孢杆菌无鞭毛,故动力阴性其余均为阳性。

17.D【解析】炭疽芽孢杆菌在含微量青霉素的培养基上,其形态变异为大而均匀的圆球形,呈串珠状排列,是为青霉素串珠试验阳性。

18.C【解析】炭疽芽孢杆菌是致病菌中最大的革兰阳性细菌。

19.C【解析】皮肤炭疽病变多见于面、颈、肩、臂、手、脚等裸露皮肤。初起为斑疹或丘疹,后转为水疱,周围组织肿胀,继而中心呈现出血性坏死下陷、四周有成群小水疱、水肿区继续扩大,接着坏死区破溃成表浅溃疡,血样渗出物凝结成黑而硬的焦痂。病初出现发热、寒战、局部淋巴结肿大等症状。

20.D【解析】选项中只有Q热的传播媒介是蜱。波浪热常见于布氏病,人通过接触病畜或被污染的畜产品,经皮肤、黏膜、眼结膜、消化道、呼吸道等感染。鼠疫的传播媒介为鼠蚤。炭疽主要发生于牛羊等食草动物,人通过摄入或接触患炭疽的动物及畜产品而感染。猫抓病的病原体为汉塞巴通体,传染

源为患病的猫和狗,通过咬、抓或接触传播给人。

21. B【解析】炭疽芽孢杆菌有芽孢,抵抗力强。

22. C【解析】鼠疫耶尔森菌毒性强,少量细菌即可使人致病。

23. B【解析】人类历史上第一个被发现的病原菌是炭疽芽孢杆菌。

24. C【解析】鼠疫耶尔森菌是鼠疫的病原体,鼠疫患者死亡后皮肤常呈黑紫色,故有"黑死病"之称。

25. A【解析】布鲁菌感染机体后,反复形成菌血症,使患者体温呈波浪式发热,临床称为波浪热。

26. C【解析】鼠疫耶尔森菌的传播媒介是鼠蚤,鼠蚤是节肢动物。

27. E【解析】感染炭疽芽孢杆菌而病死的动物,解剖时细菌易进入环境形成芽孢,芽孢污染环境后很难处理。故死畜严禁剥皮或煮食。

28. D【解析】结核分枝杆菌抗酸染色阳性。

29. B【解析】蜡样芽孢杆菌可引发食物中毒和机会性感染。

30. A【解析】产气荚膜梭菌生化反应活泼,"汹涌发酵"试验是其鉴别试验。

31. ABC【解析】动物源性细菌能引起人畜共患病,通常以家畜或野生动物为储存宿主,人类通过接触病畜及其污染物等途径感染。

32. ADE【解析】布鲁菌是革兰阴性短小杆菌,无鞭毛,无芽孢,有荚膜,是需氧菌。

33. AB【解析】布鲁菌有两种抗原物质,即M抗原和A抗原。

34. ABCD【解析】鼠疫耶尔森菌在肉汤培养液中生长开始时出现絮状沉淀,48小时肉汤表面形成菌膜,稍加摇动菌膜呈钟乳石状下沉,细菌生长会使培养液变混浊。

35. ACDE【解析】炭疽芽孢杆菌的毒力因素包括荚膜和炭疽毒素,炭疽毒素由保护性抗原、致死因子、水肿因子组成。

36. ADE【解析】布鲁菌和结核分枝杆菌的相同点是可以在吞噬细胞内寄生、以细胞免疫为主、皮肤试验属迟发型超敏反应。结核分枝杆菌不产生外毒素和侵袭性酶,其致病物质主要是菌体成分,即细胞壁中的脂质。布鲁菌的主要致病物质是内毒素。

37. ACDE【解析】鼠疫耶尔森菌产生的鼠毒素是外毒素,由质粒编码产生,化学成分是蛋白质,可以脱毒成类毒素。

38. ABCDE【解析】布鲁菌、鼠疫耶尔森菌、炭疽芽孢杆菌、流感病毒、狂犬病病毒均可引发人畜共患病。

39. CD【解析】炭疽芽孢杆菌为革兰阳性菌,无鞭毛,有芽孢,可形成荚膜,是需氧或兼性厌氧菌。

40. ABDE【解析】布鲁菌经皮肤、黏膜、眼结膜、消化道、呼吸道等途径侵入机体。

二、名词解释

1. 动物源性细菌:能引起动物和人类发生人畜共患病的病原性细菌,动物是其传染源。

2. 人畜共患病(zoonosis):某些病原微生物既可感染动物,也可以感染人类,且人类多是由于接触了感染的动物而受到传染,这种传染病称为人畜共患病。

3. 波浪热:布鲁菌感染人体引起的间歇性反复发热。布鲁菌侵入宿主体内,被吞噬细胞吞噬后可在吞噬细胞内增殖并扩散侵入血流,引发菌血症,随后扩散到肝、脾、骨髓等组织中,发热消退,繁殖至一定程度再释放入血。如此反复多次造成临床上反复发热,故也称波浪热。

4. 鼠毒素(murine toxin,MT):鼠疫耶尔森菌产生的外毒素,有抗原性,可脱毒制备成类毒素,可刺激机体产生抗体。与一般外毒素不同的是鼠毒素只在细菌裂解时才释放。

5. 炭疽毒素:保护性抗原、致死因子和水肿因子三种蛋白共同组成炭疽毒素,具有抗吞噬和免疫原性,是炭疽芽孢杆菌的重要致病物质,可致微血管内皮细胞损伤,增强血管通透性形成水肿,引起微循环障碍,导致DIC、休克、死亡。

6. 青霉素串珠试验:低浓度的青霉素可以破坏炭疽芽孢杆菌的细胞壁,使其形态从杆状变为球状,呈串珠状排列。这种现象为炭疽芽孢杆菌所特有,可与其他需氧芽孢杆菌鉴别。

三、简答题

1. 简述布鲁菌的主要致病物质及对人的致病作用。

答 布鲁菌的主要致病物质是内毒素,荚膜和透明质酸酶、过氧化氢酶等可增强该菌的侵袭力。人类对本菌易感,主要通过接触病畜及其分泌物或被污染的畜产品,经皮肤、黏膜、消化道、呼吸道、眼结膜等途径感染。细菌反复多次入血造成间歇性菌血症和多脏器感染。临床表现为反复发热,也称波浪热。

2. 简述鼠疫耶尔森菌的致病性和免疫性。

答 鼠疫耶尔森菌的毒力很强,少数几个细菌即可使人致病,其致病性主要与F1抗原、V/W抗原、外膜蛋白、鼠毒素等相关。鼠疫是自然疫源性疾病,本菌贮存宿主为啮齿类动物,传播媒介主要是鼠蚤。在人类鼠疫发生之前先在鼠间流行,经鼠蚤传染给人,人群间可通过人蚤、呼吸道等途径传播。鼠疫临床常见三种类型:腺鼠疫、肺鼠疫(黑死病)、败血症型鼠疫。鼠疫是烈性传染病,死亡率极高。病后可获持久免疫力。

3. 炭疽芽孢杆菌可通过哪些途径感染人体? 各引起何种临床类型的炭疽?

答 ①经皮肤小伤口感染,引起皮肤炭疽;②经呼吸道吸入炭疽芽孢杆菌的芽孢而感染,引起肺炭疽;③经食入未煮透的病畜肉而感染,引起肠炭疽。

(陈云霞)

第 15 章 　其他细菌

【学/习/要/点】

一、掌握

1. 流感嗜血杆菌的主要生物学性状、致病性与免疫性。
2. 白喉棒状杆菌的生物学性状、致病物质、所致疾病和防治原则。
3. 百日咳鲍特菌、嗜肺军团菌、铜绿假单胞菌、空肠弯曲菌所致的疾病。

二、熟悉

1. 流感嗜血杆菌的微生物学检查及防治原则。
2. 白喉毒素的组成及其毒性。
3. 百日咳鲍特菌、嗜肺军团菌、铜绿假单胞菌、空肠弯曲菌的生物学性状和微生物学检查方法及防治原则。

【应/试/考/题】

一、选择题

【A/型/题】

1. 下列不是白喉棒状杆菌感染特点的是
（　　）
   A. 白喉棒状杆菌是棒状杆菌属中唯一能引起人类白喉的病原菌
   B. 白喉的传染源包括白喉患者和带菌者
   C. 白喉棒状杆菌侵入鼻咽部黏膜生长繁殖
   D. 白喉棒状杆菌在局部繁殖后入血
   E. 白喉的早期致死原因是假膜脱落引起的窒息

2. 白喉棒状杆菌致病的最主要物质是（　　）
   A. 内毒素　　　　　B. 外毒素
   C. 菌毛　　　　　　D. 侵袭性酶
   E. 棒状杆菌噬菌体

3. 白喉患者早期死亡的主要原因是　（　　）
   A. 假膜阻塞呼吸道
   B. 败血症
   C. 毒血症
   D. 心肌炎
   E. 肾上腺功能障碍

4. 白喉患者晚期死亡的主要原因是　（　　）
   A. 呼吸道阻塞窒息
   B. 心肌炎
   C. 软腭麻痹

D. 膈肌麻痹

E. 毒血症

5. 百日咳病后或接种疫苗后的免疫力主要靠 （　）

A. IgG　　　　　　B. IgM

C. IgA　　　　　　D. SIgA

E. 细胞免疫

6. 下列关于嗜肺军团菌的叙述,错误的是 （　）

A. 革兰阴性杆菌,有鞭毛

B. 需氧菌,在 2.5% ~5% CO_2 中可促进生长

C. 最适生长温度是 35℃

D. 营养要求不高,在普通培养基中生长良好

E. 氧化酶阳性,硝酸盐还原试验阴性

7. 百日咳鲍特菌的分离与培养应采用（　）

A. EMB 培养基

B. 巧克力培养基

C. 鲍金(B-G)培养基

D. SS 培养基

E. 吕氏血清培养基

8. 下列关于铜绿假单胞菌的叙述,错误的是 （　）

A. 为人体的正常菌群

B. 也可以转为条件致病菌

C. 为医院感染较常见的致病菌

D. 抵抗力较强

E. 产生绿色脂溶性色素

9. 下列关于空肠弯曲菌的叙述,错误的是 （　）

A. 革兰阳性,形态细长

B. 微需氧,需在 5% O_2、10% CO_2 和 85% N_2 中生长

C. 营养要求高

D. 生化反应不活泼,氧化酶阳性

E. 抵抗力较弱

10. 人必须摄入 10^4 以上的空肠弯曲菌才有可能致病,是因为 （　）

A. 该菌对胃酸敏感

B. 该菌对蛋白酶感染

C. 该菌对碱敏感

D. 该菌毒力弱

E. 该菌不产生外毒素

11. 下列对铜绿假单胞菌致病性的描述,错误的是 （　）

A. 可发生于烧伤感染

B. 可发生于医院内感染

C. 可发生于免疫功能低下患者的继发感染

D. 可引起婴儿严重的流行性腹泻

E. 主要致病物质为外毒素

12. 白喉的主要传播途径是 （　）

A. 粪-口途径　　　B. 飞沫传播

C. 创伤感染　　　　D. 接触感染

E. 垂直传播

13. 异染颗粒是下列哪一种细菌的染色特性 （　）

A. 麻风分枝杆菌　B. 结核分枝杆菌

C. 炭疽芽孢杆菌　D. 大肠埃希菌

E. 白喉棒状杆菌

14. 白喉计划免疫采用 （　）

A. 丙种球蛋白　　B. 抗毒素

C. 类毒素　　　　　D. 死疫苗

E. 活疫苗

15. 卫星现象可用于鉴别 （　）

A. 百日咳鲍特菌

B. 流感嗜血杆菌

C. 白喉棒状杆菌

D. 金黄色葡萄球菌

E. 甲型链球菌

16. 嗜血杆菌属生长需求较高,在人工培养时需新鲜血液才能生长,因新鲜血液可提供该菌属何种生长因子（　）

A. X 因子和 Y 因子

B. X 因子和 P 因子

C. B 因子和 P 因子

D. V 因子和 B 因子

E. X 因子和 V 因子

17. 下列除哪一种细菌外一般都不入血
　　　　　　　　　　　　　　（　　）
　　A. 白喉棒状杆菌　B. 伤寒沙门菌
　　C. 霍乱弧菌　　　 D. 痢疾志贺菌
　　E. 破伤风梭菌

18. 致病性与其前噬菌体有关的细菌是
　　　　　　　　　　　　　　（　　）
　　A. 结核分枝杆菌　B. 伤寒沙门菌
　　C. 破伤风梭菌　　D. 白喉棒状杆菌
　　E. 痢疾志贺菌

19. 下列细菌中属于条件致病菌的是（　　）
　　A. 痢疾志贺菌
　　B. 伤寒沙门菌
　　C. 铜绿假单胞菌
　　D. 乙型溶血性链球菌
　　E. 霍乱弧菌

20. 致病力最强的流感嗜血杆菌是（　　）
　　A. a 型　　　　　　B. b 型
　　C. c 型　　　　　　D. d 型
　　E. f 型

【B/型/题】

(21 ～ 22 题共用备选答案)
　　A. 巧克力色培养基
　　B. SS 平板
　　C. 吕氏培养基
　　D. 鲍 - 金培养基
　　E. 活性炭 - 酵母浸出液琼脂培养基

21. 培养白喉棒状杆菌选用　　　（　　）
22. 培养百日咳鲍特菌选用　　　（　　）

【X/型/题】

23. 下列关于流感嗜血杆菌致病性的叙述,正确的是　　　　　　　（　　）
　　A. 致病物质有荚膜、菌毛、内毒素和 IgA 蛋白酶等

　　B. 可引起原发感染和继发感染
　　C. 原发感染多为有荚膜 b 型菌株引起
　　D. 继发感染多为无荚膜菌株引起
　　E. 无荚膜菌株为上呼吸道正常菌群

24. 下列哪些细菌在培养时需要二氧化碳
　　　　　　　　　　　　　　（　　）
　　A. 空肠弯曲菌　　　B. 嗜肺军团菌
　　C. 脑膜炎奈瑟菌　　D. 淋病奈瑟菌
　　E. 铜绿假单胞菌

25. 下列关于白喉外毒素的叙述,正确的是
　　　　　　　　　　　　　　（　　）
　　A. 溶原性白喉棒状杆菌才能产生白喉外毒素
　　B. 由 β 棒状噬菌体的 tox 基因编码
　　C. 经蛋白酶水解后,可分为 A、B 两个片段
　　D. B 片段发挥毒性作用,抑制蛋白质合成
　　E. B 片段本身无毒性

26. 百白破三联疫苗的组成是　　　（　　）
　　A. 白喉类毒素　　　B. 破伤风类毒素
　　C. 百日咳死疫苗　　D. 白喉死疫苗
　　E. 破伤风死菌苗

二、名词解释

1. 卫星现象
2. 绿脓素

三、简答题

1. 简述流感嗜血杆菌所致疾病的特点。
2. 铜绿假单胞菌的生物学性状有哪些?
3. 怎样预防军团菌感染? 军团病的临床类型有哪些?
4. 简述白喉棒状杆菌的致病过程。
5. 简述铜绿假单胞菌感染的特点。

【参/考/答/案】

一、选择题

【A 型题】

1. D	2. B	3. A	4. B	5. D
6. D	7. C	8. E	9. A	10. A
11. E	12. B	13. E	14. C	15. B
16. E	17. B	18. D	19. C	20. B

【B 型题】

21. C　　22. D

【X 型题】

23. ABCDE　　24. ABCD　　25. ABCE
26. ABC

1. D【解析】白喉棒状杆菌不入血,其外毒素入血引起疾病。

2. B【解析】白喉棒状杆菌主要通过白喉外毒素引起疾病。

3. A【解析】白喉患者早期死亡的主要原因是假膜脱落,引起呼吸道阻塞,甚至窒息死亡。

4. B【解析】白喉患者晚期死亡的主要原因是心肌炎。

5. D【解析】百日咳后局部黏膜免疫起主要作用,局部 SIgA 具有抑制病菌黏附气管上皮细胞的作用。

6. D【解析】嗜肺军团菌营养要求较高,生长时需要 L－半胱氨酸、甲硫氨酸等。

7. C【解析】百日咳鲍特菌营养要求高,需用鲍－金培养基。

8. E【解析】铜绿假单胞菌产生绿色水溶性色素。

9. A【解析】空肠弯曲菌革兰染色阴性。

10. A【解析】由于空肠弯曲菌对胃酸敏感,经口食入至少 10^4 个细菌才有可能致病。

11. E【解析】铜绿假单胞菌的主要致病物质为内毒素。

12. B【解析】白喉棒状杆菌主要通过飞沫传播,易侵犯咽、喉、气管和鼻腔黏膜。

13. E【解析】白喉棒状杆菌有异染颗粒,可用于鉴别。

14. C【解析】白喉可用白喉类毒素进行人工主动免疫。

15. B【解析】流感嗜血杆菌培养时,靠近金黄色葡萄球菌的流感嗜血杆菌生长得较好,形成菌落较大;而离金黄色葡萄球菌越远的流感嗜血杆菌菌落越小,此现象称为“卫星现象”。

16. E【解析】流感嗜血杆菌生长需要 X 因子和 V 因子,X 因子存于血红蛋白中,V 因子存在于血液中。

17. B【解析】伤寒沙门菌可进入血液引起菌血症;白喉棒状杆菌不入血,其外毒素即白喉毒素入血;破伤风梭菌仅在局部繁殖,不入血,其致病作用完全依赖于所产生的毒素;痢疾志贺菌感染只局限于肠道,一般不侵入血流;霍乱弧菌主要靠其产生的肠毒素致病,细菌本身并不侵入血流。

18. D【解析】白喉棒状杆菌因感染 β 棒状杆菌噬菌体而获得产生白喉外毒素的能力。

19. C【解析】铜绿假单胞菌是人体正常菌群之一,因条件改变可引起疾病,属于条件致病菌。

20. B【解析】流感嗜血杆菌分为 6 个血清型,致病力最强的是 b 型。

21. C【解析】白喉棒状杆菌需在吕氏培养基中培养,生长迅速。

22. D【解析】百日咳鲍特菌营养要求高,培养需用含甘油、血液和马铃薯的鲍-金培养基。

23. ABCDE【解析】流感嗜血杆菌所致疾病包括原发感染和继发感染。原发感染多为有荚膜 b 型菌株引起的急性化脓性感染。继发感染多由呼吸道寄居的无荚膜菌株引起。

24. ABCD【解析】铜绿假单胞菌培养时不需要二氧化碳。

25. ABCE【解析】白喉外毒素由 A、B 两个亚单位,A 亚单位为毒性中心;B 亚单位无毒性,介导 A 亚单位进入细胞内。

26. ABC【解析】百白破三联疫苗由白喉类毒素、百日咳死菌苗、破伤风类毒素组成。

二、名词解释

1. 卫星现象:流感嗜血杆菌生长时需 V 因子和 X 因子,将流感嗜血杆菌与金黄色葡萄球菌共同培养时,因金黄色葡萄球菌能合成 V 因子,凡是靠近金黄色葡萄球菌的流感嗜血杆菌生长得较好,形成菌落较大;而离金黄色葡萄球菌越远的流感嗜血杆菌菌落越小。此现象称为"卫星现象"。

2. 绿脓素:为铜绿假单胞菌产生的一种水溶性色素,蓝绿色,无荧光性。

三、简答题

1. 简述流感嗜血杆菌所致疾病的特点。

答　①所致疾病分为原发感染和继发感染。原发感染多由荚膜 b 型菌株引起,常导致急性化脓性感染,如脑膜炎、鼻咽炎、心包炎等,属于外源性感染。继发感染多由无荚膜菌株引起,此菌株常寄居呼吸道,临床表现有鼻窦炎、慢性支气管炎、中耳炎等,属于内源性感染。②机体对该菌的免疫力以体液免疫为主。

2. 铜绿假单胞菌的生物学性状有哪些?

答　革兰阴性杆菌,有菌毛、荚膜和单鞭毛。营养要求不高,可产生绿色水溶性色素,能分解尿素,氧化酶试验呈阳性。在 42℃可生长。抵抗力较其他革兰阴性菌强,耐许多化学消毒剂和抗生素。铜绿假单胞菌有 O 抗原和 H 抗原。O 抗原包括两种成分,一种是内毒素脂多糖,另一种是原内毒素蛋白(OEP)。OEP 是一种高分子抗原,具有很强的免疫原性。

3. 怎样预防军团菌感染?军团病的临床类型有哪些?

答　(1)对于预防军团病至今尚无特异性方法。预防应加强水源管理,包括对人工输水管道系统的消毒处理。治疗首选红霉素。

(2)军团病有 3 种临床类型:流感样型、肺炎型和肺外感染型。①流感样型,又称庞蒂亚克热,表现为发热、寒战、肌肉酸痛等症状,症状较轻,但预后良好;②肺炎型,又称军团病,以肺炎症状为主,起病较急,伴有多器官损害,全身症状明显,最终导致呼吸衰竭;③肺外感染型,多出现脑、肾、肝等多脏器感染,为继发感染。

4.简述白喉棒状杆菌的致病过程。

答 白喉棒状杆菌经呼吸道传播,侵犯咽、喉、气管和鼻腔黏膜;也可通过直接接触污染的物品或皮肤创口,侵犯眼睑膜、阴道等处黏膜等引起白喉。细菌在局部繁殖分泌外毒素,外毒素可致炎性渗出、组织坏死凝固形成假膜。细菌不侵入血流,但白喉外毒素入血并迅速与易感细胞结合导致其损害。最常受累的器官为心肌和周围神经、肾上腺,引发心肌炎、吞咽困难、膈肌麻痹、肾上腺功能障碍等。

5.简述铜绿假单胞菌感染的特点。

答 ①铜绿假单胞菌是条件致病菌,当机体免疫力低下时可感染人体任何组织和部位,多见于皮肤黏膜受损部位,如大面积烧伤患者的继发感染,该菌主要通过接触传播,是医源性感染和院内交叉感染的常见病原;②有内毒素、菌毛、外毒素、荚膜和胞外酶等多种致病物质,引起化脓性感染,脓液稀薄带绿色,并常引起败血症;③抵抗力较强,对多种抗生素耐药,因此治疗应选用敏感的抗生素。

（张永红）

第 16 章　放线菌

一、掌握

1. 放线菌属中常见致病菌的菌种和所致疾病。
2. 诺卡菌属中常见致病菌的菌种和所致疾病。

二、熟悉

1. 衣氏放线菌的生物学性状和致病特点。
2. 星形诺卡菌的生物学性状和致病特点。

【应/试/考/题】

一、选择题

【A/型/题】

1. 下列关于放线菌属的生物学性状的描述,不正确的是　　　　（　　）

A. 在血平板上有溶血现象

B. 革兰染色阳性

C. 初次分离加 5% CO_2 可促进其生长

D. 病灶处可形成肉眼可见的硫磺样小颗粒

E. 能分解葡萄糖,产酸不产气;不形成吲哚

2. 衣氏放线菌在机体组织中形成的菌落是　　　　　　　　　（　　）

A. L-型细菌　　　B. 黑色菌落

C. 荷包蛋样菌落　　D. 硫磺样颗粒

E. 绒毛样菌落

3. 衣氏放线菌感染的最常见部位是（　　）

A. 肠道

B. 肺部

C. 骨和关节

D. 面、颈部软组织

E. 中枢神经系统

4. 衣氏放线菌引起的感染类型属于（　　）

A. 隐性感染　　　B. 急性感染

C. 接触感染　　　D. 内源性感染

E. 外源性感染

5. 分离衣氏放线菌应采用　　（　　）

A. 罗氏培养基　　B. 碱性蛋白胨水

C. 沙保培养基　　D. BCYE 培养基

E. 厌氧培养,初次分离加 5% CO_2

6. 下列关于诺卡菌属细菌的生物学特性的描述,错误的是 （　　）

　　A. 革兰染色阳性

　　B. 不含分枝菌酸

　　C. 诺卡菌在液体培养基中可形成菌膜

　　D. 在普通培养基上于室温或37℃均可生长

　　E. 形态与放线菌属相似,但菌丝末端不膨大

7. 诺卡菌属引起的感染多为 （　　）

　　A. 内源性感染　　　B. 蚊虫叮咬感染

　　C. 外源性感染　　　D. 动物咬伤感染

　　E. 接触感染

8. 下列细菌中可引起足分枝菌病的是 （　　）

　　A. 结核分枝杆菌　　B. 麻风分枝杆菌

　　C. 衣氏放线菌　　　D. 星形诺卡菌

　　E. 牛型放线菌

9. 放线菌与龋齿和牙周炎有关,能产生一种黏性很强的物质,这种物质是（　　）

　　A. 6－去氧太洛糖　B. 荚膜

　　C. 普通菌毛　　　　D. 顶端结构

　　E. 鞭毛

【B/型/题】

(10~11题共用备选答案)

　　A. 为厌氧或微需氧菌

　　B. 引起内源性感染

　　C. 致病力最强的是衣氏放线菌

　　D. 病变组织有硫磺样颗粒

　　E. 病变组织无脓液

10. 放线菌属感染时病变组织的特点是 （　　）

11. 上述关于放线菌属感染,叙述错误的是 （　　）

(12~13题共用备选答案)

　　A. 注意口腔卫生

　　B. 可选用青霉素

　　C. 可选用红霉素

　　D. 脓肿、瘘管及时处理

　　E. 目前无法进行相关的微生物学检查

12. 上述关于放线菌属微生物学检查、防治原则,叙述有误的是 （　　）

13. 治疗放线菌属感染的首选药物是（　　）

【X/型/题】

14. 合成抗生素的微生物有 （　　）

　　A. 真菌　　　　　　B. 病毒

　　C. 衣原体　　　　　D. 放线菌

　　E. 细菌

15. 星形诺卡菌与衣氏放线菌的不同点是 （　　）

　　A. 为需氧菌

　　B. 感染病灶脓液中可见菌丝颗粒

　　C. 常引起外源性感染

　　D. 抗酸染色阳性

　　E. 可用抗生素治疗

二、名词解释

1. actinomycete

2. 放线菌病

3. mycetoma

三、简答题

星形诺卡菌和衣氏放线菌的生物学性状与致病性的主要区别有哪些?

【参/考/答/案】

一、选择题

【A型题】

1. A	2. D	3. D	4. D	5. E
6. B	7. C	8. D	9. A	

【B型题】

10. D	11. E	12. E	13. B

【X型题】

14. ADE	15. ACD

1. A【解析】放线菌在血平板上培养无溶血现象。

2. D【解析】硫磺样颗粒是放线菌在机体中形成的特征性菌落,有鉴定意义。

3. D【解析】衣氏放线菌最常引起面颈部的感染,多由口腔疾病引起。

4. D【解析】衣氏放线菌是人体的正常菌群,广泛存在于口腔等与外界相通的体腔中,当机体免疫力下降、口腔卫生不良、拔牙或口腔黏膜受损时,可引起内源性感染,引起放线菌病。

5. E【解析】衣氏放线菌为厌氧或微需氧,初次分离需加入5%的CO_2。

6. B【解析】诺卡菌属为专性需氧菌,在液体培养基中形成菌膜,部分含有分枝菌酸,但抗酸性弱。

7. C【解析】诺卡菌属细菌不属于人体正常菌群,引起外源性感染。

8. D【解析】足分枝菌病是指诺卡菌侵入皮下组织而引起的慢性化脓性肉芽肿,多

发于腿部和足。巴西诺卡菌和星形诺卡菌均可引起本病。

9. A【解析】口腔中的放线菌和其他细菌在6 - 去氧太洛糖的作用下可以黏附在牙釉质上形成菌斑,进一步引发龋齿、牙龈炎、牙周炎等口腔疾病。

10. D【解析】放线菌属感染时在病变组织内形成硫磺样颗粒,有鉴别意义。

11. E【解析】放线菌属感染时在体表形成多发性瘘管,排出脓液,故有脓液产生。

12. E【解析】青霉素和红霉素均可用于放线菌属感染的治疗,由于放线菌属感染多由口腔疾病引起,故应注意口腔卫生,目前可以进行微生物学检查,主要是在脓汁、痰液或者组织切片中寻找硫磺样颗粒,压片镜检。

13. B【解析】放线菌属感染的治疗首选青霉素。

14. ADE【解析】抗生素主要是由真菌和放线菌产生的,也有极少数的抗生素是由细菌产生的,如多黏菌素、杆菌肽。

15. ACD【解析】星形诺卡菌和衣氏放线菌感染在组织中均有颗粒物质出现,前者为黄、黑色颗粒,后者是硫磺样颗粒,两种菌的感染均可采用抗生素治疗。放线菌属为非抗酸菌,部分诺卡菌具有弱抗酸性。放线菌属为厌氧或微需氧菌,诺卡菌属为专性需氧菌。放线菌为人体正常菌群,主要引起内源性感染,诺卡菌属不是人体正常菌群,主要引起外源性感染。

二、名词解释

1. 放线菌(actinomycete)：是一类丝状或链状，呈分枝生长的原核细胞型微生物。

2. 放线菌病：是由放线菌属感染软组织引起的化脓性炎症，多表现为慢性肉芽肿，常伴有多发性瘘管形成，脓汁中常含有特征性的硫磺样颗粒。

3. 足分枝菌病(mycetoma)：巴西诺卡菌经创口侵入皮下组织，引起慢性化脓性肉芽肿，很少播散，可出现肿胀、脓肿和多发性瘘管，好发于足和腿部，又称为足分枝菌病。

三、简答题

星形诺卡菌和衣氏放线菌的生物学性状与致病性的主要区别有哪些?

答 星形诺卡菌和衣氏放线菌的生物学性状与致病性的主要区别见下表。

星形诺卡菌和衣氏放线菌的鉴别

鉴别要点	星形诺卡菌	衣氏放线菌
菌丝形态	菌丝末端不膨大	菌丝末端膨大
培养条件	沙保培养基，专性需氧	培养困难，生长缓慢，厌氧或微需氧
抗酸性	抗酸染色弱阳性	抗酸染色阴性
感染类型	外源性感染	内源性感染
微生物学检查	黄或黑色颗粒	硫磺样颗粒

（陈　廷　李运清）

第 17 章　支原体

【学/习/要/点】

一、掌握

1. 支原体的概念。
2. 支原体的致病性。

二、熟悉

1. 支原体的生物学性状。
2. 支原体与 L 型细菌的主要区别。
3. 主要致病性支原体与人类疾病的关系。

【应/试/考/题】

一、选择题

【A/型/题】

1. 下列关于支原体生物学性状的叙述,错误的是　　　　　　　　（　　）
   - A. 呈高度多形性
   - B. 能通过滤菌器
   - C. 缺乏细胞壁
   - D. 细胞膜中胆固醇含量高
   - E. 有独特生活周期

2. 能通过滤菌器的最小的原核细胞型微生物是　　　　　　　　（　　）
   - A. 真菌
   - B. 立克次体
   - C. 病毒
   - D. 支原体
   - E. 衣原体

3. 下列关于支原体特性的描述,错误的是　　　　　　　　（　　）
   - A. 在无生命培养基中生长繁殖的最小原核细胞型微生物
   - B. 对青霉素敏感
   - C. 在固体培养基上,形成"油煎蛋"样菌落
   - D. 缺乏细胞壁
   - E. pH 低于 7.0 易死亡

4. 支原体与细菌的不同点是　　　　（　　）
   - A. 细胞膜无核膜及核仁
   - B. 细胞膜仅有核质
   - C. 含有两种核酸
   - D. 含有核糖体
   - E. 无细胞壁

5. 下列关于肺炎支原体致病性的叙述,正确的是　　　　　　　　(　　)

　A. 是原发性典型肺炎的病原体

　B. 主要经消化道传播

　C. 其顶端结构吸附于细胞表面

　D. 一般侵入细胞和血流

　E. 以中老年发病率高

【B/型/题】

(6~7题共用备选答案)

　A. 解脲脲原体

　B. 立克次体

　C. 穿透支原体

　D. 肺炎支原体

　E. 生殖支原体

6. 可引起的病理改变以间质性肺炎为主的病原体是　　　　　　　(　　)

7. 能黏附于人类泌尿生殖道上皮细胞,引起尿道炎的病原体是　　　(　　)

【X/型/题】

8. 支原体的致病机制有　　　　(　　)

　A. 解脲脲原体能黏附精子,影响精子的运动

　B. 从宿主细胞膜获得营养

　C. 水解尿素产生氨,对细胞有毒害作用

　D. 产生有毒的代谢产物

　E. 能产生凝固酶,可使人的血浆凝固

9. 下列关于支原体的生物学性状的叙述,正确的是　　　　　　　(　　)

　A. 最小的原核细胞型微生物

　B. 双股环状 DNA

　C. 无细胞壁

　D. 有球形、杆形、丝状、分枝状等

　E. 革兰染色阴性

二、名词解释

1. M. genitalium

2. Ureaplasma urealyticum

三、简答题

简述支原体与 L-型细菌相似的生物学性状及主要区别。

【参/考/答/案】

一、选择题

【A 型题】

1. E　　2. D　　3. B　　4. E　　5. C

【B 型题】

6. D　　7. E

【X 型题】

8. ABCD　　9. ABCDE

1. E【解析】支原体是一类缺乏细胞壁的最

小原核细胞型微生物,形态呈高度多态性,且能通过滤菌器,可在无生命培养基中生长繁殖。支原体繁殖以二分裂为主。衣原体有独特生活周期。

2. D【解析】支原体是能通过滤菌器的最小原核细胞型微生物,真菌属于真核细胞型微生物,病毒属于非细胞型微生物,立克次体和衣原体都比支原体大。

3. B【解析】支原体是一类缺乏细胞壁的,能在无生命培养基中生长繁殖的最小原核细胞型微生物,培养基的最适宜 pH

7.6~8.0,低于7.0易死亡,在琼脂含量较少的固体培养基上形成典型的"油煎蛋"样菌落,支原体对青霉素天然耐受。

4. E【解析】两者均为原核细胞型微生物,但支原体是一类缺乏细胞壁的原核细胞型微生物。

5. C【解析】肺炎支原体是原发性非典型性肺炎的病原体,主要经呼吸道飞沫传播,好发于夏末秋初,以5~15岁的青少年发病率最高。其顶端结构吸附于呼吸道上皮细胞表面,一般不侵入细胞和血流。

6. D【解析】肺炎支原体引起的病理改变以间质性肺炎为主。

7. E【解析】生殖支原体通过性接触传播,通过黏附在人类泌尿生殖道上皮细胞上,引发尿道炎、宫颈炎、盆腔炎等,可致男性不育。

8. ABCD【解析】支原体不能产生血浆凝固酶。

9. ABCDE【解析】支原体是最小的原核细胞型微生物,其基因组为环状双股DNA。支原体无细胞壁,形状呈高度多形性,革兰染色为阴性,但是不易着色。

二、名词解释

1. 生殖支原体(M. genitalium):该支原体能发酵葡萄糖,不分解尿素,通过性接触传播,黏附于人类泌尿生殖道上皮细胞上,其致病性与男性不育有关,可引起子宫内膜炎、宫颈炎、盆腔炎等。

2. 解脲脲原体(Ureaplasma urealyticum):该类支原体是条件致病菌,能分解尿素。通常寄居在人类泌尿生殖道上皮细胞上,主要通过性接触或分娩时经产道感染人体,引起非淋菌性尿道炎、前列腺炎、附睾炎等,也可导致流产、早产等。

三、简答题

简述支原体与L-型细菌相似的生物学性状及主要区别。

答 (1)支原体与L-型细菌有许多生物学特性相似:如缺乏细胞壁,形态呈多态性,可通过滤菌器,均对低渗敏感,在1.4%左右的琼脂培养基上的菌落呈"油煎蛋"样。

(2)两者的区别:L-型细菌与原菌有关,在无抗生素等诱导因素下可回复为原菌,细胞膜不含胆固醇。支原体则在遗传上与细菌无关,不能回复为细菌,细胞膜含有胆固醇。

(杨海霞)

第18章　立克次体

【学/习/要/点】

一、掌握

1. 立克次体的概念及共同特点。
2. 立克次体的生物学性状。

二、熟悉

1. 主要致病性立克次体的传播媒介、所致疾病。
2. 外斐反应的原理和应用。

【应/试/考/题】

一、选择题

【A/型/题】

1. 下列不是立克次体共同特征的是（　　）
   A. 革兰阴性菌
   B. 有细胞壁
   C. 专性细胞内寄生
   D. 对多种抗生素不敏感
   E. 以节肢动物为传播媒介

2. 与立克次体有共同抗原成分的是（　　）
   A. 大肠埃希菌　　　B. 变形杆菌
   C. 产气荚膜梭菌　　D. 铜绿假单胞菌
   E. 分枝杆菌

3. 立克次体与细菌的主要区别是（　　）
   A. 有细胞壁
   B. 含有两种核酸
   C. 以二分裂方式繁殖
   D. 对多种抗生素敏感
   E. 严格的细胞内寄生

4. 地方性斑疹伤寒的传染源是（　　）
   A. 牛　　　　　　　B. 体虱
   C. 家鼠　　　　　　D. 兔
   E. 猪

5. 人体感染下列哪种病原体后严禁使用磺胺类药物（　　）
   A. 衣原体　　　　　B. 支原体
   C. 立克次体　　　　D. 葡萄球菌
   E. 大肠埃希菌

6. 普氏立克次体主要的传播途径是（　　）
   A. 蚊叮咬后入血　　B. 呼吸道
   C. 虱叮咬后入血　　D. 蚤叮咬后入血
   E. 消化道

【B/型/题】

（7～11题共用备选答案）

A. 普氏立克次体

B. 肺炎支原体

C. 恙虫病立克次体

D. 斑疹伤寒立克次体

E. 痢疾杆菌

7. 以人虱作为传播媒介的立克次体是（　　）

8. 流行性斑疹伤寒的病原体是（　　）

9. 地方性斑疹伤寒的病原体是（　　）

10. 原发性非典型肺炎的病原体是（　　）

11. 细菌性痢疾的病原体是（　　）

【X/型/题】

12. 以节肢动物作为传播媒介所致疾病有（　　）

A. 斑疹伤寒

B. 流行病斑疹伤寒

C. 鼠疫

D. 恙虫病

E. 伤寒

13. 下列有关恙虫病东方体的叙述，正确的是（　　）

A. 为恙虫病的病原体

B. 细胞壁无肽聚糖、脂多糖和微英膜样黏液层

C. 恙螨为传播媒介

D. 在外环境中的抵抗力较低

E. 呈多形性

二、名词解释

Weil－Felix reaction

三、简答题

简述立克次体的共同特性。

【参/考/答/案】

一、选择题

【A型题】

1. D　　2. B　　3. E　　4. C　　5. C

6. C

【B型题】

7. A　　8. A　　9. D　　10. B　　11. E

【X型题】

12. ABCD　　13. ABCDE

1. D【解析】立克次体的共同特征是：①革兰阴性小细菌；②其传播媒介或储存宿主是节肢动物；③形态多样性，且有细胞壁；④专性胞内寄生；⑤对多数抗生素敏感。

2. B【解析】有些立克次体与普通变形杆菌的某些菌株抗原有共同抗原成分，如变形杆菌的某些菌株的抗原 OX_K、OX_{19}、OX_2。

3. E【解析】立克次体是严格的细胞内寄生的原核细胞型微生物，其他生物学性状与细菌很接近。

4. C【解析】地方性斑疹伤寒的主要传染源是啮齿类动物，主要是鼠。

5. C【解析】磺胺类药物可促进立克次体生长繁殖。

6. C【解析】人虱(体虱)是普氏立克次体的传播媒介,传播方式是虱-人-虱。

7. A【解析】普氏立克次体以人虱作为传播媒介,传播方式是虱-人-虱。

8. A【解析】普氏立克次体是流行性斑疹伤寒的病原体。

9. D【解析】斑疹伤寒立克次体是地方性斑疹伤寒的病原体。

10. B【解析】肺炎支原体是原发性非典型肺炎的病原体。

11. E【解析】痢疾杆菌是细菌性痢疾的病原体。

12. ABCD【解析】伤寒是由伤寒沙门菌引起的急性胃肠道传染病,其传播途径以消化道传播为主。其余疾病均是由节肢动物为传播媒介的。斑疹伤寒、流行性斑疹伤寒、恙虫病均由立克次体引起,立克次体的传播媒介均为节肢动物;鼠疫是由鼠疫耶尔森菌所致,传播媒介为鼠蚤。伤寒由伤寒沙门菌感染引起。

13. ABCDE【解析】恙虫病东方体是恙虫病的病原体,呈多形性,其细胞壁无肽聚糖、脂多糖和微荚膜样黏液层。在外环境中的抵抗力较低。传播媒介为恙螨。

二、名词解释

Weil - Felix reaction(外斐反应):普通变形杆菌菌体抗原 OX_{19}、OX_2、OX_K 与立克次体有共同菌体抗原,可利用这些菌体抗原代替立克次体抗原,进行非特异性凝集反应,通过该反应检测患者血清中有无立克次体抗体。近几年因其敏感性低、特异性差,已较少应用。

三、简答题

简述立克次体的共同特性。

答 ①革兰阴性小细菌;②其传播媒介或储存宿主是节肢动物;③大小介于细菌和病毒之间;④多数引起自然疫源性疾病,在人类主要引起出疹、发热性疾病;⑤形态多样性,且有细胞壁;⑥繁殖方式以二分裂为主,专性细胞内寄生;⑦对多数抗生素敏感;⑧立克次体有群特异性和种特异性抗原;⑨立克次体的主要致病物质是脂多糖和磷脂酶 A,且大多数立克次体抵抗力较弱。

(杨海霞)

第 19 章　衣原体

【学/习/要/点】

一、掌握

1. 衣原体的概念及共同特性。
2. 衣原体的生物学性状。

二、熟悉

沙眼衣原体、肺炎嗜衣原体、鹦鹉热嗜衣原体所致疾病。

【应/试/考/题】

一、选择题

【A 型题】

1. 下列微生物有独特发育周期的是（　　）

    A. 细菌　　　　　B. 立克次体

    C. 支原体　　　　D. 衣原体

    E. 病毒

2. 下列能引起沙眼的病原体是　　（　　）

    A. 沙眼衣原体生物型 A、B、Ba 和血清型 C 型

    B. 沙眼衣原体生物型 B、Ba

    C. 沙眼衣原体生殖生物型 D～K

    D. 肺炎衣原体

    E. 鹦鹉热衣原体

3. 非淋菌性泌尿生殖道感染的病原体是（　　）

    A. 腺病毒

    B. 沙眼衣原体生殖生物型 D～K

    C. 性病淋巴肉芽肿亚种

    D. 肺炎衣原体

    E. 鹦鹉热衣原体

4. 衣原体与病毒的相似点是　　（　　）

    A. 专性细胞内寄生

    B. 含两类核酸

    C. 有核蛋白体

    D. 二分裂繁殖

    E. 对多种抗生素敏感

【B/型/题】

（5～6题共用备选答案）
　A.球形颗粒　　　　B.内基小体
　C.中介体　　　　　D.原体
　E.网状体
5.属于衣原体的感染型是　　　　（　　）
6.属于衣原体的繁殖型是　　　　（　　）

【X/型/题】

7.衣原体的共同特征是　　　　　（　　）
　A.革兰阴性
　B.具有细胞壁

C.对多种抗生素不敏感
D.有核糖体和较复杂的酶系统
E.有独特发育周期
8.衣原体根据哪些抗原结构分类　（　　）
　A.种特异性抗原　　B.型特异性抗原
　C.群特异性抗原　　D.属特异性抗原
　E.株特异性抗原

二、名词解释
1. chlamydia
2. 鹦鹉热

三、简答题
什么叫衣原体？简述衣原体的发育周期。

【参 | 考 | 答 | 案】

一、选择题

【A 型题】
1. D　　2. A　　3. B　　4. A

【B 型题】
5. D　　6. E

【X 型题】
7. ABDE　　8. ABD

1. D【解析】衣原体有独特的发育周期，可见两种形态，即原体和网状体。

2. A【解析】沙眼是由沙眼生物型 A、B、Ba 和血清型 C 型引起。

3. B【解析】沙眼衣原体生殖生物型 D～K 经性传播感染男性，可引起非淋菌性尿道炎；女性感染可致尿道炎、官颈炎、盆腔炎及输卵管炎等。

4. A【解析】衣原体与病毒相似，结构简单，必须严格细胞内寄生生活。

5. D【解析】原体属于发育成熟的具有感染性的颗粒结构，无繁殖能力。

6. E【解析】网状体（始体）大而疏松，是衣原体的繁殖型。

7. ABDE【解析】衣原体对四环素、氯霉素、多西环素、红霉素等多种抗生素敏感。

8. ABD【解析】衣原体的抗原分为属特异性抗原、种特异性抗原和型特异性抗原。

二、名词解释
1. 衣原体（chlamydia）：是一类严格寄生在真核细胞内，有独特发育周期，能通过细菌滤器的、革兰染色阴性的原核细胞型微生物，属于细菌范畴。

2. 鹦鹉热：属于自然疫源性疾病，由鹦鹉热嗜衣原体引起，人类通过呼吸道吸入病鸟粪便、分泌物或尘埃而感染，亦可通过黏膜、破损皮肤等途径感染，临床多表现为非典型性肺炎。

三、简答题

什么叫衣原体？简述衣原体的发育周期。

答　（1）衣原体是一类极小的、专在细胞内生长的，有独特发育周期，并能通过细菌滤器的原核细胞型微生物，归属于细菌学范畴。

（2）衣原体为严格细胞内寄生的原核细胞型微生物，有特殊的繁殖周期，在发育的不同阶段可见 2 种形态。①原体：一种小而致密的颗粒结构，是发育成熟的衣原体，具有强感染性；②始体：即网状体，是衣原体的繁殖型，为宿主细胞包围原体形成空泡，空泡内原体增大形成，电子致密度较低，在空泡内以二分裂繁殖，形成众多子代原体。成熟原体从破坏的细胞释放出来，再感染新的细胞，重复上述周期，每个发育周期需 24 ~ 72 小时。

（杨海霞）

第20章　螺旋体

【学/习/要/点】

一、掌握

1. 螺旋体的概念、致病性及免疫性。
2. 螺旋体的微生物学检查方法。

二、熟悉

1. 螺旋体的生物学性状及防治原则。
2. 疏螺旋体的种类与分布。

【应/试/考/题】

一、选择题

【A/型/题】

1. 生物学地位介于细菌与原虫之间的微生物是　　　　　　　　　　（　　）
   - A. 支原体
   - B. 螺旋体
   - C. 立克次体
   - D. 真菌
   - E. 病毒

2. 检查螺旋体最常用的方法是　　（　　）
   - A. 暗视野显微镜法
   - B. 革兰染色法
   - C. 抗酸染色法
   - D. Giemsa 染色法
   - E. 血清学试验

3. 培养钩端螺旋体的最佳温度是　（　　）
   - A. 37℃
   - B. 35℃
   - C. 28℃
   - D. 25℃
   - E. 38℃

4. 检查 I 期梅毒患者,应取的标本是　　　　　　　　　　　　　（　　）
   - A. 硬下疳渗出液
   - B. 血液
   - C. 脑脊液
   - D. 唾液
   - E. 尿液

5. 下列关于钩端螺旋体致病性的描述,错误的是　　　　　　　　　（　　）
   - A. 内毒素是钩端螺旋体的主要致病物质
   - B. 钩端螺旋体能产生溶血素
   - C. 可以引起钩端螺旋体血症
   - D. 钩体病可以累及全身多个脏器
   - E. 病后可以获得以细胞免疫为主的免疫力

6. 下列关于梅毒螺旋体致病性与免疫性的叙述,错误的是　　　　　（　　）
   - A. 人是梅毒的唯一传染源
   - B. 梅毒螺旋体有很强的侵袭力

C. 先天性梅毒由母亲经胎盘垂直传播
给胎儿

D. 后天性梅毒的传播途径主要是性传播

E. 主要致病物质是内毒素和外毒素

7. 下列哪种疾病的传播媒介是硬蜱（　　）

  A. 莱姆病　　　　　B. 梅毒

  C. 钩端螺旋体病　　D. 地方性回归热

  E. 流行性回归热

【B/型/题】

（8～11 题共用备选答案）

  A. 钩端螺旋体

  B. 梅毒螺旋体

  C. 伯道疏螺旋体

  D. 回归热疏螺旋体

  E. 奋森疏螺旋体

8. 通过接触污染的疫水传播的螺旋体是
（　　）

9. 正常寄居于人体，当机体免疫功能下降
时，可条件致病的螺旋体是　　（　　）

10. 既可以通过性接触传播，又可垂直传播的螺旋体是　　　　　　（　　）

11. 以引起反复周期性急起急退的高热为临床特征的螺旋体是　　　（　　）

【X/型/题】

12. 下列关于钩端螺旋体生物学性状的叙述，正确的是　　　　　　（　　）

  A. 属于钩端螺旋体属

  B. 菌体的一端或两端弯曲呈钩状，运动活泼

  C. 营养要求低

  D. 最适宜生长温度为 28～30℃

  E. 常用 Korthof 培养基培养

13. 下列关于梅毒螺旋体生物学性状的叙述，正确的是　　　　　　（　　）

  A. 菌体有致密而规则的螺旋

  B. 两端尖直，运动活泼

  C. 革兰染色阳性

  D. 能在无生命的人工培养基上生长繁殖

  E. 常用倒置显微镜观察标本中的梅毒螺旋体

二、名词解释

1. spirochete

2. Lyme disease

三、简答题

1. 简述梅毒螺旋体的致病性与免疫性特点。

2. 简述钩端螺旋体的致病性。

【参/考/答/案】

一、选择题

【A 型题】

1. B　　2. A　　3. C　　4. A　　5. E

6. E　　7. A

【B 型题】

8. A　　9. E　　10. B　　11. D

【X 型题】

12. ABDE　　13. AB

1. B【解析】螺旋体的生物学地位介于细菌与原虫之间。

2. A【解析】检查螺旋体可以采用 Fontana 镀银染色法,也可采用暗视野显微镜法直接观察螺旋体的形态和运动方式。

3. C【解析】钩端螺旋体的最适生长温度为 28 ~ 30℃。

4. A【解析】I 期梅毒患者多在外生殖器部位出现局部无痛性硬下疳,故检查时的最适标本是采集硬下疳渗出液。

5. E【解析】钩端螺旋体的免疫性主要依赖于特异性体液免疫,即产生特异性抗体。

6. E【解析】梅毒螺旋体侵袭力很强,尚未证明有内毒素和外毒素。

7. A【解析】莱姆病是由伯道疏螺旋体引起的,其传播媒介是硬蜱。

8. A【解析】钩端螺旋体是通过接触污染的疫水传播的螺旋体。

9. E【解析】奋森疏螺旋体是正常寄居于人体,当机体免疫功能下降时,可条件致病的螺旋体。

10. B【解析】先天性梅毒可通过垂直传播,后天性梅毒可通过性接触传播。

11. D【解析】回归热疏螺旋体引起的疾病叫作回归热,以反复周期性急起急退的高热为临床特征。

12. ABDE【解析】钩端螺旋体营养要求较高,常用含兔血清的培养基(Korthof 培养基)进行培养。

13. AB【解析】梅毒螺旋体有 8 ~ 14 个规则且致密的螺旋体,两端尖直,运动活泼。革兰染色阴性,但不易着色,可用暗视野显微镜观察标本中的梅毒螺旋体。梅毒螺旋体在人工培养基上不能培养繁殖。

二、名词解释

1. 螺旋体(spirochete):是一类细长、柔软、弯曲成螺旋状、运动活泼的原核细胞型微生物。在生物学位置上介于细菌与原虫之间。

2. 莱姆病(Lyme disease):是由伯道疏螺旋体感染引起,以硬蜱为传播媒介,临床

出现皮肤慢性游走性红斑及心脏、神经和关节等多系统受累。

三、简答题

1. 简述梅毒螺旋体的致病性与免疫性特点。

答 (1)致病物质:①荚膜样物质;②黏附因子;③透明质酸酶。

(2)所致疾病:梅毒螺旋体只能感染人类,引起对人类危害较严重的性传播疾病,即梅毒。患者是唯一传染源,主要通过性接触传播,还可以通过胎盘感染胎儿或经输血传播。按传染方式可分为后天性(获得性)梅毒和先天性梅毒。

(3)免疫性特点:梅毒的免疫为传染性免疫或有菌性免疫。机体感染后可产生特异性细胞免疫和体液免疫,其中细胞免疫(主要为迟发型超敏反应)抗梅毒螺旋体感染的作用较大。

2. 简述钩端螺旋体的致病性。

答 钩端螺旋体可引起人畜共患传染病,即钩端螺旋体病。传染源与贮存宿主以黑线姬鼠、猪和牛为主。主要致病物质有黏附素、内毒素、溶血素和胶原酶等。动物感染后,一般呈隐性或慢性感染,钩端螺旋体在其肾脏长期繁殖,并随尿不断排出,污染水源和土壤。人接触疫水或疫土,钩端螺旋体可通过皮肤、黏膜进入人体,钩端螺旋体侵入人体后,即在局部迅速繁殖,并经淋巴系统或直接进入血流,引起钩端螺旋体血症。继而扩散至肝、肾、肺、脑及肌肉等组织器官,出现全身中毒症状。患者可出现中毒性败血症症状如发热、头痛、肌痛等。严重者可出现 DIC、休克等。由于个体免疫状态不同及感染的钩端螺旋体型别、毒力和数量的不同,因此临床症状的差异很大。根据侵犯的脏器不同,可分为肺出血型、流感伤寒型、黄疸出血型、低血压休克型、肾衰竭型等病型。

(杨海霞)

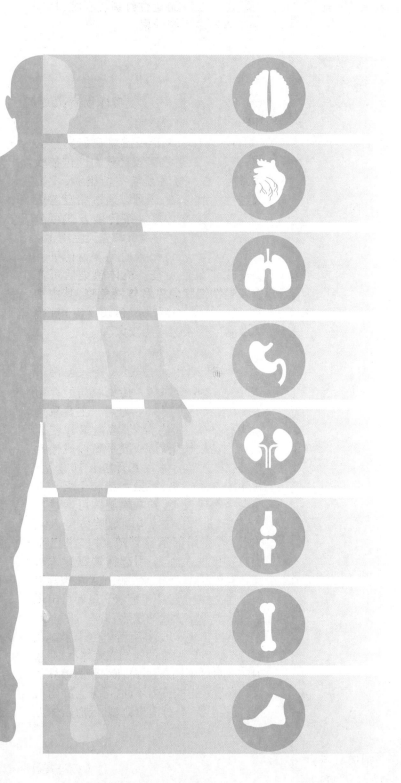

第2篇 病毒学

第 21 章　病毒的基本性状

【学/习/要/点】

一、掌握

1. 病毒的结构和化学组成。
2. 病毒的增殖。

二、熟悉

1. 病毒的大小与形态。
2. 病毒的遗传与变异。
3. 理化因素对病毒的影响。

【应/试/考/题】

一、选择题

【A/型/题】

1. 病毒与其他微生物的根本区别在于病毒　　　　　　　（　　）
   A. 可通过细菌滤器
   B. 寄生在易感的活细胞内
   C. 缺乏完整的酶系统
   D. 只有一种类型核酸
   E. 对抗生素敏感

2. 病毒的基本化学组成为　　（　　）
   A. DNA + 蛋白质
   B. RNA + 蛋白质
   C. DNA + RNA + 蛋白质

   D. DNA + RNA + 蛋白质 + 包膜
   E. 核酸 + 蛋白质

3. 仅在电子显微镜下可见的是　　（　　）
   A. 立克次体　　　　B. 螺旋体
   C. 支原体　　　　　D. 衣原体
   E. 病毒

4. 下列不属于病毒体特征的是　　（　　）
   A. 非细胞结构
   B. 只含一种类型的核酸
   C. 可在任何活细胞内增殖
   D. 对抗生素不敏感
   E. 对干扰素敏感

5. 下列关于病毒核酸的描述,错误的是
   　　　　　　　　　　　　（　　）
   A. 遗传物质
   B. 决定病毒的感染性

C. 每一病毒只有一种类型的核酸

D. 负链 ssRNA 可作为 mRNA

E. 核酸可分节段

6. 下列关于病毒蛋白的描述,错误的是

（　　）

A. 病毒可表达结构蛋白和非结构蛋白

B. 非结构与细胞表面受体结合,介导病毒吸附

C. 蛋白合成均在胞质内进行

D. 可构成病毒特异性抗原

E. 某些非结构蛋白可有 CTL 表位

7. 病毒衣壳的主要组成部分是 （　　）

A. 多糖　　　　　B. 蛋白

C. 磷壁酸　　　　D. 脂质

E. 核酸

8. 下列关于病毒特征的描述,不正确的是

（　　）

A. 非细胞微生物

B. 靠复制方式增殖

C. 多对抗生素不敏感

D. 多对干扰素敏感

E. 以出芽方式繁殖子代病毒

9. 可将基因与宿主细胞基因整合的是

（　　）

A. 单股负链 RNA 病毒

B. 单股正链 DNA 病毒

C. 双链 RNA 病毒

D. 单股正链 RNA 病毒

E. 逆转录病毒

10. 病毒复制过程中可产生 RNA‑DNA 杂交体的是 （　　）

A. 单股正链 RNA 病毒

B. 双链 RNA 病毒

C. 双链 DNA 病毒

D. 逆转录病毒

E. 单股负链 RNA 病毒

11. 与衣壳生物学意义无关的是 （　　）

A. 保护病毒核酸

B. 介导病毒体吸附易感细胞受体

C. 构成病毒特异性抗原

D. 本身具有感染性

E. 病毒分类、鉴定的依据

12. 病毒在理化因素作用下灭活即丧失

（　　）

A. 抗原性　　　　B. 红细胞吸附能力

C. 细胞融合　　　D. 逆转录病毒

E. 感染性

13. 构成病毒包膜的成分是 （　　）

A. 核酸、蛋白质、糖类

B. 酶类、脂质、核酸

C. 脂质、蛋白质、糖类

D. 糖类、脂质、核酸

E. 蛋白质、脂质、核酸

14. 下列对病毒干扰现象的叙述,错误的是 （　　）

A. 只发生在活病毒之间

B. 可以使感染自然停止

C. 与干扰素产生有关

D. 与病毒竞争吸附细胞受体有关

E. 与缺损干扰颗粒有关

15. 下列子代病毒释放的途径,不包括

（　　）

A. 细胞裂解释放

B. 细胞融合释放

C. 通过细胞间桥释放

D. 出芽释放

E. 整合释放

16. 病毒侵入细胞需首先吸附于细胞膜上特异性病毒受体,下列叙述错误的是

（　　）

A. 病毒与受体相互作用决定感染的细胞亲嗜性

B. 病毒与受体相互作用决定病毒核酸是否具有感染性

C. 病毒与受体的相互作用可被中和抗
体阻止

D. 无包膜病毒通过衣壳蛋白或刺突吸
附于受体

E. 各种病毒的受体不同

17. 灭活病毒无效的因素是　　　　（　　）

A. 紫外线　　　　　B. γ 射线

C. 氯仿　　　　　　D. 氧化剂

E. 青霉素

18. 多数病毒的脱壳依赖于　　　　（　　）

A. 病毒的脱壳酶　　B. 病毒的溶酶体酶

C. 病毒的蛋白酶　　D. 细胞的溶酶体酶

E. 细胞的核酸酶

19. 病毒遗传信息从 RNA 转为 DNA 的过
程称为　　　　　　　　　　（　　）

A. 基因变异　　　　B. 基因转化

C. 噬菌体转导　　　D. 逆转录

E. 基因重组

20. 缺陷病毒的产生是由于　　　　（　　）

A. 基因的缺陷　　　B. 包膜的缺陷

C. 衣壳的缺陷　　　D. 复制酶的缺陷

E. 刺突的缺陷

21. 正链 RNA 病毒的核酸特点是（　　）

A. 自身带有聚合酶

B. 需转录后才能翻译病毒蛋白

C. 可直接作为 mRNA 翻译病毒蛋白

D. 只能携带部分遗传信息

E. 3′端自身折叠起引物作用

22. 理化因素对病毒的影响是　　（　　）

A. 大多数病毒耐冷不耐热

B. 60℃ 30 分钟能杀死所有病毒

C. 包膜病毒体比无包膜病毒体更能耐
受反复冻融

D. 紫外线不能灭活病毒

E. 脂溶剂能破坏病毒衣壳

【B 型题】

（23～24 题共用备选答案）

A. 核心　　　　　　B. 衣壳

C. 核衣壳　　　　　D. 包膜

E. 刺突

23. 病毒的基本结构是　　　　　（　　）

24. 裸露病毒的结构是　　　　　（　　）

（25～26 题共用备选答案）

A. 复制　　　　　　B. 二分裂法

C. 孢子生成　　　　D. 形成芽孢

E. 有丝分裂

25. 细菌的繁殖方式是　　　　　（　　）

26. 病毒的繁殖方式是　　　　　（　　）

（27～28 题共用备选答案）

A. 吸附　　　　　　B. 穿入

C. 脱壳　　　　　　D. 生物合成

E. 组装、成熟和释放

27. 病毒感染宿主的第一步是　　（　　）

28. 找不到病毒颗粒的阶段是　　（　　）

（29～32 题共用备选答案）

A. 基因重组　　　　B. 缺陷性干扰颗粒

C. 表型混合　　　　D. 温度敏感突变株

E. 互补作用

29. 带有不完整基因组的病毒是　（　　）

30. 脊髓灰质炎疫苗是人工诱导的（　　）

31. 两种病毒感染同一细胞发生的基因交
换是　　　　　　　　　　　（　　）

32. 缺陷病毒和辅助病毒感染同一细胞时
发生　　　　　　　　　　　（　　）

【X 型题】

33. 核衣壳包括　　　　　　　　（　　）

A. 包膜　　　　　　B. 刺突

C. 核心　　　　　　D. 衣壳

E. 核酸

34. 病毒的复制周期包括　　　（　）

　　A. 吸附　　　　B. 穿入

　　C. 脱壳　　　　D. 生物合成

　　E. 释放

35. 核酸类型为 DNA 的病毒是　（　）

　　A. 流感病毒

　　B. 乙型肝炎病毒

　　C. 脊髓灰质炎病毒

　　D. 疱疹病毒

　　E. 冠状病毒

36. 病毒基因组在细胞核内复制的有

　　　　　　　　　　　　　　　（　）

　　A. 疱疹病毒　　　B. 痘病毒

　　C. 腺病毒　　　　D. VZV 病毒

　　E. 流感病毒

37. 病毒生物合成的部位包括　（　）

　　A. 细胞核　　　　B. 细胞质

　　C. 异染颗粒　　　D. 核糖体

　　E. 线粒体

38. 可以灭活病毒的因素包括　（　）

　　A. −70℃　　　　　B. 抗生素

　　C. pH 2　　　　　　D. 甲醛

　　E. 电离辐射

二、名词解释

1. virus

2. virion

3. envelope

4. abortive infection

5. defective virus

6. interference

7. nucleocapsid

8. virus replication cycle

9. temperaturesensitive mutant

三、简答题

1. 简述病毒体的结构。

2. 简述病毒的核心类型及功能。

3. 简述病毒衣壳的基本概念、结构和生物学意义。

四、论述题

试述病毒的复制过程。

【参|考|答|案】

一、选择题

【A 型题】

1. D	2. E	3. E	4. C	5. D
6. B	7. B	8. E	9. E	10. D
11. D	12. E	13. C	14. A	15. E
16. B	17. E	18. D	19. D	20. A
21. C	22. A			

【B 型题】

23. C	24. C	25. B	26. A	27. A

28. D	29. B	30. D	31. A	32. E

【X 型题】

33. CD	34. ABCDE	35. BD
36. ACDE	37. ABD	38. CDE

1. D【解析】病毒是一种个体微小，结构简单，只含一种核酸（DNA 或 RNA），必须在活细胞内寄生并以复制方式增殖的非细胞型微生物。

2. E【解析】病毒的主要成分为核酸（DNA

或 RNA)和蛋白质。有的病毒还含有脂质、糖类等其他组分。

3. E【解析】病毒是颗粒很小、以纳米为测量单位、大小介于 20～300nm 之间,多数要用电子显微镜才能观察到。

4. C【解析】病毒由于缺乏编码能量代谢或蛋白合成所需元件的遗传信息,故只能在活细胞内才能生存。

5. D【解析】负链 RNA 病毒的 ssRNA 不能作为 mRNA,称为负链,须先合成互补链(正链)作为 mRNA,再以正链 RNA 为模板转录出与其互补的子代负链 RNA,同时翻译出蛋白和酶。

6. B【解析】吸附蛋白与细胞表面的特异性受体结合,介导病毒吸附。

7. B【解析】病毒体的基本结核为核衣壳(核心＋衣壳),核心为病毒的核酸成分,衣壳为包绕在核酸外面的蛋白外壳。

8. E【解析】病毒通过复制增殖的方式产生大量子代病毒。

9. E【解析】逆转录病毒的复制通过RNA－DNA 中间体,并与宿主细胞的染色体整合。

10. D【解析】逆转录病毒,又称反转录病毒,是 RNA 病毒的一种,病毒在逆转录过程中,形成 RNA－DNA 中间体。中间体的 RNA 被 RNA 酶水解,进而在 DNA 聚合酶的作用下,由 DNA 复制成双链 DNA。

11. D【解析】病毒衣壳是包围在病毒核酸外的一层蛋白质,是病毒的主要抗原成分,主要起到保护病毒核酸,协助病毒感染的作用,本身不具有感染性。

12. E【解析】病毒在理化因素作用下灭活即丧失感染性。灭活的病毒仍能保留其他特性,如抗原性、红细胞吸附、血凝及细胞融合等。

13. C【解析】包膜为包绕在病毒核衣壳外的双层膜,主要成分有脂质、多糖及少许蛋白质。

14. A【解析】病毒的干扰现象是指两种病毒感染同一种细胞时,一种病毒可抑制另一种病毒的复制。同种、异种病毒之间以及灭活病毒、活病毒之间均可发生干扰。

15. E【解析】子代病毒可以通过细胞裂解、细胞融合、细胞间桥、出芽的方式释放,但不包括整合途径释放。

16. B【解析】病毒对易感细胞的吸附是病毒增殖的第一步。吸附主要通过病毒吸附蛋白与易感细胞表面特异性受体结合。不同细胞表面有不同受体。病毒吸附蛋白与受体是组织亲嗜性的主要决定因素。病毒核酸是主导其感染性的物质基础。

17. E【解析】病毒对多种理化因素敏感,可使病毒失去感染性,即灭活病毒,如温度、pH、射线、紫外线、脂溶剂、氧化剂等。病毒对抗生素不敏感。

18. D【解析】多数病毒在穿入时已在细胞溶酶体的作用下脱壳并释放出病毒基因组。

19. D【解析】病毒遗传信息从 RNA 转为 DNA 的过程称为逆转录。

20. A【解析】因病毒基因组不完整或基因发生改变而不能进行正常增殖产生子代病毒称为缺陷病毒。

21. C【解析】正链 RNA 病毒的单链 RNA 可直接起 mRNA 作用,转译早期蛋白质。

22. A【解析】电离辐射因能破坏核酸而灭活病毒;包膜病毒易被脂溶剂灭活,使病毒失去吸附宿主细胞的能力;50～60℃、30 分钟多数病毒可被灭活。冻融可破坏有包膜病毒的包膜。

23. C【解析】病毒的基本结构是核衣壳。

24. C【解析】无包膜病毒的核衣壳就是病毒体,也称裸露病毒。

25. B【解析】细菌通过二分裂法繁殖。

26. A【解析】病毒的增殖又称为病毒的自我复制。

27. A【解析】病毒对易感细胞的吸附是病毒增殖的第一步。

28. D【解析】病毒的生物合成阶段在细胞内找不到病毒颗粒,称为隐蔽期。

29. B【解析】病毒基因组不完整或某一基因位点发生改变,可致病毒无法复制出完整的有感染性病毒颗粒,此种病毒称为缺陷病毒。缺陷病毒与正常病毒感染同一细胞时,完整病毒的增殖受抑制,发挥干扰作用的缺陷病毒称为缺陷干扰颗粒。

30. D【解析】温度敏感突变株(ts)在特定温度(28～35℃)下孵育则能增殖,在非特定温度(37～40℃)下孵育则不能繁殖,是由于在非特定温度下,突变基因所编码的蛋白缺乏其应有功能。因此大多数 ts 株同时又是减毒株。现已从许多动物病毒中分离出 ts 株,选择遗传稳定性良好的品系用于制备减毒活疫苗,如流感病毒及脊髓灰质炎病毒 ts 株疫苗。

31. A【解析】当两种有亲缘关系的不同病毒感染同一宿主细胞时,它们的遗传物质发生交换,结果产生具有两个亲代特征的子代病毒,称为基因重组。

32. E【解析】辅助病毒与缺陷病毒间、两个缺陷病毒间、活病毒与死病毒间都可以互补,互补后仍产生原来病毒的子代。

33. CD【解析】核衣壳包括核心和衣壳。

34. ABCDE【解析】病毒的复制过程叫作复制周期。其大致可分为连续的 5 个阶段:吸附、穿入、脱壳、生物合成、装配与释放。

35. BD【解析】乙型肝炎病毒和疱疹病毒为 DNA 病毒。

36. ACDE【解析】痘病毒的病毒基因组不在细胞核内复制。痘病毒在宿主细胞的胞质内增殖,这在 DNA 病毒是独特的。

37. ABD【解析】病毒生物合成的部位有细胞核、细胞质、核糖体。

38. CDE【解析】−70℃可长期保持病毒感染性;抗生素不可以灭活病毒。

二、名词解释

1. 病毒(virus):是最微小的、结构最简单的一类非细胞型微生物,仅有一种类型核酸(DNA 或 RNA),且必须寄生在活的宿主细胞内。

2. 病毒体(virion):完整的、成熟的病毒颗粒,是细胞外的结构形式,具有典型的形态结构,并有感染性。

3. 包膜(envelope):是包绕在某些病毒核衣壳外面的双层膜,构成病毒体并维护病毒体结构的完整性,具有与宿主细胞膜融合的性能。

4. 顿挫感染(abortive infection):因宿主细胞条件不合适,缺乏病毒复制所需的酶类或能量等必须条件,致使病毒虽可进入细胞但不能复制出完整的病毒体,这种感染过程称为顿挫感染或流产感染。

5. 缺陷病毒(defective virus):带有不完整基因组的病毒称为缺陷病毒,缺陷病毒虽不能进行正常的增殖,但却具有干扰同种成熟病毒进入细胞的作用,又称为缺陷干扰颗粒(defective interfering parti-cle,DIP)。

6. 干扰现象(interference)：两种病毒感染同一细胞时,常发生一种病毒抑制另一种病毒复制的现象,称为干扰现象。

7. 核衣壳(nucleocapsid)：由病毒的核酸与衣壳组成。对于裸病毒而言,核衣壳就是病毒体。

8. 病毒复制周期(virus replication cycle)：从病毒进入细胞,经过基因组表达与复制,最后从感染细胞中释放出来,称为一个复制周期。它主要包括吸附、穿入、脱壳、生物合成、组装成熟和释放等几个步骤。

9. 温度敏感突变株(temperaturesensitive mutant)：属条件致死性突变株,一般能在容许性温度(28～35℃)条件下增殖,而在较高温度(37～40℃)不能增殖的变异株。因为这种突变株常常伴有毒力降低,故可用于制备疫苗。

三、简答题

1. 简述病毒体的结构。

答 (1)裸露病毒体的结构。①核心：含 RNA 或 DNA；②衣壳：由许多壳粒蛋白构成。核心和衣壳共同组成核衣壳。裸露病毒即由核衣壳组成。

(2)包膜病毒体的结构：①在核衣壳外还有包膜；②部分包膜表面有糖蛋白组成的不同形状的突起,称为包膜子粒或刺突。

2. 简述病毒的核心类型及功能。

答 病毒核心的化学成分为 DNA 或 RNA,借此将病毒分为 DNA 病毒和 RNA 病毒。核酸具有多样性,形状上有线状和环状之分,核酸构成可为单链或双链。核酸构成病毒的基因组,是决定病毒致病性、遗传和变异的物质基础。其主要功能为：决定病毒的复制；决定病毒的特性；部分具有感染性。

3. 简述病毒衣壳的基本概念、结构和生物学意义。

答 ①病毒衣壳是指包围在核酸外面的蛋白质外壳。②结构：衣壳是由多肽构成的一定数量的壳粒按螺旋对称、立体对称或复合对称的方式排列组成。③生物学意义：保护病毒核酸；参与病毒感染过程；具有抗原性。

四、论述题

试述病毒的复制过程。

答 病毒是以自身基因组为模板,借助宿主的细胞器和酶系统进行自我复制的方式增殖。一个复制周期包括以下五个步骤。①吸附：感染的第一步,主要通过病毒表面的吸附蛋白与易感细胞表面特异性受体相结合。②穿入：病毒主要通过吞饮(无包膜病毒)或融合(有包膜病毒)等方式穿入宿主细胞。③脱壳：多数病毒穿入细胞后,随即有宿主细胞的溶酶体作用,使衣壳蛋白质水解,释放出基因组核酸。④生物合成：病毒利用宿主细胞提供的必要条件合成病毒核酸和结构蛋白。⑤装配与释放：病毒核酸和蛋白质合成后,在宿主细胞的细胞核或细胞质内进行组装。裸露的病毒组装后随宿主细胞的裂解而把子代病毒释放到细胞外,包膜病毒则以出芽方式释放,同时获得宿主细胞的膜结构,形成包膜。

(孙艳宏)

第22章 病毒的感染与免疫

【学/习/要/点】

一、掌握

1. 病毒感染的致病机制,包括病毒感染对宿主细胞的直接作用、病毒感染的免疫病理作用。
2. 病毒感染的传播方式和水平、垂直传播的概念。
3. 病毒感染的类型。
4. 干扰素的概念、种类、性质及抗病毒的机制。

二、熟悉

1. 病毒的免疫逃逸。
2. 病毒与肿瘤的关系。
3. 抗病毒免疫持续时间的差异。

【应/试/考/题】

一、选择题

【A/型/题】

1. 下列病毒感染中以隐性感染居多的是
（　　）
   A. 麻疹病毒
   B. 流行性乙型脑炎病毒
   C. 流感病毒
   D. 狂犬病病毒
   E. 风疹病毒

2. 下列病毒中,能引起潜伏感染的是（　　）
   A. 甲型肝炎病毒　　B. 狂犬病病毒
   C. 单纯疱疹病毒　　D. 流感病毒
   E. HIV

3. 下列不能通过输血传播的病毒是（　　）
   A. 单纯疱疹病毒　　B. 乙型肝炎病毒
   C. 巨细胞病毒　　　D. 丙型肝炎病毒
   E. 人类免疫缺陷病毒

4. 不经虫媒感染的病毒是　　（　　）
   A. 流行性乙型脑炎病毒
   B. 森林脑炎病毒
   C. 登革热病毒
   D. 狂犬病病毒
   E. 西尼罗病毒

5. 下述除哪项外,均是经血液传播的病毒 　　　　　　　　　　　　　　（　　）
　　A. 乙型肝炎病毒
　　B. 人类免疫缺陷病毒
　　C. 丙型肝炎病毒
　　D. 流行性乙型脑炎病毒
　　E. 丁型肝炎病毒

6. 感染病毒的细胞在胞核或胞质内存在可着色的斑块状结构称（　　）
　　A. 极体　　　　　　B. 蚀斑
　　C. 空斑　　　　　　D. 包涵体
　　E. 异染颗粒

7. 下列不可通过呼吸道感染的病毒是 　　　　　　　　　　　　　　　（　　）
　　A. 流感病毒　　　　B. 副流感病毒
　　C. 冠状病毒　　　　D. 乙型肝炎病毒
　　E. 鼻病毒

8. 下述除哪项外,都可以引起垂直感染 　　　　　　　　　　　　　　　（　　）
　　A. 正黏病毒　　　　B. 乙型肝炎病毒
　　C. 风疹病毒　　　　D. 巨细胞病毒
　　E. HIV

9. 下列关于病毒的感染类型,错误的是 　　　　　　　　　　　　　　　（　　）
　　A. 显性感染　　　　B. 隐性感染
　　C. 急性病毒感染　　D. 持续性病毒感染
　　E. 偶然性病毒感染

10. 病毒的持续性感染不包括 　（　　）
　　A. 慢性感染　　　　B. 迟发感染
　　C. 潜伏感染　　　　D. 慢发病毒感染
　　E. 隐性感染

11. 下述除哪项外,病毒与肿瘤有关系 　　　　　　　　　　　　　　　（　　）
　　A. EB 病毒——恶性淋巴瘤
　　B. HAV——肝癌
　　C. Ⅱ型单纯疱疹病毒——子宫颈癌
　　D. 乳头瘤病毒——子宫颈癌
　　E. HBV——肝癌

12. 下列哪种病毒与卡波西肉瘤有关（　　）
　　A. 柯萨奇病毒　　B. 人疱疹病毒 - 8

　　C. 鼻病毒　　　　D. 乙型肝炎病毒
　　E. 甲型肝炎病毒

13. 下列与鼻咽癌有关的病毒是　（　　）
　　A. 腺病毒
　　B. 单纯疱疹病毒
　　C. 水痘 - 带状疱疹病毒
　　D. EB 病毒
　　E. HIV

14. 病毒引起宿主细胞死亡的机制不包括 　　　　　　　　　　　　　　（　　）
　　A. 阻断细胞生物大分子的合成
　　B. 影响细胞溶酶体
　　C. 诱发细胞凋亡
　　D. 诱发免疫病理
　　E. 基因整合使宿主细胞死亡

15. 干扰素抗病毒的机制是　　　（　　）
　　A. 直接破坏病毒
　　B. 吞噬病毒
　　C. 杀伤病毒
　　D. 作用于邻近细胞产生抗病毒蛋白,阻止病毒的增殖
　　E. 通过细胞免疫起作用

16. 下列属于持续性感染中的慢发感染类型的是 　　　　　　　　　　　（　　）
　　A. 脊髓灰质炎病毒所致小儿麻痹症
　　B. HBV 所致慢性乙型肝炎
　　C. 麻疹病毒所致亚急性硬化性全脑炎
　　D. 流行性乙型脑炎病毒所致流行性乙型脑炎
　　E. SARS 冠状病毒所致严重急性呼吸综合征

【B/型/题】

(17 ~18 题共用备选答案)
　　A. 显性感染　　　　B. 隐性感染
　　C. 潜伏感染　　　　D. 慢发感染
　　E. 慢发病毒感染

17. 疱疹病毒属的病毒均可引起 （　　）
18. 乙型肝炎病毒可引起 （　　）
（19～20题共用备选答案）
    A. 消化道感染　　B. 呼吸道感染
    C. 接触感染　　　D. 创伤感染
    E. 虫媒传播
19. 流感病毒可通过 （　　）
20. 甲型肝炎病毒的传播方式为 （　　）
（21～22题共用备选答案）
    A. α干扰素　　　B. β干扰素
    C. γ干扰素　　　D. IL－1
    E. IL－2
21. 病毒诱导白细胞产生的主要物质是
    （　　）
22. 病毒诱导成纤维细胞产生的主要物
    质是 （　　）
（23～25题共用备选答案）
    A. 隐性感染　　　B. 慢发病毒感染
    C. 慢性感染　　　D. 潜伏感染
    E. 急性(病原消灭型)感染
23. 流行性乙型脑炎病毒常发生 （　　）
24. 水痘－带状疱疹病毒常发生 （　　）
25. 人免疫缺陷病毒常发生 （　　）

【X/型/题】

26. 病毒感染细胞后对宿主细胞的直接损
    伤作用正确的有 （　　）
    A. 杀细胞效应　　B. 稳定状态感染
    C. 细胞凋亡　　　D. 形成包涵体
    E. 病毒基因组的整合
27. 构成病毒持续感染的机制可能是（　　）
    A. 遗传因素
    B. DIP形成
    C. 病毒携带者持续存在
    D. 病毒抗原性变异
    E. 机体抵抗力低下

28. 病毒感染的致病机制主要是 （　　）
    A. 对宿主细胞的直接作用
    B. 病毒感染的免疫病理作用
    C. 病毒的免疫逃逸
    D. 形成包涵体
    E. 细胞凋亡
29. 病毒感染后机体产生的抗体主要有
    （　　）
    A. 病毒中和抗体　B. 血凝抑制抗体
    C. 补体结合抗体　D. 杀病毒抗体
    E. 单克隆抗体

二、名词解释

1. horizontal transmission
2. vertical transmission
3. cytocidal infection
4. cytopathic effect
5. inclusion body
6. acute infection
7. latent infection
8. slow virus infection
9. interferon
10. haemagglutination inhibition antibodies
11. complement fixation antibodies

三、简答题

1. 简述垂直传播的概念及通过垂直传播的常见病原体种类。
2. 简述病毒感染的类型。
3. 简述干扰素的抗病毒机制。

四、论述题

试述病毒的致病机制。

【参 / 考 / 答 / 案】

一、选择题

【A 型题】

1. B	2. C	3. A	4. D	5. D
6. D	7. D	8. A	9. E	10. E
11. B	12. B	13. D	14. E	15. D
16. C				

【B 型题】

17. C	18. D	19. B	20. A	21. A
22. B	23. A	24. D	25. B	

【X 型题】

26. ABCDE　　27. ABDE　　28. ABC

29. ABC

1. B【解析】隐性感染又称亚临床感染。是指病原体侵入人体后,仅引起机体产生特异性的免疫应答,不引起或只引起轻微的组织损伤,因而在临床上不显出任何症状、体征,甚至生化改变,只能通过免疫学检查才能发现。流行性乙型脑炎病毒是我国夏秋季流行的主要传染病之一,大多数为隐性感染。

2. C【解析】潜伏感染是一种病毒的持续性感染状态。原发感染后,病毒基因存在于一定的组织或细胞中,并不能产生感染性病毒,也不出现临床症状。在某些条件下病毒被激活增生,感染急性发作而出现症状。单纯疱疹病毒感染宿主后,常在神经细胞中建立潜伏感染,激活后可使感染复发。

3. A【解析】单纯疱疹病毒可通过皮肤、黏膜的直接接触或性接触途径进入机体。

4. D【解析】人主要被病兽或带毒动物咬伤后感染狂犬病病毒,可导致严重的中枢神经系统急性传染病。

5. D【解析】幼猪是流行性乙型脑炎病毒的主要传染源和中间宿主,蚊子是流行性乙型脑炎病毒的传播媒介。当人受带病毒的蚊子叮咬后,流行性乙型脑炎病毒进入人体,引起人类感染。

6. D【解析】某些被病毒感染的细胞质或细胞核中,可见与正常细胞结构差异和着色不同的圆形或椭圆形斑块,称为包涵体。

7. D【解析】乙型肝炎病毒主要经血液和血制品传播、母婴传播及性接触传播。

8. A【解析】正黏病毒只有流行性感冒病毒一个种,流感病毒经过飞沫传播,侵入呼吸道。

9. E【解析】病毒的感染类型不包括偶然性病毒感染。

10. E【解析】病毒的持续性感染包括慢性感染、潜伏感染和慢发感染,慢发感染又称迟发感染。

11. B【解析】甲型肝炎病毒为小 RNA 病毒科嗜肝病毒属。人类感染 HAV 后,大多表现为亚临床或隐性感染,仅少数人表现为急性甲型肝炎。一般可完全恢复,不转为慢性肝炎或进展为肝癌。

12. B【解析】人疱疹病毒 8 型(HHV - 8)于 1994 年首次在艾滋病患者卡波西肉瘤组织中检出,最初被称为卡波西肉瘤相关疱疹病毒,后更名为人疱疹病毒 8 型。

13. D【解析】鼻咽癌是与 EB 病毒密切相关的一种常见上皮细胞恶性肿瘤。

14. E【解析】某些病毒在感染中可将基因整合于细胞染色体中,随细胞分裂而传给子代,与病毒的致肿瘤性有关。基因整合不会使宿主细胞死亡。

15. D【解析】干扰素的抗病毒作用是通过受感染靶细胞上的干扰素受体,经信号转导机制等一系列生化反应,通过调控宿主细胞基因,使之合成抗病毒蛋白实现对病毒的抑制作用。

16. C【解析】麻疹病毒所致亚急性硬化性全脑炎属于持续性病毒感染类型中的慢发感染,又称迟发感染。

17. C【解析】潜伏感染是一种病毒的持续性感染状态,原发感染后,病毒基因存在于一定的组织或细胞中,并不能产生感染性病毒,也不出现临床症状。疱疹病毒属的病毒均可引起。

18. D【解析】病毒经急性或隐性感染后,持续存在于机体血液或组织中,经常或间断地排出体外;发病进展缓慢。乙型肝炎病毒引起的感染属于慢性感染。

19. B【解析】流感病毒主要经呼吸道进入体内。少数也可经共用手帕、毛巾等间接接触而感染。

20. A【解析】甲型肝炎病毒主要通过粪－口途径传播,传染源多为患者和隐性感染者。

21. A【解析】病毒诱导白细胞产生的主要物质是α干扰素。

22. B【解析】病毒诱导成纤维细胞产生的主要物质是β干扰素。

23. A【解析】流行性乙型脑炎病毒的感染者大多数为隐性感染。

24. D【解析】单纯疱疹病毒、带状疱疹病毒、巨细胞病毒、EB病毒、人疱疹病毒6型等疱疹病毒属均可引起潜伏感染。

25. B【解析】慢发病毒感染是病毒感染后,有很长时间的潜伏期,可达数年或数十年。一旦发病出现症状多呈进行性加重,最终导致死亡。如艾滋病、疯牛病、亚急性硬化性全脑炎。

26. ABCDE【解析】病毒感染细胞后对宿主细胞的直接损伤作用包括杀细胞型感染、稳定状态感染、细胞凋亡、病毒基因组的整合和包涵体的形成。

27. ABDE【解析】病毒持续感染的机制较为复杂,可能与病毒的特征及机体状态有关,也与机体免疫功能弱有关,但与病毒携带者持续存在无关。

28. ABC【解析】病毒的致病机制:病毒对宿主细胞的直接作用、病毒感染的免疫病理作用及病毒的免疫逃逸。

29. ABC【解析】病毒感染后机体产生的抗体主要包括病毒中和抗体、血凝抑制抗体和补体结合抗体。

二、名词解释

1. 水平传播(horizontal transmission):病毒在人群个体之间的传播,包括人与人,也包括经由节肢动物媒介参与的传播。

2. 垂直传播(vertical transmission):存在于母体的病原体通过胎盘或产道由亲代传播给子代的方式。

3. 杀细胞性感染(cytocidal infection):病毒在宿主易感细胞内增殖造成细胞破坏与死亡,这种作用称为杀细胞效应,这种感染称为杀细胞性感染。

4. 细胞病变作用(cytopathic effect):在病毒培养的体外实验中,通过细胞培养和接种杀细胞性病毒,经一定时间后,可在显微镜下观察到细胞变圆、坏死、脱落等现象,称细胞病变作用(CPE)。

5. 包涵体(inclusion body):在有些病毒感染的细胞内,用普通光学显微镜可看到胞质或胞核内出现嗜酸或嗜碱性、大小和数量不同的圆形、椭圆形或不规则形的斑块结构,称为包涵体。

6. 急性感染(acute infection):病毒在宿主细胞内增殖,经数日或数周的潜伏期后发病,恢复后机体内不再存在病毒。

7. 潜伏感染(latent infection):原发感染后,病毒基因存在于某些组织器官或细胞内,但不产生感染性病毒,也不出现临床症状。一定条件下病毒被激活增殖,感染急性发作而出现临床症状。

8. **慢发病毒感染**(slow virus infection)：指病毒感染后有很长的潜伏期，既不能分离出病毒也无症状，数年甚至数十年后，一旦症状出现多为亚急性、进行性加重，最终导致死亡。

9. **干扰素**(interferon)：是由病毒或其他干扰素诱生剂诱使人或动物细胞产生的一类糖蛋白，具有抗病毒、抑制细胞分裂、抗肿瘤和免疫调节等多种生物学活性。

10. **血凝抑制抗体**(haemagglutination inhibition antibodies)：病毒表面具有血凝素，可刺激机体产生抑制血液凝固现象的抗体。有助于血清学诊断。

11. **补体结合抗体**(complement fixation antibodies)：通过病毒内部抗原或病毒表面非中和抗原诱发，主要通过调理作用增强巨噬细胞的吞噬作用，不能中和病毒的感染性。

三、简答题

1. 简述垂直传播的概念及通过垂直传播的常见病原体种类。

答 ①垂直传播是指病原体通过胎盘或产道由亲代传给子代的方式，称为垂直传播；②经垂直传播的常见病毒有：HBV、CMV、HIV 和风疹病毒等。

2. 简述病毒感染的类型。

答（1）根据病毒在机体内感染的过程及滞留时间，分为：①急性感染；②持续性感染，包括潜伏感染、慢性感染和慢发病毒感染。

（2）根据病毒感染后有无症状，分为隐性感染和显性感染。

3. 简述干扰素的抗病毒机制。

答 不直接灭活病毒，主要通过诱导细胞合成抗病毒蛋白，而发挥抗病毒作用。干扰素发挥作用迅速，一方面中断受染细胞的病毒感染，另一方面限制了病毒的扩散作用。干扰素在体液免疫和细胞免疫发生作用之前的感染起始阶段发挥重要作用。且干扰素的抗病毒作用具有广谱性和种属特异性。

四、论述题

试述病毒的致病机制。

答（1）病毒感染对宿主细胞的直接作用。①杀细胞性感染：病毒在感染细胞内增殖并引起细胞溶解死亡；②稳定状态感染：不具有杀细胞效应的病毒可以导致细胞融合或细胞膜出现新抗原；③包涵体形成：有些病毒感染的细胞后，用普通光学显微镜可看到胞质或胞核内出现嗜酸或嗜碱性、大小和数量不同的圆形、椭圆形或不规则形的斑块结构，称为包涵体；④细胞凋亡：是一种由基因控制的程序性细胞死亡；⑤基因整合与细胞转化：某些DNA 病毒的全部或部分 DNA 和逆转录病毒合成的 cDNA 插入宿主细胞基因中，导致宿主细胞遗传性状的改变，整合可能导致细胞转化，增殖变快。细胞的转化与肿瘤形成密切相关。

（2）病毒感染的免疫病理作用：①抗体介导的免疫病理作用：包膜蛋白和衣壳蛋白均为病毒的良好抗原，宿主细胞的细胞膜也可因病毒感染而发生改变出现抗原。抗原能刺激机体产生相应抗体，通过Ⅱ、Ⅲ型超敏反应损伤机体或使机体功能障碍。②细胞介导的免疫病理作用：特异性细胞免疫是机体清除细胞内病毒的重要机制，但细胞免疫也可通过Ⅳ型超敏反应损伤宿主细胞，造成宿主功能紊乱。③免疫抑制作用：某些病毒感染机体后，可抑制其发挥免疫功能，如人类免疫缺陷病毒感染。④致炎性细胞因子的病理作用：大量的细胞因子将导致代谢紊乱，并活化血管活化因子，引起休克，甚至危及生命。

（3）病毒的免疫逃逸：病毒可通过逃避免疫防御、防止免疫激活或阻止免疫应答的发生来逃脱免疫应答。

（孙艳宏）

第23章　病毒感染的检查方法及防治原则

一、掌握

1. 病毒分离培养的方法。
2. 病毒标本的采集与送检。
3. 病毒感染的血清学诊断。
4. 病毒增殖的鉴定指标。

二、熟悉

1. 病毒感染的特异性预防。
2. 病毒感染的治疗。

【应/试/考/题】

一、选择题

【A/型/题】

1. 一般保存病毒毒种的最佳温度是　（　　）
   A. 37℃　　　　　　　　B. 4℃
   C. −20℃　　　　　　　D. −70℃
   E. 0℃

2. 检测病毒抗体的方法是　　　　（　　）
   A. 中和试验、血凝抑制试验
   B. 补体结合试验、血凝试验
   C. 酶联免疫吸附试验、PCR
   D. 间接血凝试验、免疫荧光检测技术
   E. 酶联免疫吸附试验、PCR

3. 下列对病毒感染无效的药物是　（　　）
   A. 阿昔洛韦　　　B. 交沙霉素

   C. 阿糖腺苷　　　　　D. 金刚烷胺
   E. 拉米夫定

4. 计算病毒体数量的单位是　　　（　　）
   A. LD_{50}　　　　　　　　B. ID_{50}
   C. 蚀斑　　　　　　　　D. 菌落
   E. PFU/ml

5. 下列属于人工主动免疫的生物制剂是
   　　　　　　　　　　　　　　　（　　）
   A. 干扰素　　　　　　B. 免疫血清
   C. 反义核酸　　　　　D. 亚单位疫苗
   E. 转移因子

6. 制备病毒疫苗是最常选用　　　（　　）
   A. 原代细胞培养
   B. 次代细胞培养
   C. 传代细胞培养
   D. 人胚二倍体细胞培养
   E. 器官培养

C. 动物接种　　　D. 人工合成培养基

E. 牛肉膏琼脂培养基

10. 人工主动免疫常用的生物制品有(　　)

A. 灭活疫苗　　　　B. 减毒活疫苗

C. 重组载体疫苗　D. 亚单位疫苗

E. 人免疫球蛋白制剂

【B/型/题】

(7~8 题共用备选答案)

A. 死疫苗　　　　　B. 活疫苗

C. 基因工程疫苗　D. 合成疫苗

E. DNA 疫苗

7. 预防麻疹的疫苗常用　　　　(　　)

8. 现用的乙肝疫苗属于　　　　(　　)

【X/型/题】

9. 下列适用于病毒培养的方式是　(　　)

A. 鸡胚培养　　　　B. 细胞培养

二、名词解释

1. diploid cell

2. neutralization test

3. cytopathic effect, CPE

三、简答题

简述病毒在培养细胞中增殖的指标。

【参/考/答/案】

一、选择题

【A 型题】

1. D　　2. A　　3. B　　4. E　　5. D

6. D

【B 型题】

7. B　　8. C

【X 型题】

9. ABC　　　10. ABCD

1. D【解析】对病毒的感染性有不利影响的最主要环境因素是温度。大多数病毒耐冷不耐热,对热不稳定。50~60℃,通常在数分钟内,病毒的衣壳蛋白就会发生变性,使病毒失去感染能力。病毒标本应低温保存并尽快送检。不能立即检查者,应置于-70℃保存。

2. A【解析】病毒感染的血清学方法主要有三种:中和试验、血凝抑制试验和特异性 IgM 抗体检测(酶联免疫吸附试验、免疫荧光测定)。

3. B【解析】抗病毒化学制剂主要包括以下 4 类。①核苷类药物:碘苷、阿昔洛韦、齐多夫定、拉米夫定、利巴韦林;②非核苷类逆转录酶抑制剂:奈韦拉平、吡啶酮;③蛋白酶抑制剂:沙奎那韦、茚地那韦;④整合酶抑制剂:拉替拉韦、艾维雷韦;⑤神经氨酸酶抑制剂:奥司他韦等。交沙霉素临床主要用于敏感菌引起的呼吸系统、耳鼻咽喉科及皮肤科和胆道部位的感染。

4. E【解析】空斑形成单位测定,是一种测定病毒感染性比较准确的方法。活病毒的数量可用每毫升空斑形成单位(PFU)来表示,即 PFU/ml。

5. D【解析】人工主动免疫是用疫苗接种人

体,使之产生特异性免疫,从而预防传染病发生的措施。亚单位疫苗属于人工主动免疫常用的生物制剂。

6. D【解析】病毒不能单独生长、繁殖,必须依靠细胞才能生存。细胞作为病毒疫苗生产的主要原材料,直接影响疫苗的质量和产量,尤其是疫苗的安全性。人二倍体细胞用于制备病毒疫苗无致肿瘤性;无外源蛋白过敏源,无已知潜在污染因子;与人抗原性一致,更适应人种属的免疫系统。

7. B【解析】预防麻疹的疫苗为活疫苗,采用麻疹减毒活疫苗是预防麻疹的重要措施,其预防效果可达90%。

8. C【解析】现用的乙肝疫苗属于基因工程疫苗,是使用DNA重组生物技术,把天然的或人工合成的遗传物质定向插入细菌、酵母菌或哺乳动物细胞中,使之充分表达,经纯化后而制得的疫苗。

9. ABC【解析】病毒为严格细胞内寄生的非细胞型微生物,其分离培养方式有三种。①动物接种:病毒经注射、口服等途径进入易感动物的体内后可大量增殖,并使动物产生特定的反应;②细胞培养:在离体活细胞上培养病毒的方法,接种病毒后进行分离鉴定;③鸡胚培养:一般用9～14天龄的鸡胚,分别接种于卵黄囊、羊膜腔、尿囊腔等部位。

10. ABCD【解析】人免疫球蛋白制剂用于人工被动免疫。其余选项均为人工主动免疫的常用生物制品。

二、名词解释

1. 二倍体细胞(diploid cell):指在体外分裂50～100代后,细胞仍保持2倍染色体数目,这样的单层细胞称为二倍体细胞。

2. 中和试验(neutralization test):病毒在活体内或细胞培养中被特异性抗体中和而失去感染性的一种试验,常用于检测患者血清中抗体的消长情况,此外也可用来鉴定未知病毒或研究病毒的抗原结构。

3. 细胞病变效应(cytopathic effect,CPE):杀细胞性病毒感染细胞后,可出现细胞团缩、裂解或肿大,数个细胞融合成多核巨细胞或聚集成葡萄串状、脱落或死亡,称为细胞病变效应。

三、简答题

简述病毒在培养细胞中增殖的指标。

答 病毒在培养细胞中增殖的指标有以下几种。①细胞的变化:有些病毒在细胞内增殖时可引起特有的细胞病变,如细胞变圆、聚集、坏死、溶解或脱落等,称为细胞病变效应;可使邻近的细胞相互融合,形成多核巨细胞;形成包涵体。②红细胞吸附。③病毒干扰作用。④细胞代谢的变化。

(孙艳宏)

第 24 章　呼吸道病毒

【学/习/要/点】

一、掌握

1. 流感病毒的形态结构、分型和变异、致病性。
2. 麻疹病毒的致病性与亚急性硬化性全脑炎(SSPE)的关系。

二、熟悉

1. 流感病毒的防治原则。
2. 麻疹病毒、腮腺炎病毒、风疹病毒、呼吸道合胞病毒、腺病毒的致病性。

【应/试/考/题】

一、选择题

【A/型/题】

1. 最易发生变异的病毒是　　　　(　　)
   A. 流感病毒　　　　B. 麻疹病毒
   C. 呼吸道合胞病毒　D. 脊髓灰质炎病毒
   E. 腮腺炎病毒
2. 甲型流感病毒划分亚型的依据是 (　　)
   A. 核蛋白(NP)
   B. 包膜上的 HA 和 NA
   C. 核糖核蛋白(RNP)
   D. M 蛋白(MP)
   E. RNA
3. 引起流感世界性大流行的病原体是
   　　　　　　　　　　　　　(　　)
   A. 流感病毒　　　　B. 甲型流感病毒

C. 乙型流感病毒　　D. 丙型流感病毒
E. 副流感病毒

4. 决定流感病毒型别的是　　　　(　　)
   A. HA + NA　　　　B. NP
   C. MP　　　　　　D. RNP
   E. NP + MP
5. 下列核酸类型为 RNA 的病毒是 (　　)
   A. 巨细胞病毒
   B. 单纯疱疹病毒
   C. 水痘 - 带状疱疹病毒
   D. 腺病毒
   E. 流感病毒
6. 下列对甲型流感病毒抗原性转变的叙述,错误的是　　　　　　　(　　)
   A. HA 和(或)NA 变异幅度大
   B. 属质变
   C. 产生流感病毒新亚型

D. 由不同型别的流感病毒基因重组造成

E. 由病毒基因点突变造成

7. 发生流感大流行最主要的原因是（　　）

　　A. 病毒抗原结构复杂

　　B. 抗原性漂移

　　C. 抗原性转变

　　D. 病毒型别较多

　　E. NP 抗原易发生改变

8. 诊断流感最常用的血清学方法是（　　）

　　A. 血凝试验　　　　B. 中和试验

　　C. PCR 试验　　　　D. 血凝抑制试验

　　E. ELISA 试验

9. 分离鉴定流感病毒最常用的方法是
　　　　　　　　　　　　　（　　）

　　A. 小鼠接种　　　　B. 兔接种

　　C. 鸡胚接种　　　　D. 细胞培养

　　E. 组织器官接种

10. 下列流感病毒致病机制中不包括
　　　　　　　　　　　　　（　　）

　　A. 通过飞沫传播

　　B. 血凝素吸附呼吸道黏膜上皮细胞

　　C. 病毒侵入呼吸道黏膜细胞增殖引起
　　　呼吸道症状

　　D. 全身症状由病毒血症引起

　　E. 体弱可以并发细菌性肺炎而致死

11. 疫苗预防病毒感染最有效的是（　　）

　　A. 流感病毒感染

　　B. 鼻病毒感染

　　C. 副流感病毒感染

　　D. 麻疹病毒感染

　　E. SARS 冠状病毒感染

12. 常见的可引起先天性婴儿畸形的病
　　毒是　　　　　　　　　（　　）

　　A. 流感病毒　　　　B. 麻疹病毒

　　C. 狂犬病病毒　　　D. 脊髓灰质炎病毒

　　E. 风疹病毒

13. 感染后临床体征表现为口颊黏膜处
　　Koplik 斑的是　　　　　（　　）

　　A. 流感病毒　　　　B. 副流感病毒

　　C. 腮腺炎病毒　　　D. 腺病毒

　　E. 麻疹病毒

14. 被列入我国计划免疫的疫苗是（　　）

　　A. 流感疫苗　　　　B. 麻疹疫苗

　　C. 风疹疫苗　　　　D. SARS 疫苗

　　E. 腮腺炎疫苗

15. 无包膜 DNA 病毒是　　　　（　　）

　　A. 腺病毒　　　　　B. 鼻病毒

　　C. 冠状病毒　　　　D. 麻疹病毒

　　E. 风疹病毒

16. 从咽漱液中分离流感病毒最常接种于
　　　　　　　　　　　　　（　　）

　　A. 小鼠腹腔

　　B. 鸡胚羊膜腔和尿囊腔

　　C. 鸡胚尿囊腔

　　D. 人胚羊膜细胞

　　E. Hela 细胞

17. 目前引起婴幼儿支气管肺炎最常见的
　　病毒是　　　　　　　　（　　）

　　A. 鼻病毒

　　B. 副流感病毒

　　C. 呼吸道合胞病毒

　　D. SARS 冠状病毒

　　E. 腮腺炎病毒

18. 亚急性硬化性全脑炎是一种由（　　）

　　A. 脊髓灰质炎病毒引起的亚急性感染

　　B. 麻疹病毒引起的持续感染

　　C. 疱疹病毒引起的潜伏感染

　　D. 流行性乙型脑炎病毒引起的急性感染

　　E. 狂犬病病毒引起的慢性感染

19. 普通感冒最重要的病原体是　（　　）
　　A. 流感病毒　　　B. 鼻病毒
　　C. 腺病毒　　　　D. 副流感病毒
　　E. 风疹病毒

20. 患者,女,23 岁。妊娠 15 周。昨夜发热,今晨颜面部及周身出现皮疹。查体:皮疹为粟粒大红色丘疹,两侧耳后可触及数个淋巴结,风疹病毒抗体效价 8 倍。最合适的处置方法是（　　）
　　A. 给予抗生素进行治疗
　　B. 注射免疫球蛋白制剂
　　C. 给予干扰素进行治疗
　　D. 立即采取终止妊娠措施
　　E. 2 周后再检查抗体效价

21. 孕妇在感染风疹病毒引起胎儿患先天性风疹综合征的发病率最高的时期是
　　　　　　　　　　　　（　　）
　　A. 怀孕前 3 个月
　　B. 孕期最初 3 个月
　　C. 孕期最后 3 个月
　　D. 孕期最后 1 个月
　　E. 分娩前后

22. 为预防风疹和先天性风疹综合征,不能接种风疹减毒活疫苗的人群是（　　）
　　A. 孕妇
　　B. 结婚登记时的女青年
　　C. 1 岁以上的少年儿童
　　D. 育龄期女青年
　　E. 注射过抗风疹人血清免疫球蛋白的女青年

23. 下列不属于副黏病毒科的是　（　　）
　　A. 呼吸道合胞病毒
　　B. 麻疹病毒
　　C. 鼻病毒
　　D. 副流感病毒
　　E. 腮腺炎病毒

24. 只有一个血清型的病毒是　（　　）
　　A. 流感病毒　　　B. 腮腺炎病毒
　　C. 副流感病毒　　D. 腺病毒
　　E. 鼻病毒

25. 患者,女,24 岁。1 周前从外地旅游返家,4 天前出现寒战、高热伴咳嗽,呼吸困难。查体:呼吸 30 次/分,口唇发绀,双肺呼吸音粗。血 WBC $3.2 \times 10^9/L$,胸部 X 线片:双肺毛玻璃样阴影。该患者最有可能感染的病原体是（　　）
　　A. 金黄色葡萄球菌
　　B. 白假丝酵母菌
　　C. 肺炎链球菌
　　D. 肺炎克雷伯菌
　　E. 病毒

【B 型题】

(26～27 题共用备选答案)
　　A. 流感病毒
　　B. 冠状病毒
　　C. SARS 冠状病毒
　　D. 麻疹病毒
　　E. 腮腺炎病毒

26. 易发生抗原性漂移和抗原性转变的病毒是　　　　　　　　（　　）

27. 严重急性呼吸综合征的病原体是（　　）

(28～30 题共用备选答案)
　　A. 风疹病毒　　　B. 麻疹病毒
　　C. 冠状病毒　　　D. 鼻病毒
　　E. 流感病毒

28. 属于小 RNA 病毒科的是　　（　　）

29. 能引起胎儿先天性畸形的是　（　　）

30. 能引起 SSPE 的是　　　　　（　　）

（31～33题共用备选答案）

　　A. 粪便　　　　　B. 咽洗液

　　C. 血液　　　　　D. 痰

　　E. 唾液

31. 分离流感病毒最常取材　　　　（　　）

32. 分离腮腺炎病毒最常取材　　　（　　）

33. 乙型肝炎诊断最常取材　　　　（　　）

【X/型/题】

34. 流感病毒的生物学性状包括　　（　　）

　　A. 正黏病毒属

　　B. 有包膜,单股负链RNA,不分节段

　　C. 包膜刺突含血凝素和融合蛋白

　　D. 抗原性漂移和转换引起流感流行

　　E. 表面抗原的免疫原性稳定,不易发生变异

35. 甲型流感病毒易发生变异的原因是

　　　　　　　　　　　　　　　　（　　）

　　A. 病毒核酸DNA分节段

　　B. 病毒基因组易发生重组

　　C. 病毒核酸为负链ssRNA,且分节段,易发生基因重组

　　D. HA与NA易发生变异

　　E. 环境改变

36. 下列属于呼吸道传播病毒的是（　　）

　　A. 风疹病毒　　　　B. 冠状病毒

　　C. 麻疹病毒　　　　D. 鼻病毒

　　E. 流行性乙型脑炎病毒

37. 下列属副黏病毒的有　　　　　（　　）

　　A. 风疹病毒

　　B. 麻疹病毒

　　C. 腺病毒

　　D. 呼吸道合胞病毒

　　E. 副流感病毒

二、名词解释

1. hemagglutinin, HA

2. neuraminidase, NA

3. antigenic drift

4. antigenic shift

5. subacute sclerosing panencephalitis, SSPE

6. congenital rubella syndrome, CRS

三、简答题

1. 呼吸道病毒主要包括哪些? 各引起什么病?

2. 流感病毒分型、分亚型的依据是什么? 分哪些型和亚型?

3. 简述麻疹病毒的传染源、传播途径、引起疾病及特异性预防原则。

【参/考/答/案】

一、选择题

【A 型题】

1. A　　2. B　　3. B　　4. E　　5. E

6. E　　7. C　　8. D　　9. C　　10. D

11. D　12. E　13. E　14. B　15. A

16. B　17. C　18. B　19. E　20. E

21. B　22. A　23. C　24. B　25. E

【B 型题】

26. A　　27. C　　28. D　　29. A　　30. B

31. B　　32. E　　33. C

【X 型题】

34. AD　　　　35. BCD　　　　36. ABCD

37. BDE

1. A【解析】在感染人类的三种流感病毒中,甲型流感病毒有着极强的变异性,乙型次之,而丙型流感病毒的抗原性非常稳定。

2. B【解析】甲型流感病毒根据 HA 和 NA 抗原性的不同,分为许多亚型。

3. B【解析】甲型流感病毒为常见流感病毒,甲型流感病毒最容易发生变异,对人类致病性高,曾多次引起世界性大流行。

4. E【解析】根据 MP 和 NP 抗原性的不同,可将流感病毒分为甲、乙、丙三型。

5. E【解析】疱疹病毒的核酸类型为 DNA;腺病毒为呼吸道病毒,核酸类型为 DNA。流感病毒的核酸类型为 RNA。

6. E【解析】抗原性转变变异幅度大,属于质变,即病毒株表面抗原结构一种或两种发生变异,与前次流行株抗原相异,形成新亚型,由于人群缺少对变异病毒株的免疫力,从而引起流感大流行。

7. C【解析】抗原性转变是病毒的大幅度抗原性改变,结果产生与原来毒株不同的亚型。其毒力可明显增强,如流感病毒的抗原性转变可导致流行性感冒的世界性大流行。

8. D【解析】诊断流感病毒的血清学检测:取发病 5 日内和 2～4 周双份血清做血凝抑制试验或补体结合试验,测定急性期和恢复期血清抗体,升高 4 倍以上有诊断意义。最常用和最简单的方法是血凝抑制试验,必要时采用补体结合试验。

9. C【解析】分离流感病毒最常用的活体是鸡胚。

10. D【解析】流感病毒仅在局部增殖,一般不入血,全身症状与病毒感染刺激机体产生的干扰素和免疫细胞释放的细胞因子有关。

11. D【解析】麻疹病毒减毒活疫苗是当前

最有效疫苗之一。鼻病毒感染后对同型病毒有免疫力,但大部分鼻病毒可发生抗原性漂移,故可引起反复感染。目前尚无针对 SARS 冠状病毒、副流感病毒的特异性治疗及预防疫苗。流感病毒易发生变异,且不同型别流感病毒感染不能诱导产生交叉性保护抗体。

12. E【解析】风疹病毒感染最严重的问题是易发生垂直传播,孕 20 周内感染风疹病毒对胎儿危害最大。孕妇妊娠早期初次感染风疹病毒后,病毒可通过胎盘屏障感染胎儿,常可造成流产或死胎,还可导致胎儿发生先天性风疹综合征,引起胎儿畸形。

13. E【解析】麻疹病毒可在真皮层内增殖,特征性的表现为在口腔两颊内侧黏膜表面出现周围有红晕的灰白色小点的 Koplik 斑,对临床早期诊断有一定的意义。

14. B【解析】我国儿童计划免疫种类有:卡介苗、乙肝疫苗、脊髓灰质炎疫苗、百白破三联疫苗、麻疹疫苗。

15. A【解析】腺病毒是一种没有包膜的颗粒,衣壳里是线状 DNA 分子。鼻病毒为无包膜的 RNA 病毒。

16. B【解析】取流感患者发病 3 天以内的咽洗液或咽拭子,经处理后接种于鸡胚羊膜腔或尿囊腔中,孵育后进行分离与鉴定。

17. C【解析】呼吸道合胞病毒(RSV)是引起婴儿病毒性肺炎最常见的病原,可引起间质性肺炎及毛细支气管炎。

18. B【解析】亚急性硬化性全脑炎是由麻疹病毒引起的一种持续性感染(慢发病毒感染),为急性病毒感染的迟发并发症,表现为渐进性大脑衰退。较为少见但后果严重。

19. B【解析】鼻病毒是引起普通感冒的主

要病原体。主要经空气飞沫和直接接触传播。通常寄居于上呼吸道,成人主要引起普通感冒等上呼吸道感染;婴幼儿和慢性呼吸道疾病患者,除上呼吸道感染外,还能引起支气管炎和支气管肺炎。

20. E【解析】孕妇在妊娠20周前感染风疹病毒,胎儿致畸发生率较高。若需判断风疹病毒感染者的免疫状态,需对可疑风疹患者在出现斑疹后3天内及随后的14~21天分别取样同时检测。双份血清抗体效价增高4倍以上为阳性。

21. B【解析】风疹病毒易发生垂直感染,孕妇妊娠早期(3个月内)初次感染风疹病毒后,病毒可通过胎盘屏障感染胎儿,常可造成流产或死胎,还可导致胎儿发生先天性风疹综合征,引起胎儿畸形。

22. A【解析】风疹减毒活疫苗的接种对象年龄为8个月以上的风疹病毒易感者、育龄期妇女。孕妇禁用。

23. C【解析】副黏病毒科有包膜,如麻疹病毒、腮腺炎病毒、副流感病毒、呼吸道合胞病毒等。鼻病毒不属于副黏病毒科。

24. B【解析】腮腺炎病毒属于副黏病毒科,主要引起流行性腮腺炎。只有一个血清型。

25. E【解析】病毒性肺炎胸部X线呈磨玻璃样阴影,小片状浸润或广泛浸润、实变。真菌性肺炎胸部X线可见双下肺纹理增多,有纤维条索影。根据患者的病史、临床表现、血常规及X线检查综合判断是病毒感染。

26. A【解析】流感病毒易发生抗原性转变和抗原性漂移而引起流感流行,其中甲型流感病毒变异性极强,多次引起流感大流行。

27. C【解析】严重急性呼吸综合征,俗称传染性非典型肺炎,也称非典型肺炎。是由SARS冠状病毒(SARS-CoV)引起的一种具有明显传染性、可累及多个脏器系统的特殊肺炎。

28. D【解析】鼻病毒属小RNA病毒科,是人患普通感冒的主要病原体。

29. A【解析】风疹病毒易发生垂直感染,孕妇妊娠早期初次感染风疹病毒后,病毒可通过胎盘屏障感染胎儿,造成流产或死胎,还可导致胎儿发生先天性风疹综合征,引起胎儿畸形。

30. B【解析】亚急性硬化性全脑炎是一种以大脑白质和灰质损害为主的全脑炎。本病的发生是由于缺陷型麻疹病毒慢性持续感染所致的一种罕见的致命性中枢神经系统退变性疾病。

31. B【解析】流感病毒的分离与鉴定通常取材发病3日内患者的咽洗液或咽拭子。

32. E【解析】腮腺炎病毒感染患者典型病例根据临床表现诊断,不典型病例,可取唾液、尿液或脑脊液进行病毒分离。

33. C【解析】乙型肝炎诊断通常取患者血液进行肝功能检测、乙型肝炎病毒标志检测等。

34. AD【解析】流感病毒核酸分节段,包膜刺突含有血凝素和神经氨酸酶,抗原性极易变异。

35. BCD【解析】流感病毒核酸为分节段的单负链RNA;甲型流感病毒易发生变异的原因不包含环境改变。

36. ABCD【解析】流行性乙型脑炎病毒简称乙脑病毒,属于虫媒病毒。

37. BDE【解析】风疹病毒和腺病毒属于其他呼吸道病毒。

二、名词解释

1. 血凝素(HA):是病毒包膜上的一种糖蛋白刺突,可以与人或动物的红细胞表面受体结合而引起红细胞凝集,HA 可吸附宿主细胞膜上的唾液酸受体,导致感染发生。HA 具有免疫原性,其诱导的抗体能抑制血凝现象和中和病毒感染性。此外血凝素能导致抗原性变异,是甲型流感病毒分亚型的依据之一。

2. 神经氨酸酶(NA):是病毒包膜上的一种糖蛋白刺突,可水解宿主细胞膜表面糖蛋白末端的 N - 乙酰神经氨酸,使成熟病毒体从细胞膜上解离而释放。NA 具有免疫原性,其相应抗体能抑制病毒的释放与扩散,但无中和病毒作用。

3. 抗原性漂移(antigenic drift):甲型流感病毒亚型内部经常发生的抗原(HA 和 NA)结构小变异或连续变异称为抗原性漂移。抗原性漂移可引起流感的中、小型流行。

4. 抗原性转变(antigenic shift):指甲型流感病毒的血凝素或神经氨酸酶的抗原性发生大变异,形成了新的亚型。抗原性转变可导致流感的大流行。

5. 亚急性硬化性全脑炎(SSPE):麻疹患者在其恢复多年后出现的一种疾病,属于麻疹病毒急性感染后的迟发并发症,表现为渐进性大脑衰退,1~2 年内死亡。

6. 先天性风疹综合征(CRS):孕妇妊娠早期感染风疹病毒,病毒可通过胎盘感染胎儿,引起畸形、死亡、流产或产后死亡,还可引起先天性风疹综合征,表现为先天性心脏病、白内障和耳聋三大主症。

三、简答题

1. 呼吸道病毒主要包括哪些? 各引起什么病?

答 主要包括以下几种。①流感病毒:引起流感;②副流感病毒:引起普通感冒、支气管炎;③麻疹病毒:引起麻疹、SSPE;④呼吸道合胞病毒和腺病毒:引起婴幼儿支气管肺炎;⑤腮腺炎病毒:引起流行性腮腺炎;⑥风疹病毒:引起风疹、先天性风疹综合征;⑦鼻病毒:引起上呼吸道感染和普通感冒;⑧SARS 冠状病毒:引起 SARS。

2. 流感病毒分型、分亚型的依据是什么? 分哪些型和亚型?

答 流感病毒根据核蛋白(NP)和基质蛋白(MP)抗原性不同分为甲、乙、丙三型。根据血凝素(HA)和神经氨酸酶(NA)的抗原性不同,甲型流感病毒可分为原甲型、亚甲型、亚洲甲型、香港甲型和新甲型等若干亚型。

3. 简述麻疹病毒的传染源、传播途径、引起疾病及特异性预防原则。

答 传染源是急性期患者,出疹前6 天至出疹后 3 天内传染最强。传播途径为飞沫传播,引起麻疹,有少数病例可出现亚急性硬化性全脑炎(SSPE)。特异性预防是对儿童进行人工主动免疫,即注射麻疹疫苗;接触麻疹患者的易感儿童可以采用人工被动免疫,注射丙种球蛋白或患者恢复期血清。

(孙艳宏)

第 25 章 肠道病毒与急性胃肠炎病毒

【学/习/要/点】

一、掌握

1. 肠道病毒的种类。
2. 脊髓灰质炎病毒的致病性、免疫性和特异性预防。
3. 人类轮状病毒的生物学性状、致病性。

二、熟悉

1. 肠道病毒的共性。
2. 柯萨奇病毒、埃可病毒、新型肠道病毒的致病性。

【应/试/考/题】

一、选择题

【A/型/题】

1. 下列肠道病毒共同特性中,错误的是
   ( )
   A. 二十面体立体对称的无包膜小 RNA 病毒
   B. 耐酸、耐乙醚
   C. 隐性感染多见
   D. 寄生于肠道,只引起人类消化道传染病
   E. 病后免疫力牢固

2. 肠道病毒的核酸类型是 ( )
   A. 单正链 RNA   B. 单负链 RNA
   C. 双链 RNA   D. 双链 DNA
   E. 单链 DNA

3. 脊髓灰质炎病毒主要侵犯 ( )
   A. 三叉神经节
   B. 脑神经节
   C. 脊髓前角运动神经细胞
   D. 神经肌肉接头
   E. 海马回锥体细胞

4. 脊髓灰质炎病毒侵入中枢神经细胞的播散途径是 ( )
   A. 沿神经播散
   B. 经神经肌肉接头播散
   C. 经细胞间融合播散
   D. 经淋巴播散
   E. 经血液播散

5. 小儿麻痹症的病原体是 ( )
   A. 脊髓灰质炎病毒
   B. 流行性乙型脑炎病毒

C. 单纯疱疹病毒

D. 麻疹病毒

E. EB 病毒

6. 下列都通过粪 – 口途径传播的病毒是

（　　）

A. 脊髓灰质炎病毒、甲型肝炎病毒、ECHO 病毒、柯萨奇病毒

B. 腺病毒、流感病毒、脊髓灰质炎病毒、ECHO 病毒

C. 柯萨奇病毒、甲型肝炎病毒、麻疹病毒、EB 病毒

D. 冠状病毒、腮腺炎病毒、ECHO 病毒、柯萨奇病毒

E. EB 病毒、ECHO 病毒、脊髓灰质炎病毒、柯萨奇病毒

7. 引起疱疹性咽峡炎的肠道病毒主要是

（　　）

A. 脊髓灰质炎病毒

B. 柯萨奇病毒 A 组

C. 柯萨奇病毒 B 组

D. 埃可病毒

E. 轮状病毒

8. 柯萨奇病毒 A 组引起的疾病不包括

（　　）

A. 疱疹性咽峡炎　　B. 无菌性脑膜炎

C. 结膜炎　　　　　D. 新生儿全身感染

E. 皮疹、黏膜炎

9. 脊髓灰质炎病毒最主要的感染类型是

（　　）

A. 隐性感染　　　　B. 急性感染

C. 慢性感染　　　　D. 潜伏感染

E. 迟发感染

10. 婴幼儿急性胃肠炎的主要病原体是

（　　）

A. 腺病毒　　　　　B. 人类轮状病毒

C. 埃可病毒　　　　D. 葡萄球菌

E. 霍乱弧菌

11. 脊髓灰质炎病毒排出体外主要通过

（　　）

A. 鼻分泌物　　　　B. 眼分泌物

C. 粪便　　　　　　D. 小便

E. 飞沫

12. 柯萨奇病毒分 A、B 两组的依据是（　　）

A. 中和试验

B. 补体结合试验

C. 对人的致病特征

D. 对新生乳鼠的致病特征

E. 血凝试验

13. 引起急性出血性结膜炎的主要病原是

（　　）

A. 柯萨奇病毒 A 组 20 型

B. 腺病毒 S 型

C. 肠道病毒 70 型

D. 肠道病毒 69 型

E. 肠道病毒 72 型

14. 预防脊髓灰质炎的特异措施是（　　）

A. 消毒患者排泄物，搞好水和饮食卫生

B. 服用 OPV

C. 注射 MMR

D. 注射胎盘球蛋白或丙种球蛋白

E. 注射成人全血

15. 轮状病毒的命名是因其　　（　　）

A. 光学显微镜下可见其轮状包涵体

B. 具有双层衣壳，形似车轮辐条状

C. 是首先发现该病毒者的人名

D. 反复周期性地引起婴幼儿急性胃肠炎

E. 病毒体呈现扁平形

16. OPV 疫苗是指　　　　　（　　）

A. 脊髓灰质炎减毒活疫苗

B. 脊髓灰质炎灭活疫苗

C. 卡介苗

D. 乙型肝炎疫苗

E. 麻疹减毒活疫苗

17. 脊髓灰质炎多见于 （　　）

A. 儿童　　　　B. 青壮年

C. 孕妇　　　　D. 农民

E. 制革工人

18. 柯萨奇病毒的主要传播途径是（　　）

A. 呼吸道　　　　B. 消化道

C. 蚊虫叮咬　　　D. 血液和血制品

E. 母婴传播

19. 轮状病毒的致泻机制是 （　　）

A. 小肠黏膜细胞 cGMP 水平升高，导致体液平衡紊乱

B. 小肠黏膜细胞 cAMP 水平升高，导致小肠细胞分泌过度

C. 病毒直接损伤小肠黏膜细胞，导致电解质紊乱，大量水分进入肠腔

D. 病毒作用于肠壁神经系统，使肠功能紊乱

E. 以上都不是

20. 下列直接电镜观察有特征的病毒是 （　　）

A. 脊髓灰质炎病毒

B. 柯萨奇病毒

C. 人类轮状病毒

D. 埃可病毒

E. 甲型肝炎病毒

21. 下列关于柯萨奇病毒的叙述，不正确的是 （　　）

A. 为小 RNA 病毒科的肠道病毒

B. 核酸为单负链 RNA

C. 根据其对新生小鼠致病特征的不同分为 A、B 组

D. B 组病毒可在多种细胞中增殖

E. A 组病毒对新生乳鼠敏感，大多数不易在胞内增殖

22. 下列病毒不属于肠道病毒的是（　　）

A. 脊髓灰质炎病毒

B. 柯萨奇病毒

C. ECHO 病毒

D. EB 病毒

E. 新型肠道病毒

23. 下列关于脊髓灰质炎病毒的特性，错误的是 （　　）

A. 主要经粪 - 口途径传播

B. 分为 Ⅰ、Ⅱ、Ⅲ 三个型别

C. 各型病毒之间有交叉免疫反应

D. 主要感染脊髓运动神经细胞

E. 口服减毒活疫苗可进行预防

24. 下列关于脊髓灰质炎的预防措施，错误的是 （　　）

A. 搞好患者排泄物消毒，加强饮食卫生，保护水源

B. 用脊髓灰质炎减毒活疫苗

C. 接种脊髓灰质炎灭活疫苗

D. 注射丙种球蛋白

E. 防鼠灭鼠

25. 下列关于肠道病毒的叙述，错误的是 （　　）

A. 脊髓灰质炎病毒感染，90% 以上仅引起暂时性肢体麻痹，极少数造成弛缓性麻痹

B. 柯萨奇病毒 A 组大多数型别不易在细胞培养中生长

C. ECHO 病毒某些型别能凝集人类 O 型红细胞

D. 轮状病毒只有 A ~ C 组能引起人类腹泻

E. 肠道病毒 70 型能引起人类急性出血性结膜炎

26. 肠道病毒不会引起的疾病是 （　　）

A. 脊髓灰质炎

B. 急性出血性结膜炎

C. 心肌炎

D. 手足口病

E. 流行性乙型脑炎

27. 下列关于轮状病毒的特性,错误的是
　　　　　　　　　　　　　（　　　）
　　A. 只有具有双层衣壳结构的完整病毒
　　　　颗粒才有感染性
　　B. A 组轮状病毒为引起婴幼儿急性胃
　　　　肠炎的主要病原体
　　C. 胰酶处理可增强其感染性
　　D. 致泻机制是肠黏膜上皮细胞的过度
　　　　分泌
　　E. 机体特异性免疫主要靠肠道局部 SIgA

28. 口服脊髓灰质炎减毒活疫苗的优点不
　　包括　　　　　　　　　　　（　　　）
　　A. 疫苗病毒随粪便排出,扩大了免疫
　　　　范围
　　B. 可刺激机体产生血清中和抗体 IgG
　　C. 口服方便,儿童易于接受
　　D. 疫苗病毒在肠道增殖,产生局部 SIgA
　　　　可以阻断野毒株的感染
　　E. 易保存不需冷藏

29. 最易引起病毒性心肌炎的病毒是
　　　　　　　　　　　　　（　　　）
　　A. 脊髓灰质炎病毒
　　B. 柯萨奇病毒 A 组
　　C. 柯萨奇病毒 B 组
　　D. 埃可病毒
　　E. 肠道病毒 70 型

30. 口服脊髓灰质炎减毒活疫苗的初服年
　　龄为　　　　　　　　　　　（　　　）
　　A. 新生儿　　　　B. 2 个月龄
　　C. 4 个月龄　　　D. 6 个月龄
　　E. 8 个月龄

31. 手足口病的病原体是　　　（　　　）
　　A. 风疹病毒
　　B. 单纯疱疹病毒
　　C. 水痘 – 带状疱疹病毒
　　D. 肠道病毒 71 型
　　E. 肠道病毒 70 型

【B 型题】

(32 ~ 33 题共用备选答案)
　　A. 脊髓灰质炎病毒
　　B. 柯萨奇病毒
　　C. 轮状病毒
　　D. 埃可病毒
　　E. 杯状病毒

32. 侵犯儿童脊髓前角运动神经细胞,导
　　致弛缓性肢体麻痹的病原体是（　　　）

33. 新生儿心肌炎和心包炎常见的病原
　　体是　　　　　　　　　　　（　　　）

(34 ~ 35 题共用备选答案)
　　A. 脊髓灰质炎病毒
　　B. 人类轮状病毒
　　C. 埃可病毒
　　D. 柯萨奇病毒
　　E. 肠道病毒 70 型

34. 对乳鼠有致病性,根据引起乳鼠的病
　　理变化进行分组的病毒是　（　　　）

35. 特异预防效果最好的是　　（　　　）

【X 型题】

36. 肠道病毒属的病毒包括　　（　　　）
　　A. 脊髓灰质炎病毒
　　B. 轮状病毒
　　C. 柯萨奇病毒
　　D. 埃可病毒
　　E. EB 病毒

37. 肠道病毒属的共同特点包括（　　　）
　　A. 核酸型为单正链 RNA
　　B. 多为显性感染
　　C. 对干燥不敏感
　　D. 可通过病毒血症引起多种疾病
　　E. 有包膜

38.下列关于脊髓灰质炎病毒的特性,正确的是 （　　）

　　A. 核酸类型为单正链 RNA

　　B. 对紫外线、干燥敏感,在污水或粪便中可存活数月

　　C. 感染机体能形成二次病毒血症

　　D. 病后免疫力不牢固,仍需口服糖丸疫苗

　　E. 有包膜的球形病毒

二、名词解释

1. enterovirus

2. rotavirus

3. acute gastroenteritis virus

三、简答题

1. 简述肠道病毒的共同特点。

2. 肠道病毒可以引起哪些疾病?

3. 脊髓灰质炎病毒的致病性和免疫性有何特点?

【参 / 考 / 答 / 案】

一、选择题

【A 型题】

1. D	2. A	3. C	4. E	5. A
6. A	7. B	8. D	9. A	10. B
11. C	12. D	13. C	14. B	15. B
16. A	17. A	18. B	19. C	20. C
21. B	22. D	23. C	24. E	25. A
26. E	27. D	28. E	29. C	30. B
31. D				

【B 型题】

32. A　　33. B　　34. D　　35. A

【X 型题】

36. ACD　　　37. AD　　　38. ABC

1. D【解析】肠道病毒可在肠道组织中增殖,但主要引起肠道外疾病。肠道病毒主要经粪 - 口途径传播,临床表现多样化,引起人类多种疾病,如脊髓灰质炎、无菌性脑炎、心肌损伤等。

2. A【解析】肠道病毒基因组为单正链

RNA,具有感染性,并起 mRNA 作用。

3. C【解析】脊髓灰质炎病毒是引起脊髓灰质炎的病毒。该疾病传播广泛,是一种急性传染病。病毒常侵犯中枢神经系统,损害脊髓前角运动神经细胞,导致肢体弛缓性麻痹,多见于儿童,故又名小儿麻痹症。

4. E【解析】脊髓灰质炎病毒自口、咽或肠道黏膜侵入人体后,1 天内即可到达局部淋巴组织,并向局部排出病毒,进一步侵入血流(第 1 次病毒血症),在第 3 天到达各处非神经组织,可再次大量进入血循环(第 2 次病毒血症),少部分患者可因病毒毒力强或血中抗体不足以将其中和,病毒可随血流经血脑屏障侵犯中枢神经系统。

5. A【解析】脊髓灰质炎病毒是引起脊髓灰质炎的病毒。该疾病传播广泛,是一种急性传染病。病毒常侵犯中枢神经系统,损害脊髓前角运动神经细胞,导致肢体弛缓性麻痹,多见于儿童,故又名小儿麻痹症。

6. A【解析】肠道病毒包括:①脊髓灰质

病毒;②柯萨奇病毒;③埃可病毒;④新型肠道病毒。传播方式:粪－口途径是主要的传播方式。流感病毒以呼吸道飞沫传播,麻疹病毒通过飞沫或直接接触传播,冠状病毒也通过飞沫传播,EB病毒主要通过唾液传播。

7. B【解析】疱疹性咽峡炎大多为A组柯萨奇病毒所引起。

8. D【解析】柯萨奇病毒B组可经胎盘传给胎儿,引起婴儿全身感染。

9. A【解析】脊髓灰质炎病毒感染机体后,至少有90%的感染者表现为隐性感染,只有0.1%~2.0%的感染者才出现严重的结局,甚至导致呼吸、心脏衰竭死亡。

10. B【解析】轮状病毒是引起婴幼儿腹泻的主要病原体之一,其主要感染小肠上皮细胞,造成细胞损伤,引起腹泻。感染途径为粪－口途径。

11. C【解析】脊髓灰质炎患者经咽部分泌物排出脊髓灰质炎病毒只持续数天,而通过粪便排出可持续到感染病毒2个月后。没有症状的感染者也可从咽部和肠道排出病毒,成为疾病的传染源。

12. D【解析】柯萨奇病毒有29个血清型,根据病毒对乳鼠的致病性及对细胞培养的敏感性不同,将病毒分为A组和B组。A组柯萨奇病毒引起新生乳鼠松弛型麻痹,而B组柯萨奇病毒引起新生乳鼠痉挛型麻痹。

13. C【解析】70型肠道病毒引起的急性出血性结膜炎多突然发病,有严重的眼痛、畏光、视物模糊、结膜下出血,出血程度从小的出血点到大块出血。

14. B【解析】脊髓灰质炎疫苗是预防和消灭脊髓灰质炎的有效手段。目前用来

预防脊髓灰质炎的疫苗有两类:口服脊灰减毒活疫苗(OPV)、注射型脊髓灰质炎灭活疫苗。

15. B【解析】轮状病毒双层衣壳,无包膜,电镜下外形呈车轮状。

16. A【解析】口服脊髓灰质炎减毒活疫苗为OPV,IPV为肌内注射的灭活脊髓灰质炎疫苗。

17. A【解析】脊髓灰质炎是由脊髓灰质炎病毒引起的严重危害儿童健康的急性传染病。

18. B【解析】柯萨奇病毒是一种肠道病毒,分为A和B两类,一般在夏秋季呈流行或散在发生,可经消化道(主要)、呼吸道或眼部黏膜感染。

19. C【解析】轮状病毒侵入人体后,病毒在小肠黏膜绒毛细胞内增殖,造成微绒毛萎缩、脱落和细胞溶解坏死,使肠道吸收功能受损而导致腹泻。

20. C【解析】人轮状病毒的病毒体呈圆球形,有双层衣壳,每层衣壳呈二十面体对称。电镜下观察形似"车轮状"。

21. B【解析】柯萨奇病毒为单正链小RNA病毒。

22. D【解析】EB病毒属于疱疹病毒科。

23. C【解析】脊髓灰质炎病毒型间无交叉免疫反应。

24. E【解析】患者及无症状带毒者是脊髓灰质炎病毒的传染源,通过粪－口途径传播,与鼠无关。

25. A【解析】受病毒感染后,绝大多数人(90%以上)呈隐性感染,而显性感染者也多为轻症感染,只有少数患者发生神经系统感染,引起严重的症状和后果。

26. E【解析】流行性乙型脑炎是乙脑病毒引起的。

27. D【解析】腹泻是因轮状病毒的多重活动。主要为肠黏膜细胞遭到该病毒的破坏而导致吸收不良。

28. E【解析】口服脊髓灰质炎减毒活疫苗须在 -20℃ 以下避光保存,冷藏运输。

29. C【解析】多种病毒可引起心肌炎,其中柯萨奇 B 组病毒是最主要的病毒。

30. B【解析】我国从 1986 年起就实施的脊髓灰质炎疫苗接种程序是:2 个月龄的婴儿开始连服 3 次 OPV,每次间隔 1 个月,4 岁时再加强一次。

31. D【解析】引起人体手足口病的病毒主要有 2 种,一种是柯萨奇病毒,另一种是新型肠道病毒 71 型(EV71)。我国近年来流行手足口病,其病原体主要是 EV71。

32. A【解析】脊髓灰质炎病毒常侵犯中枢神经系统,损害脊髓前角运动神经细胞,导致肢体弛缓性麻痹,多见于儿童,故又名小儿麻痹症。

33. B【解析】新生儿心肌炎和心包炎常见的病原体是柯萨奇病毒 B 组。

34. D【解析】柯萨奇病毒的形态、结构、基因组和理化性状等与脊髓灰质炎病毒相似。但柯萨奇病毒对乳鼠有致病性,并根据引起乳鼠的病理变化,将病毒分为 A 组和 B 组。

35. A【解析】脊髓灰质炎病毒特异预防效果最好。脊髓灰质炎疫苗是预防和消灭脊髓灰质炎的有效控制手段。

36. ACD【解析】EB 病毒属于疱疹病毒,轮状病毒属于急性胃肠炎病毒。

37. AD【解析】肠道病毒球形,无包膜,多为隐性感染,对紫外线、干燥敏感。

38. ABC【解析】脊髓灰质炎病毒为球形的无包膜病毒,病后可获得对同型病毒的牢固免疫力。

二、名词解释

1. *肠道病毒(enterovirus)*:属于小 RNA 病毒,可在鼻咽部和肠道内增殖并从肠道排出。主要包括脊髓灰质炎病毒、柯萨奇病毒、埃可病毒和新型肠道病毒等。

2. *轮状病毒(rotavirus)*:属于呼肠病毒科轮状病毒属,直径 60 ~ 80nm,有双层衣壳,无包膜,病毒基因组为双链 RNA,电镜下病毒外形呈车轮状,是引起婴幼儿腹泻的主要病原体。

3. *急性胃肠炎病毒(acute gastroenteritis virus)*:指引起急性肠道内感染性疾病的胃肠道感染病毒,主要通过消化道感染和传播,临床表现以腹泻、呕吐等为主,可从粪便标本中分离病毒,包括轮状病毒、星状病毒、肠道腺病毒等。

三、简答题

1. *简述肠道病毒的共同特点。*

答 ①球形,无包膜,直径 24 ~ 30nm,基因组为单正链 RNA,有感染性,衣壳为二十面体立体对称;②在宿主细胞质内增殖,迅速产生细胞病变;③对理化因素的抵抗力较强,耐酸、乙醚,对紫外线、干燥敏感;④主要经粪 - 口途径传播,隐性感染多见。

2. *肠道病毒可以引起哪些疾病?*

答 肠道病毒引起的疾病有以下几种。①神经系统感染:脊髓灰质炎、无菌性脑膜炎等;②呼吸道感染:感冒、肺炎、疱疹性咽峡炎等;③心脏和肌肉感染:胸痛、心肌炎、心包炎;④皮肤和黏膜感染:皮疹、手足口病等;⑤其他感染:急性出血性结膜炎、婴儿全身感染、糖尿病等。

3. 脊髓灰质炎病毒的致病性和免疫性有何特点？

答　（1）脊髓灰质炎病毒的致病特点：①主要经粪－口途径传播，多表现为隐性感染或轻症感染，极少数幼儿体内病毒可经两次病毒血症后侵犯中枢神经系统，引起脊髓灰质炎，造成肢体弛缓性瘫痪；②组织损伤是由病毒对细胞的直接破坏（CPE）造成的。

（2）脊髓灰质炎病毒的免疫特点：①病后可获得对同型病毒的牢固免疫力。②保护性免疫以体液免疫为主。鼻咽和肠黏膜局部 SIgA 是最主要的中和抗体，可以阻止野毒株病毒的感染。血清 IgG 和 IgM 可阻止病毒侵入中枢神经系统。③6 个月以内的婴儿可从母体获得被动免疫。

（刘继鑫）

第 26 章　肝炎病毒

一、掌握

1. 乙型肝炎病毒电镜下形态。
2. 乙型肝炎病毒的抗原抗体组成。
3. 乙型肝炎病毒的微生物学检查法及在医学上的应用。

二、熟悉

五型肝炎病毒在生物学性状、所致疾病特点与免疫性、微生物学检测及防治原则方面的区别。

【应/试/考/题】

一、选择题

【A/型/题】

1. 具有高度传染性的 HBV 感染者血液中可检测到　　　　　　　（　　）
   A. HBsAg、HBcAg、HBeAg
   B. HBsAg、抗 HBe、抗 HBc
   C. HBsAg、抗 HBs、HBeAg
   D. 抗 HBe、抗 HBs、抗 HBc
   E. HBsAg、抗 HBc、HBeAg
2. 不必接受 HBIG 被动免疫的人群是　　　　　　　　　　　　（　　）
   A. HBsAg 阳性母亲所生的新生儿
   B. 输入了 HBsAg 阳性血液者

   C. 体表破损处沾染了 HBsAg 阳性血清者
   D. 乙型肝炎疫苗接种成功者
   E. 接受了 HBsAg 阳性器官的移植者
3. 下列病毒中属于缺陷病毒的是　（　　）
   A. HAV　　　　　　B. HBV
   C. HDV　　　　　　D. EBV
   E. ECHO 病毒
4. 下列关于抗 HBc IgM 的叙述，正确的是　　　　　　　　　　　　（　　）
   A. 由 HBV 的表面抗原刺激产生
   B. 阳性为早期诊断 HBV 感染的依据之一
   C. 有抗 HBV 再感染的作用
   D. 在血清中可长期存在
   E. 阳性表示疾病开始恢复

5. HBV 病毒与哪种病毒同时感染,可能导致患者因重症急性肝炎而死亡 （　）
 A. HAV　　　　B. HCV
 C. HDV　　　　D. HEV
 E. HGV

6. 下列对 HBsAg 阳性母亲生下的新生儿预防处理,最好的方法是 （　）
 A. 丙种球蛋白
 B. 乙型肝炎疫苗
 C. 高效价乙型肝炎免疫球蛋白
 D. 乙型肝炎疫苗 + 高效价乙型肝炎免疫球蛋白
 E. 乙型肝炎疫苗 + 丙种球蛋白

7. 下列作为供血者最好的是 （　）
 A. HBsAg(+),HBeAg(+),抗 HBc(+)
 B. HBsAg(+),HBeAg(−),抗 HBc(+)
 C. HBsAg(−),HBeAg(−),抗 HBc(−)
 D. HBsAg(−),HBeAg(−),抗 HBc(+)
 E. HBsAg(+),HBeAg(−),抗 HBc(−)

8. 某患者食欲不振,乏力,血清学检查:抗 HAV IgG(+),HBsAg(+),抗 HBc IgM(+)。可诊断为 （　）
 A. 甲型肝炎
 B. 急性乙型肝炎
 C. 乙型肝炎合并甲型肝炎
 D. 甲型肝炎合并乙型肝炎
 E. 丙型肝炎

9. 根据下列 HBV 感染状况检查结果,可作为献血员的是抗 HBc、抗 HBe、抗 HBs、HBsAg （　）
 A. + − − +　　　　B. − − + −
 C. − + − +　　　　D. − − − +
 E. + + − −

10. 现有一份患者血液标本的"两对半"检验结果为:HBsAg(−),HBeAg(−),抗 HBs(+),抗 HBe(+),抗 HBc(+),这表明 （　）
 A. 乙型肝炎病毒感染潜伏期
 B. 乙型肝炎病毒感染急性期

 C. 乙型肝炎病毒感染恢复期
 D. 曾经感染过乙型肝炎病毒,现已完全康复
 E. 接种过乙型肝炎疫苗

11. 接种乙型肝炎疫苗成功应在血清中检出 （　）
 A. 抗 HBc IgM　　B. 抗 HBc IgG
 C. 抗 HBe　　　　D. 抗 HBs
 E. 抗 Pre – S

12. HAV 是甲型肝炎的病原体,它可以感染的宿主是 （　）
 A. 人类和猪马牛羊
 B. 人类和袋鼠
 C. 人类和非人类灵长类动物
 D. 人类和家禽
 E. 以上都可以

【B 型 题】

(13 ~ 20 题共用备选答案)
 A. HAV　　　　B. HBV
 C. HCV　　　　D. HDV
 E. HEV

13. 核酸为 DNA 的肝炎病毒是 （　）
14. 感染最易慢性化的肝炎病毒是（　）
15. 动物病毒中基因组最小的是 （　）
16. 主要通过污水传播的肝炎病毒是（　）
17. 孕妇感染后病死率高的是 （　）
18. 复制时需要嗜肝 DNA 病毒辅助的是 （　）
19. 可用灭活疫苗和减毒活疫苗预防的是 （　）
20. 多感染儿童,以隐性感染为主的是 （　）

(21 ~ 26 题共用备选答案)
 A. HBsAg　　　　B. HBcAg
 C. HBeAg　　　　D. 抗 HBs
 E. 抗 HBe

21. 不易在血清中检测出的成分是（　　）

22. 乙型肝炎疫苗的有效成分是（　　）

23. 存在于 Dane 颗粒表面的是（　　）

24. 小球形颗粒的主要成分是（　　）

25. 对机体有免疫保护性的是（　　）

26. 不是结构蛋白的抗原是（　　）

【X/型/题】

27. 甲型肝炎病毒的特点有（　　）

A. 属于无包膜小 RNA 病毒科

B. 抵抗力强，传染性强，90% 为显性遗传

C. 引起培养细胞的脱落和坏死

D. 引起急性黄疸性肝炎

E. 容易转为慢性肝炎

28. 乙型肝炎病毒的特点有（　　）

A. 核心含两条完整环状 DNA

B. 含双层衣壳，内衣壳仅由核心抗原构成

C. 最外层是包膜

D. 复制时有逆转录过程

E. 有四个开放读码框架

29. 乙型肝炎病毒核心抗原的特点有（　　）

A. 存在于 Dane 颗粒的内部

B. 是传染性高的指标

C. 不易在血循环中检出

D. 产生的抗体具有保护作用

E. 在肝细胞核内复制

30. 乙型肝炎病毒基因组的特点有（　　）

A. 完全闭合的环状双链 DNA

B. 基因重叠

C. 易发生基因突变

D. 能与肝细胞 DNA 整合

E. 能编码具有反式激活功能的蛋白

31. 甲型肝炎的传染源主要是（　　）

A. 急性期患者　　　　B. 病毒携带者

C. 隐性感染者　　　　D. 受感染的动物

E. 慢性期患者

32. 可通过输血传播的疾病是（　　）

A. 乙型肝炎　　　　B. 梅毒

C. HIV　　　　　　D. HPV

E. 丙型肝炎

二、名词解释

1. 重叠感染

2. Dane 颗粒

3. 联合感染

4. HBsAg 携带者

5. 乙型肝炎基因工程疫苗

三、简答题

1. 简述 HBV 抗原抗体系统检测的临床应用。

2. 结合 HBV 的传播途径谈谈怎样预防 HBV 的感染？

3. 简要说明乙型肝炎、丁型肝炎与丙型肝炎的预防策略和措施。

4. 简述 HBV 和 HCV 在致病性和免疫性方面的异同。

5. HAV 和 HEV 在生物学性状和致病性上有何异同？

6. 简述 HBV DNA 定量检测的临床意义。

7. 肝炎病毒中，可引起输血后肝炎的有哪些？怎样预防输血后肝炎？

8. 简述 HBV 血清学主要抗原抗体标志物，并说明其在疾病诊断中的意义。

【参 / 考 / 答 / 案】

一、选择题

【A 型题】

1. E 2. D 3. C 4. B 5. C
6. D 7. C 8. B 9. B 10. C
11. D 12. C

【B 型题】

13. B 14. C 15. D 16. E 17. E
18. D 19. A 20. A 21. B 22. A
23. A 24. A 25. D 26. C

【X 型题】

27. AD 28. BCDE 29. ACE
30. BCDE 31. AC 32. ABCE

1. E【解析】本题实质上考核有关"大三阳"的内容,HBsAg 是病毒感染的主要标志,HBeAg 是 HBV 复制及具有强感染性的一个指标,抗 HBc 阳性常提示 HBV 处于复制状态。

2. D【解析】乙型肝炎疫苗接种成功者体内已经出现保护性的抗 HBs。

3. C【解析】HDV 是缺陷病毒,自身不能完成复制过程,需要 HBV 辅助。

4. B【解析】抗 HBc IgM 为非保护性抗体,半衰期比较短,在体内存在时间短,其存在常提示 HBV 早期感染,HBV 处于复制状态。

5. C【解析】HDV 为一种缺陷病毒,必须在 HBV 或其他嗜肝 DNA 病毒辅助下才能复制。因此,HDV 可与 HBV 联合感染或重叠感染,从而导致患者肝炎症状加重与恶化,发展为重型肝炎。

6. D【解析】联合免疫是重要而有效的母婴阻断措施。

7. C【解析】在 HBV 血清学指标检测的方法中,"两对半"检查中 HBsAg/抗 HBs、抗 HBc、HBeAg/抗 HBe 变化可反映 HBV 在体内感染情况。HBsAg 阳性说明有 HBV 感染,处于急性肝炎的潜伏期或急性期,不能作为供血者。HBcAg 刺激机体首先产生抗 HBc IgM,随后产生抗 HBc IgG。抗 HBc IgM 高滴度说明 HBV 在体内复制,未检出抗 HBc IgM 可以排除急性乙型肝炎。抗 HBc IgG 在血清中可持续多年。抗 HBc IgM 消失表示乙型肝炎康复或转为慢性。

8. B【解析】抗 HAV IgG 阳性是甲型肝炎既往感染的标志,HBsAg 和抗 HBc IgM 阳性表明现在处于乙型肝炎急性感染期。

9. B【解析】抗 HBs——保护性抗体。

10. C【解析】HBeAg 的检出是 HBV 在体内复制的一个标志,HBeAg、HBV DNA 及 HBsAg 往往同时阳性,提示患者具有高度的传染性。抗 HBs 阳性,说明机体对 HBV 的感染已具有免疫保护力。抗 HBe 出现于 HBV 急性感染的恢复期,持续时间较长。

11. D【解析】HBsAg 有较好的免疫原性。采用"0 - 1 - 6"方案注射乙型肝炎疫苗后,一般血清中会出现抗 HBs 单项阳性。接种后有效的免疫保护力可维持多年。血清中出现该抗体一般提示机体对 HBV 的感染已具有免疫保护力。

12. C【解析】HAV 的宿主范围局限于人类和数种非人类灵长类动物。

21. B【解析】HBcAg 因被 HBsAg 覆盖,故不易在血清中检出。

22. A【解析】疫苗接种是预防 HBV 感染的最有效方法。抗 HBs 为中和性保护抗体,能清除乙型肝炎病毒颗粒,疫苗的有效成分就应该是对应的特异性抗原,即 HBsAg。

27. AD【解析】HAV 在培养细胞内增殖非常缓慢,一般不引起细胞病变。

28. BCDE【解析】HBV 的 DNA 为不完全双链环状 DNA。

29. ACE【解析】HBcAg 存在于 Dane 颗粒核心部位的表面,在肝细胞核内合成,在肝细胞胞质内与 HBV DNA 装配成核衣壳。不易在血循环中检出游离的 HBcAg,故很少作为常规检测。

30. BCDE【解析】HBV DNA 是一未完全闭合环状双链 DNA。负链含有 S、C、X、P 4 个开放读码框架,开放读码框架之间相互重叠。X 基因编码 X 蛋白,可反式激活细胞内原癌基因,可能与肝癌发生有关。HBV 复制要经过一个逆转录过程,与逆转录病毒相似,能与肝细胞 DNA 整合。在逆转录过程中所需的 HBV DNA 聚合酶缺乏校正功能,故 HBV 突变率较一般 DNA 病毒要高。

31. AC【解析】甲型肝炎的传染源是急性期患者和隐性感染者。甲型肝炎不存在病毒携带状态或慢性化。

32. ABCE【解析】乙型肝炎、丙型肝炎、梅毒、HIV 均可通过输血途径传播。HPV 是人乳头瘤病毒,主要通过接触传播。

二、名词解释

1. 重叠感染:指易感者先感染 HBV,其后又感染 HDV,多造成迁延不愈或重症肝炎,预后较差。

2. Dane 颗粒:亦称大球形颗粒,是具有感染性的 HBV 完整颗粒,直径为 42nm,具有双层衣壳。由 Dane 于 1970 年用电镜首次观察到,故命名为 Dane 颗粒。

3. 联合感染:HDV 和 HBV 同时感染同一个患者的一种形式。

4. HBsAg 携带者:是指机体感染 HBV 后,病毒与机体免疫系统形成平衡状态,乙型肝炎表面抗原(HBsAg)阳性持续半年以上,而肝功能指标正常。这类乙型肝炎病毒感染者称为 HBsAg 携带者,是重要的 HBV 传染源之一。

5. 乙型肝炎基因工程疫苗:将编码 HBsAg 的基因在酵母菌、哺乳动物细胞中高效表达,经纯化后得大量 HBsAg 供制备疫苗。基因工程疫苗的优点是可以大量制备且排除了血源疫苗中可能存在的未知病毒感染。接种乙型肝炎基因工程疫苗使接种者获得中和性抗体,对乙型肝炎病毒具有特异性免疫力。

三、简答题

1. 简述 HBV 抗原抗体系统检测的临床应用。

答 ①诊断乙型肝炎及判断预后;②筛选献血员;③对保育、饮食业人员体检;④判断乙型肝炎疫苗免疫效果;⑤对 HBV 感染进行流行病学调查。

2. 结合 HBV 的传播途径谈谈怎样预防 HBV 的感染?

答 ①切断传播途径:主要措施是严格筛选献血员,凡接触血液和体液的医疗操作均需严格灭菌消毒。②接种乙型肝炎疫苗进行特异性预防。③HBIG 被动免疫,主要对象是 HBsAg(＋)和 HBeAg(＋)母亲所生的新生儿及意外接触了 HBV 感染者血液的人。

3. 简要说明乙型肝炎、丁型肝炎与丙型肝炎的预防策略和措施。

答 乙型肝炎、丁型肝炎与丙型肝炎均经肠道外传播,由于目前已经研制成功乙型肝炎基因工程疫苗,接种乙型肝炎疫苗能有效地预防乙型肝炎和丁型肝炎。接种乙型肝炎疫苗首要放在母婴传播上,即新生儿在出生 24 小时内、1 月龄、6 月龄各肌内注射 5μg。意外暴露者 7 日内注射 HBIG,1 个月后重复注射一次;HBsAg(+)母亲的新生儿,出生后 24 小时内注射 HBIG,再全程接种 HBV 疫苗,可预防新生儿感染。此外,加强血源管理和筛查、避免医源性污染以及实行婚前检查等也是有效措施。丙型肝炎的母婴传播率低,且目前尚无预防用疫苗,故丙型肝炎的预防宜采取加强血源管理,避免医源性感染为主的措施。

4. 简述 HBV 和 HCV 在致病性和免疫性方面的异同。

答 (1)相同点。①传染源:均为无症状的携带者和患者;②传播途径:均主要通过血液和血制品传播,也可以通过母婴垂直和密切接触传播;③临床特点:均可引起无症状病毒携带状态、中度或重度肝损害、慢性肝炎、肝硬化和原发性肝细胞癌。

(2)不同点:①HCV 感染易转为慢性肝炎,与原发性肝细胞癌发生相关性更密切。②HCV 在肝细胞内的复制可能直接导致肝细胞损伤。③HBV 的表面抗原有较强的免疫原性,可刺激机体产生中和抗体,已有疫苗用于主动免疫。HCV 的包膜抗原较易变异,感染后免疫力不强,再感染多见,无疫苗预防。

5. HAV 和 HEV 在生物学性状和致病性上有何异同?

答 (1)相同点:①HAV 和 HEV 均为无包膜的小球形颗粒;②核酸类型同为正链 ssRNA;③均为通过消化道感染,引起急性肝炎,一般不转为慢性和病毒携带者;④传染源均为患者和隐性感染者,以潜伏期末和急性期初粪便排病毒最多,传染性最强;⑤最有效的预防措施为接种疫苗。

(2)不同点:①HAV 属小 RNA 病毒科,HEV 属戊肝病毒科。②HAV 的抵抗力强,比一般肠道病毒更耐热、耐氯化物;HEV 抵抗力相对较弱。③HAV 只有 1 个血清型,且抗原性稳定,感染后可获得牢固免疫力;HEV 感染后免疫力持续时间不长。④HAV 流行多以粪便污染食物或海产品引起,发病多为儿童;HEV 流行多为粪便污染水源引起,发病多为成人,且孕妇感染病死率较高。

6. 简述 HBV DNA 定量检测的临床意义。

答 HBV DNA 定量检测对于判断病毒复制程度、传染性、抗病毒药物疗效等有重要意义。

(1)诊断方面:HBV DNA 是 HBV 存在最直接的依据,是 HBV 在体内复制和患者具有传染性的标志。

(2)治疗方面:HBV DNA 是决定是否用抗病毒药的重要依据,且是目前判断乙型肝炎抗病毒药物疗效最敏感的指标。

7. 肝炎病毒中,可引起输血后肝炎的有哪些? 怎样预防输血后肝炎?

答 肝炎病毒中,可引起输血后肝炎的有 HBV、HCV 和 HDV。预防输血后肝炎可通过一般措施和特异性预防。一般措施包括:①加强血液及血液制品的管理、输血员筛选,禁止静脉吸毒及防止意外受伤,预防血液途径传播。②加强婚前检查及性教育,防止性传播。③防止医院内传播:住院患者普查 HBsAg,及时发现和管理传染源;各种医疗器械的严格灭菌以防止医源性感染;在口腔科、内镜、妇产科接生等医疗操作及手术时避免意外受伤以防止医务人员感染。对偶发意外伤口及时清洗,挤出血液或组织液,及时消毒等处理。特异性预防包括人工主动免疫和被动免疫。乙型肝炎疫苗注射是预防乙型肝炎的最有效方法。注射高效价 HBIG,可用于与乙型肝炎患者密切接触者的紧急预防或 HBV 阳性的母亲所生的新生儿,阻断母婴传播。目前 HCV 和 HDV 尚无有效的特异性预防措施。

8. 简述 HBV 血清学主要抗原抗体标志物,并说明其在疾病诊断中的意义。

答 主要有 3 个抗原抗体体系。

(1) HBsAg:乙型肝炎表面抗原。为 HBV 病毒体外壳蛋白,存在于 Dane 颗粒表面和小球形颗粒及管型颗粒中。可大量存在于感染血清中,是 HBV 感染的主要标志。抗 HBs 的出现表示机体产生中和性抗体,获得抵抗乙型肝炎病毒的免疫力,疾病进入恢复期或已痊愈,预后良好。

(2) HBcAg:乙型肝炎病毒核心抗原。为乙型肝炎病毒衣壳成分,不易在血循环中检出,但抗原性强,可刺激机体产生抗 HBc,抗体在血清中维持时间较长,低滴度抗体是过去感染的标志,高滴度时提示病毒有活动性复制。

(3) HBeAg:e 抗原。游离于血清中,与病毒体及 DNA 多聚酶的消长一致,故可作为病毒有复制及血清具有传染性的一个指标。抗 HBe 阳性表示患者已进入恢复期,为预后良好的征兆,患者血液传染性降低。

（李秀真　陈　廷）

第 27 章　虫媒病毒

【学/习/要/点】

一、掌握

1. 流行性乙型脑炎病毒的流行病学特征。
2. 流行性乙型脑炎病毒的致病性和防治原则。

二、熟悉

1. 虫媒病毒的共同特征。
2. 流行性乙型脑炎病毒的免疫性。
3. 登革病毒的致病性。
4. 森林脑炎病毒的致病性。
5. 寨卡病毒的致病性。

【应/试/考/题】

一、选择题

【A/型/题】

1. 通过蚊叮咬传播的病毒是　　　（　　）
   A. 肾综合征出血热病毒
   B. 新疆出血热病毒
   C. 流行性乙型脑炎病毒
   D. 森林脑炎病毒
   E. 狂犬病毒
2. 流行性乙型脑炎病毒传播环节中最重要的传染源和中间宿主是　　（　　）
   A. 幼猪　　　　　　B. 三带喙库蚊
   C. 虱　　　　　　　D. 蜱
   E. 螨

3. 流行性乙型脑炎病毒感染人体的主要临床类型和表现是　　　　（　　）
   A. 关节炎　　　　　B. 肝炎
   C. 隐性或轻症感染　D. 出血热
   E. 中枢神经系统症状
4. 下列关于流行性乙型脑炎病毒的叙述，错误的是　　　　　　（　　）
   A. 蚊是传播媒介　　B. 猪是扩增宿主
   C. 多为隐性感染　　D. 为 DNA 病毒
   E. 病毒外层有包膜
5. 下列不需节肢动物作为传播媒介的病原微生物是　　　　　（　　）
   A. 鼠疫耶氏菌
   B. 流行性乙型脑炎病毒

C. 普氏立克次体

D. 钩端螺旋体

E. 登革病毒

6. 登革病毒的传播媒介是 （　　）

  A. 蚊　　　　　　B. 蜱

  C. 虱　　　　　　D. 蚤

  E. 螨

7. 蚊子在流行性乙型脑炎流行环节中的作用是 （　　）

  A. 传染源

  B. 中间宿主

  C. 储存宿主

  D. 传播媒介和储存宿主

  E. 传染源和储存宿主

8. 下列关于以节肢动物为媒介的组合,错误的是 （　　）

  A. 流行性乙型脑炎病毒,登革病毒

  B. 流行性乙型脑炎病毒,麻疹病毒

  C. 登革病毒,斑疹伤寒立克次体

  D. 登革病毒,恙虫病立克次体

  E. 流行性乙型脑炎病毒,Q 热柯克斯体

9. 森林脑炎病毒的传染源主要是 （　　）

  A. 蜱　　　　　　B. 螨

  C. 猪　　　　　　D. 鼠

  E. 野生动物

10. 流行性乙型脑炎病毒的传播媒介是 （　　）

  A. 跳蚤叮咬

  B. 蜱叮咬

  C. 三带喙库蚊叮咬

  D. 螨叮咬

  E. 虱叮咬

11. 预防流行性乙型脑炎的关键是（　　）

  A. 防蚊灭蚊

  B. 人群普遍接种疫苗

  C. 幼猪接种疫苗

  D. 隔离患者

  E. 使用抗病毒制剂

12. 流行性乙型脑炎早期诊断的检测方法应首选 （　　）

  A. 从血标本中分离病毒

  B. 血凝抑制试验

  C. 补体结合试验

  D. IgM 抗体捕获的 ELISA 试验

  E. 中和试验

13. 寨卡病毒的主要传播途径是 （　　）

  A. 伊蚊叮咬　　　　B. 母婴传播

  C. 血液传播　　　　D. 性传播

  E. 空气传播

14. 感染寨卡病毒后,大多数人表现为 （　　）

  A. 隐性感染　　　　B. 显性感染

  C. 病原携带状态　　D. 潜伏性感染

  E. 清除病原体

【B/型/题】

(15 ~ 16 题共用备选答案)

  A. 森林脑炎病毒　B. 登革病毒

  C. 汉坦病毒　　　D. 单纯疱疹病毒

  E. 流行性乙型脑炎病毒

15. 以损伤肾为主的病毒是 （　　）

16. 以蜱为传播媒介的病毒是 （　　）

(17 ~ 18 题共用备选答案)

  A. JEV　　　　　　B. dengue virus

  C. Hantavirus　　　D. HIV

  E. HTLV – 1

17. DHF 的病原体是 （　　）

18. 流行性乙型脑炎的病原体是 （　　）

【X/型/题】

19. 下列关于森林脑炎病毒的叙述,正确的是 （　　）

  A. 以蚊为传播媒介

  B. 疫苗接种是控制森林脑炎的重要措施

C. 形态结构与乙脑病毒相似

D. 主要侵犯中枢神经系统

E. 不同来源的毒株,抗原性相差较大

20.寨卡病毒病的临床表现有　（　　）

A. 发热

B. 头痛

C. 皮疹(多为斑丘疹)

D. 关节痛

E. 结膜炎

21.虫媒病毒包括　（　　）

A. hanta virus

B. JEV

C. dengue virus

D. tick – borne encephalitis virus

E. HSV

22.登革病毒的致病特点有　（　　）

A. 伊蚊为主要传播媒介

B. 病毒损害血管内皮细胞

C. 能形成病毒血症

D. 病后不能获得永久性免疫力

E. 病毒经呼吸道播散

二、名词解释

arbovirus

三、简答题

简述流行性乙型脑炎病毒的致病特点。

【参/考/答/案】

一、选择题

【A 型题】

1. C	2. A	3. C	4. D	5. D
6. A	7. D	8. B	9. E	10. C
11. A	12. D	13. A	14. A	

【B 型题】

15. C	16. A	17. B	18. A

【X 型题】

19. BCD　　20. ABCDE　　21. BCD

22. ABCD

1. C【解析】蚊携带流行性乙型脑炎病毒后,叮咬其他易感动物,造成病毒在蚊→动物→蚊→动物间的不断循环。当人受带病毒的蚊子叮咬后,流行性乙型脑炎病毒进入人体,在血管内皮细胞、淋巴结、肝、脾等处增殖,并经血液循环到达脑部而发病。

2. A【解析】流行性乙型脑炎病毒简称乙脑

病毒,是流行性乙型脑炎的病原体。呈球状,核酸为单链 RNA,有包膜,包膜表面有血凝素。幼猪是乙脑病毒的主要传染源和中间宿主。

3. C【解析】人感染乙脑病毒后绝大多数人表现为隐性或轻微感染,只有少数引起中枢神经系统症状,发生脑炎。

4. D【解析】乙脑病毒属于 RNA 病毒。

5. D【解析】钩端螺旋体的传播方式或媒介是接触疫水。鼠疫耶尔森菌的传播媒介为鼠蚤;普氏立克次体的传播媒介为人虱;流行性乙型脑炎病毒的主要传播媒介为三带喙库蚊;登革病毒的主要传播媒介为白纹伊蚊和埃及伊蚊。

6. A【解析】登革病毒属于黄病毒科黄病毒属中的一个血清型亚群,主要通过埃及伊蚊和白纹伊蚊等媒介传播,引起登革热以及发病率和死亡率很高的登革出血热和登革休克综合征。

7. D【解析】蚊是乙脑病毒的传播媒介和储存宿主。蚊子吸血后,病毒先在其中肠上皮细胞中增殖,然后进入血腔并移行至唾液腺,通过叮咬易感动物而传播。

8. B【解析】乙脑病毒的传播媒介是蚊;麻疹病毒是呼吸道病毒,通过飞沫或鼻腔分泌物感染易感人群。白蚊伊文和埃及伊蚊是登革病毒主要的传播媒介。

9. E【解析】蜱是森林脑炎病毒的传播媒介,又是长期宿主。其传染源为森林中的野生动物(如蝙蝠、野鼠、松鼠、刺猬等)及家畜。

10. C【解析】流行性乙型脑炎病毒的传播媒介主要是三带喙库蚊。

11. A【解析】防蚊灭蚊是预防流行性乙型脑炎和控制本病流行的一项根本措施。

12. D【解析】特异性 IgM 抗体测定,采用捕获法 ELISA(MAC‐ELISA)。近年来采用 MAC‐ELISA 法检测乙脑病毒特异性 IgM 具有较强的敏感性与特异性,可用于早期诊断。

13. A【解析】寨卡病毒主要通过蚊子叮咬传播,埃及伊蚊和白纹伊蚊是主要传播媒介。

14. A【解析】人群对寨卡病毒普遍易感,大多数感染者为隐性感染,仅少数出现临床症状。且寨卡病毒病为自限性疾病。

15. C【解析】汉坦病毒三大主要症状是发热、出血和肾病综合征。

16. A【解析】蜱是森林脑炎病毒的传播媒介。

17. B【解析】登革病毒是登革热(DF)、登革出血热/登革休克综合征(DHF/DSS)的病原体。

18. A【解析】JEV 是日本脑炎病毒的简称,流行性乙型脑炎病毒是日本学者首先从脑炎死亡患者脑组织中分离到的。

19. BCD【解析】森林脑炎病毒的主要传播媒介为蜱。形态结构与乙型病毒相似,所致疾病为森林脑炎,以中枢神经系统病变为特征。

20. ABCDE【解析】寨卡病毒病一般为自限性,主要表现为发热、头痛、疲乏、斑丘疹、关节痛及结膜炎等。

21. BCD【解析】汉坦病毒属于出血热病毒;HSV 属于疱疹病毒。

22. ABCD【解析】登革热病毒感染机体后,首先在毛细血管内皮细胞增殖,以全身毛细血管内皮细胞的广泛性肿胀、渗透性增强等病理变化为主,并释放入血形成病毒血症。

二、名词解释

虫媒病毒(arbovirus):指一大类通过吸血节肢动物叮咬人、家畜和野生动物而传播疾病的病毒,因此虫媒病毒多引起自然疫源性疾病,其中许多是人畜共患病。虫媒病毒主要包括流行性乙型脑炎病毒、森林脑炎病毒、登革病毒、黄热病病毒等。

三、简答题

简述流行性乙型脑炎病毒的致病特点。

答 ①传播媒介:蚊(库蚊)既是乙脑病毒的传播媒介,又是储存宿主;②传染源:幼猪是流行性乙型脑炎最重要的传染源;③感染类型:隐性感染和顿挫感染(流产感染)为主,脑炎发生率低;④致病机制:病毒经蚊叮咬进入人体血液和淋巴液,先在局部毛细血管壁内皮细胞及淋巴结内繁殖,经两次病毒血症后穿过血‐脑屏障进入脑细胞内繁殖,引起脑实质和脑膜病变。

(孙　艳)

第 28 章　出血热病毒

【学/习/要/点】

一、掌握

1. 汉坦病毒的流行环节。
2. 汉坦病毒的致病特点。

二、熟悉

1. 汉坦病毒的防治原则。
2. 新疆出血热病毒的传播媒介及致病性。

【应/试/考/题】

一、选择题

【A/型/题】

1. 可作为肾综合征出血热病毒传播媒介和储存宿主的是　　　　（　　）
   A. 蚊　　　　　　　B. 蜱
   C. 虱　　　　　　　D. 鼠
   E. 螨

2. 肾综合征出血热的病原体是　（　　）
   A. 登革病毒
   B. 汉坦病毒
   C. 新疆出血热病毒
   D. 埃博拉病毒
   E. 流行性乙型脑炎病毒

3. 下列与汉坦病毒的致病机制不符的是
   　　　　　　　　　　　　　　（　　）
   A. 病毒可以通过多种途径进入人体

B. 病毒在细胞内增殖可直接造成细胞损伤
C. 超敏反应造成血管和肾脏病变加剧
D. 细胞免疫功能亢进是致病关键
E. 隐性感染不能获得牢固免疫力

4. 汉坦病毒的核酸类型是　　　　（　　）
   A. 单片段单负链 DNA
   B. 多片段单负链 RNA
   C. 单片段单正链 RNA
   D. 多片段单正链 RNA
   E. 双链 DNA

5. HFRS 的流行与哪种动物有关　（　　）
   A. 鼠　　　　　　　B. 猫
   C. 狗　　　　　　　D. 猪
   E. 牛

6. 汉坦病毒在细胞培养中增殖最常用的检测方法是　　　　　　　（　　）
   A. CPE 观察法　　　B. PCR 技术
   C. Northern 印染法　D. 红细胞吸附试验
   E. 免疫荧光法

7. 控制 HFRS 流行最重要的有效措施是

　　　　　　　　　　　　（　　）

A. 灭鼠　　　　　B. 灭蚤

C. 灭蚊　　　　　D. 防蜱叮咬

E. 使用特异性疫苗

8. 下列关于 HFRS 的免疫性,正确的是

　　　　　　　　　　　　（　　）

A. 正常人群血清抗体阳性率高

B. 隐性感染形成的免疫力持久

C. 机体主要依赖于 SIgA 的保护作用

D. 机体主要依赖于 IgM、IgG 的保护
作用

E. 病后免疫力不牢固

9. HFRS 感染后,早期诊断的血清学方
法是　　　　　　　　　（　　）

A. 中和抗体的检测

B. 组化法检测抗原

C. 特异性 IgM 的检测

D. 血凝抑制抗体的检测

E. 以上都不是

10. 新疆出血热的传播媒介是　（　　）

A. 蚊　　　　　B. 蚤或虱

C. 鼠　　　　　D. 蜱

E. 白蛉

(11~12 题共用备选答案)

A. 流行性乙型脑炎病毒

B. 登革病毒

C. 埃博拉病毒

D. 汉坦病毒

E. 新疆出血热病毒

11. 引起人和其他灵长类出血热,被 WHO
列为对人类危害最严重的病毒之一是

　　　　　　　　　　　　（　　）

12. 以损伤肾脏为主的病毒是　（　　）

13. 汉坦病毒感染引起的典型临床表现有

　　　　　　　　　　　　（　　）

A. 高热

B. 出血和肾损害

C. 头痛、眼眶痛、腰痛

D. 面、颈、上胸部潮红

E. 水肿

14. 汉坦病毒可以通过感染鼠的下列哪项
传播　　　　　　　　　（　　）

A. 血液　　　　　B. 尿液

C. 粪便　　　　　D. 唾液

E. 淋巴液

二、名词解释

肾综合征出血热(HFRS)

三、简答题

简述汉坦病毒的致病特点。

【参 | 考 | 答 | 案】

一、选择题

【A 型题】

1. E　　2. B　　3. D　　4. B　　5. A

6. E　　7. A　　8. D　　9. C　　10. D

【B 型题】

11. C　　12. D

【X 型题】

13. ABCD　　14. BCD

1. E【解析】肾综合征出血热病毒（HFRS病毒）即流行性出血热病毒,其引起的疾病即是肾综合征出血热（HFRS）,病毒可通过螨叮咬而经虫媒传播。

2. B【解析】肾综合征出血热的病原体是汉坦病毒。

3. D【解析】HFRS病后,血液中即出现IgM、IgG抗体。可获持久免疫力,一般不会再次感染发病。但隐性感染产生的免疫力多不能持久。HFRS的发病机制与病毒对细胞的直接损伤及免疫病理损伤有关。

4. B【解析】汉坦病毒是一种有包膜分节段的负链RNA病毒,基因组由L、M和S三个片段组成。

5. A【解析】肾综合征出血热的病原宿主和传染源主要是鼠类,如黑线姬鼠。

6. E【解析】汉坦病毒在细胞内生长缓慢,需要7~14天病毒滴度才达高峰,一般不引起可见的细胞病变,通常采用免疫荧光法检查细胞内是否有病毒抗原。

7. A【解析】因造成肾综合征出血热的病原宿主主要是鼠类,所以控制HFRS流行最重要的措施是灭鼠、防鼠。

8. D【解析】HFRS感染后抗体出现早,发热1~2天即可检测出IgM抗体,第2~3天可检测出IgG抗体,IgG抗体在体内可持续存在30余年。

9. C【解析】检测特异性IgM具有早期诊断价值,根据情况可选用间接免疫荧光法和ELISA。

10. D【解析】新疆出血热是发生在我国新疆地区的由病毒引起、蜱传播的自然疫源性传染病。

11. C【解析】埃博拉病毒能够引起人和其他灵长类出血热,被WHO列为对人类危害最严重的病毒之一,人与人之间经密切接触及唾液、尿、粪便等污染传播。

12. D【解析】人类感染汉坦病毒可导致肾综合征出血热,引起高热、出血、肾脏损害和免疫功能紊乱。

13. ABCD【解析】水肿不是汉坦病毒感染引起的典型临床表现。发热、出血和肾脏损害是三大主要症状。此外还有三痛（头痛、眼眶痛、腰痛）、三红（面、颈、上胸部潮红）。

14. BCD【解析】HFRS可通过携带病毒动物的唾液、尿液和粪便等排出病毒污染环境。

二、名词解释

肾综合征出血热（HFRS）:主要由汉坦病毒引起的,以发热、出血、肾功能损害和免疫功能紊乱为突出表现的疾病,是一种由鼠类等传播的自然疫源性急性病毒性传染病。

三、简答题

简述汉坦病毒的致病特点。

答 ①宿主动物与传染源:鼠类为汉坦病毒的主要储存宿主和传染源。病毒可随感染鼠的唾液、尿和粪便排出体外污染环境。②传播途径:主要是通过人与感染鼠的分泌物及排泄物接触而感染。病毒随污染物进入人体的途径有消化道、呼吸道和皮肤黏膜。螨虫叮咬也可以传播本病毒。③感染类型:隐性感染为主,隐性感染后无牢固免疫力。④临床特点:起病急,发展快,主要症状为高热、皮下出血和肾脏损害。⑤致病机制:病毒对细胞的直接损伤及免疫病理损伤。

（刘继鑫）

第 29 章　疱疹病毒

【学/习/要/点】

一、掌握

1. 单纯疱疹病毒的致病性。
2. 水痘 - 带状疱疹病毒的致病性。
3. EB 病毒的致病性。

二、熟悉

1. 疱疹病毒的共同特征、潜伏部位。
2. 单纯疱疹病毒的防治原则。
3. 水痘 - 带状疱疹病毒的防治原则。

【应/试/考/题】

一、选择题

【A/型/题】

1. 口唇疱疹常由哪种病毒引起 　（　　）
   A. 单纯疱疹病毒 1 型
   B. 单纯疱疹病毒 2 型
   C. 人疱疹病毒 3 型
   D. 人疱疹病毒 4 型
   E. 人疱疹病毒 5 型

2. HSV - 2 可引起 　（　　）
   A. 宫颈癌　　　　B. Kaposi 肉瘤
   C. Burkitt 淋巴瘤　D. 原发性肝细胞癌
   E. 白血病

3. 人疱疹病毒 6 型的主要传播途径是
   　（　　）
   A. 血液传播　　　B. 唾液传播
   C. 多途径传播　　D. 性传播
   E. 垂直传播

4. EBV 的潜伏部位是 　（　　）
   A. 肝细胞
   B. 颈上神经节
   C. CD4$^+$T 淋巴细胞
   D. 脊髓后根神经节
   E. B 淋巴细胞

5. 单纯疱疹病毒潜伏的细胞是 　（　　）
   A. 单核吞噬细胞　　B. 神经细胞
   C. T 淋巴细胞　　　D. B 淋巴细胞
   E. 上皮细胞

6. 下列关于 VZV 的描述,错误的是 (　　)
　　A. 只有 1 个血清型
　　B. 人是唯一自然宿主
　　C. 皮肤是主要靶组织
　　D. 感染皆呈隐性或急性
　　E. 临床症状典型时无须实验室诊断

7. HSV - 1 的潜伏部位是　　　　(　　)
　　A. 三叉神经节
　　B. 脊髓后根神经节
　　C. 骶神经节
　　D. 脑神经的感觉神经节
　　E. 腰神经节

8. VZV 侵犯的主要细胞是　　　(　　)
　　A. 上皮细胞　　　B. 神经细胞
　　C. 巨噬细胞　　　D. 白细胞
　　E. B 淋巴细胞

9. HSV - 2 的潜伏部位是　　　　(　　)
　　A. 三叉神经节
　　B. 脊髓后根神经节
　　C. 颈上神经节
　　D. 脑神经的感觉神经节
　　E. 骶神经节

10. 下列关于 HSV 的叙述,错误的是(　　)
　　A. 人群感染较为普遍
　　B. 人是自然宿主
　　C. 密切接触和性接触为主要传播途径
　　D. 初次感染多数为隐性感染
　　E. 可潜伏在神经节内复制增殖

11. 下列不是 EB 病毒的微生物学检查常用方法的是　　　　　(　　)
　　A. 核酸杂交和 PCR 法检查标本细胞中的 EB 病毒 DNA
　　B. 免疫酶染色法检测 EBV 特异性抗体
　　C. 免疫荧光法检测 EBV 特异性抗体
　　D. 分离培养后姬姆萨染色镜检
　　E. 免疫荧光法检查细胞中的 EB 病毒抗原

12. 下列关于单纯疱疹病毒的致病性,错误的是　　　　　　　　(　　)
　　A. 传染源是患者和健康带毒者
　　B. 主要经飞沫传播
　　C. 病毒长期潜伏于宿主体内
　　D. 病毒潜伏于神经节的神经细胞
　　E. HSV - 2 与宫颈癌发生有关

13. 区别 EB 病毒和 HCMV 感染导致的单核细胞增多症的方法是　　(　　)
　　A. 检查外周血是否有淋巴细胞增多症
　　B. 查血清中的异嗜性抗体
　　C. 查 EB 病毒的 MA 抗体
　　D. 查 EB 病毒的 EBNA 抗体
　　E. 查红细胞数目

14. 下列关于 HSV 的防治原则,错误的是
　　　　　　　　　　　　　　　(　　)
　　A. 接种疫苗进行预防
　　B. 孕妇产道发生 HSV - 2 感染,应做剖宫产
　　C. 阿昔洛韦对 HSV 有抑制作用
　　D. 避免与患者密切接触
　　E. 用 0.1% 的碘苷治疗疱疹性角膜炎有较好的效果

15. 通过输血传播的疱疹病毒有　(　　)
　　A. EB 病毒、VZV
　　B. HSV、EB 病毒
　　C. HCMV、EB 病毒
　　D. VZV、HSV
　　E. HSV、HCMV

16. 水痘 - 带状疱疹病毒的潜伏部位是
　　　　　　　　　　　　　　　(　　)
　　A. 三叉神经节　　B. 脊髓后根神经节
　　C. 颈上神经节　　D. 腰神经节
　　E. 骶神经节

17. 导致胎儿先天性畸形的病毒有(　　)
　　A. 巨细胞病毒、鼻病毒、腮腺炎病毒
　　B. 巨细胞病毒、腺病毒、乙型肝炎病毒
　　C. 风疹病毒、腺病毒、单纯疱疹病毒
　　D. 风疹病毒、流感病毒、腮腺炎病毒
　　E. 风疹病毒、巨细胞病毒、单纯疱疹病毒 2 型

18. 人巨细胞病毒常引起　　　　（　　）

　　A. 唇疱疹　　　　　B. 带状疱疹

　　C. 病毒性脑炎　　　D. 先天性畸形

　　E. 传染性单核细胞增多症

19. 目前认为与鼻咽癌发病有关的病毒是

　　　　　　　　　　　　　　　（　　）

　　A. 鼻病毒　　　　　B. EB 病毒

　　C. 单纯疱疹病毒　　D. 麻疹病毒

　　E. 巨细胞病毒

20. HCMV 可通过多种途径传播，但下列

　　哪种应除外　　　　　　　　（　　）

　　A. 先天性感染　　　B. 围生期感染

　　C. 呼吸道感染　　　D. 接触感染

　　E. 输血感染

21. 新生儿血清中检出抗巨细胞病毒的

　　IgM，说明是　　　　　　　（　　）

　　A. 先天性感染

　　B. 出生后感染

　　C. 从母体获得的抗体

　　D. 先天性 HSV 感染

　　E. 后天获得性免疫

22. 下列能形成巨大细胞又能在核内形成

　　包涵体的病毒是　　　　　　（　　）

　　A. HSV – 1　　　　　B. HSV – 2

　　C. HCMV　　　　　　D. EB 病毒

　　E. VZV

23. 引起水痘 – 带状疱疹的病原体是（　　）

　　A. HSV – 1　　　　　B. HSV – 2

　　C. VZV　　　　　　　D. HCMV

　　E. EB 病毒

24. 下列哪种糖蛋白可以区别 HSV – 1 和

　　HSV – 2　　　　　　　　　（　　）

　　A. gE　　　　　　　B. gC

　　C. gD 和 gE　　　　D. gD

　　E. gG

25. 称为卡波西（Kaposi）肉瘤相关疱疹病

　　毒的是　　　　　　　　　　（　　）

　　A. HSV – 1　　　　　B. HSV – 2

　　C. HHV – 8　　　　　D. HHV – 7

　　E. HHV – 6

26. 患者，男，25 岁。体温 39℃，脾、肝大，

　　颈部淋巴结可触及，血白细胞增多，异

　　型淋巴细胞可检出。印象诊断是传染

　　性单核细胞增多症。引起该病的病原

　　体是　　　　　　　　　　　（　　）

　　A. 腺病毒　　　　　　B. 丙型肝炎病毒

　　C. 风疹病毒　　　　　D. 巨细胞病毒

　　E. EB 病毒

27. 与淋巴瘤发生相关的是　　　（　　）

　　A. 丙型肝炎病毒

　　B. 乙型肝炎病毒

　　C. 人乳头瘤病毒

　　D. 脊髓灰质炎病毒

　　E. EB 病毒

28. 与 EB 病毒感染无关的疾病是（　　）

　　A. 宫颈癌

　　B. 鼻咽癌

　　C. 非洲儿童恶性淋巴瘤

　　D. 传染性单核细胞增多症

　　E. 淋巴组织增生性疾病

【B 型题】

（29 ~ 30 题共用备选答案）

　　A. 单纯疱疹病毒 1 型

　　B. 水痘 – 带状疱疹病毒

　　C. EB 病毒

　　D. 人疱疹病毒 6 型

　　E. 人巨细胞病毒

29. 主要引起婴儿玫瑰疹的病毒是（　　）

30. 与肿瘤关系不密切的病毒是　（　　）

【X 型题】

31. HCMV 常潜伏的部位为 （　　）
    A. 唾液腺　　　　B. 肾
    C. 单核细胞　　　D. 乳腺
    E. 小肠黏膜

32. 疱疹病毒引起的感染类型有 （　　）
    A. 显性感染　　　B. 潜伏感染
    C. 全身感染　　　D. 先天性感染
    E. 隐性感染

33. 与肿瘤或致癌能力有关的疱疹病毒是
    （　　）
    A. HSV－2　　　B. HHV－8
    C. EB 病毒　　　D. HCMV
    E. HIV

二、名词解释

1. herpes virus
2. VZV
3. latent infection
4. Burkitt 淋巴瘤

三、简答题

1. 疱疹病毒的 3 个亚科的成员生物学性状有何不同？
2. 简述疱疹病毒的特点。
3. 简述人巨细胞病毒、水痘－带状疱疹病毒和 EB 病毒所致疾病及潜伏部位。

四、论述题

试述 HSV 的潜伏部位及致病特点。

【参/考/答/案】

一、选择题

【A 型题】

1. A	2. A	3. B	4. E	5. B
6. D	7. A	8. A	9. E	10. E
11. D	12. B	13. B	14. A	15. C
16. B	17. E	18. D	19. B	20. C
21. A	22. C	23. C	24. E	25. C
26. E	27. E	28. A		

【B 型题】

29. D　　30. B

【X 型题】

31. ABCD　　32. ABDE　　33. ABC

1. A【解析】口唇疱疹是临床上常见的单纯疱疹病毒（HSV）感染性疾病，常因上呼吸道感染、高热或局部受机械或药物的刺激而伴发，表现为口角、唇缘出现红斑或小丘疹，之后形成小水疱、糜烂、结痂。HSV－1 主要引起咽炎、唇疱疹、角膜结膜炎，而 HSV－2 主要导致生殖器疱疹，与宫颈癌关系密切。

2. A【解析】HSV－2 主要引起腰部以下皮肤和生殖器感染，与宫颈癌的发生有一定的关系。

3. B【解析】人疱疹病毒 6 型存在于大多数成人的唾液中，经口腔分泌物传播。

4. E【解析】EB 病毒的主要靶细胞为 B 淋巴细胞，可持续存在于 B 淋巴细胞内。

5. B【解析】HSV－1 潜伏于三叉神经节和颈上神经节；HSV－2 潜伏于骶神经节。

6. D【解析】水痘－带状疱疹病毒（VZV）是指在儿童初次感染引起水痘，恢复后病毒潜伏在体内，少数患者在成年后病毒再发而引起带状疱疹，故被称为水痘－带状疱疹病毒。仅有一个血清型，没有动物储存宿主,人是唯一自然宿主,皮肤是病毒的主要靶器官。

7. A【解析】HSV-1 主要侵犯躯体腰以上部位,可引起口腔、唇、眼、脑等部位感染,多为隐性感染,并不表现出症状,病毒潜伏在三叉神经节。

8. A【解析】VZV 没有动物储存宿主,人是唯一自然宿主。皮肤是病毒的主要靶器官。

9. E【解析】HSV-2 可引起生殖器疱疹、新生儿疱疹及宫颈癌,病毒潜伏在骶神经节。

10. E【解析】HSV 在感染宿主后,常在神经细胞中建立潜伏感染,潜伏的 HSV 不复制,但被激活后可出现无症状的排毒,在人群中维持传播链,周而复始的循环,形成复发性感染。

11. D【解析】姬姆萨染色简称姬氏染色,是用天青色素、伊红、亚甲蓝混合而成的姬姆萨染料对血液涂抹标本、血球、疟原虫、立克次体及骨髓细胞、脊髓细胞等标本进行染色的染色方法,不是 EB 病毒的微生物学检查常用方法。EB 病毒的分离培养较为困难,一般用血清学方法做辅助诊断,如 EB 病毒特异性抗体的检测、异嗜性抗体的检测、核酸检测等。

12. B【解析】单纯疱疹病毒以直接密切接触与性接触为主要传播途径。

13. B【解析】传染性单核细胞增多症是由 EB 病毒感染所致,患者发病早期血清中出现一种 IgM 型抗体,能非特异性地凝集绵羊红细胞,称为"异嗜性抗体",这种抗体在发病 5 天后即可呈阳性,3～4 周内达高峰,在恢复期迅速下降。

14. A【解析】目前尚无有效的疫苗可供特异性预防。

15. C【解析】HCMV 和 EB 病毒是可以通过输血传播的疱疹病毒。VZV 主要通过空气飞沫或直接接触传播。HSV 主要通过直接密切接触与性接触传播。

16. B【解析】水痘-带状疱疹病毒的潜伏部位是脊髓后根神经节、脑神经的感觉神经节。

17. E【解析】风疹病毒、巨细胞病毒、单纯疱疹病毒 2 型均可通过胎盘垂直传播感染胎儿,导致胎儿先天性畸形。

18. D【解析】孕妇感染巨细胞病毒,可经胎盘导致胎儿感染。此外,一些隐性感染的孕妇在妊娠后期,病毒可被激活而从泌尿道或产道排出,分娩时新生儿经产道感染。

19. B【解析】EB 病毒与鼻咽癌、儿童淋巴瘤的发生有密切相关性,是一种重要的肿瘤相关病毒。

20. C【解析】HCMV 可引起先天性感染、围生期感染、儿童和成人感染、输血感染、潜伏病毒原发感染等,但不通过呼吸道感染。

21. A【解析】新生儿血清中检出抗巨细胞病毒的 IgM,说明是先天性感染。因为 IgM 不能从母体经胎盘传给胎儿,在子宫内已感染。

22. C【解析】人巨细胞病毒是一种疱疹病毒组 DNA 病毒。亦称细胞包涵体病毒,由于感染的细胞肿大,并具有巨大的核内包涵体。

23. C【解析】水痘-带状疱疹的病原体是水痘-带状疱疹病毒(VZV)。

24. E【解析】gG 为型特异性糖蛋白,分 gG-1 和 gG-2,用于鉴别 HSV-1 和 HSV-2 血清型。

25. C【解析】HHV-8 与卡波西肉瘤的发生、血管淋巴细胞增生性疾病及一些增生性皮肤疾病的发病有关。

26. E【解析】传染性单核细胞增多症是由 EB 病毒感染所致。

27. E【解析】EB 病毒与鼻咽癌、儿童淋巴瘤的发生有密切相关性。

28. A【解析】HSV-2 病毒与官颈癌关系密切。

29. D【解析】人疱疹病毒(HHV)分两型,HHV-6A,HHV-6B,HHV-6B 原发感染后,多数婴儿表现为隐性感染,少数表现为丘疹、玫瑰疹,伴发热,称为婴儿玫瑰疹。

30. B【解析】水痘-带状疱疹病毒主要引起水痘、带状疱疹等,与肿瘤关系不密切。

31. ABCD【解析】HCMV 感染后,多数人表现为带毒状态,病毒主要潜伏在唾液腺、乳腺、肾脏、外周血单核细胞和淋巴细胞,妊娠期可潜伏在官颈。

32. ABDE【解析】疱疹病毒引起的感染类型不包括全身感染。

33. ABC【解析】HSV-2 与官颈癌的发生有一定的关系;HHV-8 与卡波西肉瘤的发生有关;EB 病毒与鼻咽癌的发病有关。

二、名词解释

1. 疱疹病毒(herpes virus):是在动物和人类中发现的一群中等大小、结构相似、有包膜的双股 DNA 病毒。

2. 水痘-带状疱疹病毒(VZV):感染后引起水痘-带状疱疹,儿童初次感染表现为水痘。成年后复发表现为带状疱疹。

3. 潜伏感染(latent infection):是指病毒感染细胞后,病毒基因表达受抑制,病毒不增殖,也不造成细胞损坏,与细胞处于暂时的平衡状态。当受到某种因素

激活病毒基因表达,病毒复制增殖便可造成细胞破坏而出现临床症状。疱疹病毒和 HIV 在原发感染后均可引起潜伏感染。

4. Burkitt 淋巴瘤:又名非洲儿童恶性淋巴瘤,是由 EB 病毒感染引起的恶性肿瘤,多见于 6 岁左右的儿童。

三、简答题

1. 疱疹病毒的 3 个亚科的成员生物学性状有何不同?

答 疱疹病毒的亚科分为以下 3 种。①α 疱疹病毒:如单纯疱疹病毒、水痘-带状疱疹病毒,能迅速增殖,引起细胞病变,宿主范围广,可在感觉神经节内建立潜伏感染;②β 疱疹病毒:如人巨细胞病毒,宿主范围窄,生长周期较长,可引起感染细胞形成巨细胞,能在唾液腺、肾和单核巨噬细胞系统中建立潜伏感染;③γ 疱疹病毒:如 EB 病毒,宿主范围最窄,感染的靶细胞主要是 B 淋巴细胞,病毒可在细胞内长期潜伏。

2. 简述疱疹病毒的特点。

答 ①病毒呈球形,核衣壳立体对称,内有线形 dsDNA,外有包膜;②病毒基因组可发生重组和形成异构体;③能编码多种蛋白和酶,参与病毒的增殖,亦是抗病毒药物作用的靶位;④病毒在细胞核内复制和装配,通过核膜出芽,由胞吐或细胞溶解方式释放病毒,能引起细胞融合,形成多核巨细胞;⑤可表现为溶细胞性感染、潜伏感染和细胞永生化;⑥依靠细胞免疫控制病毒感染。

3. 简述人巨细胞病毒、水痘-带状疱疹病毒和 EB 病毒所致疾病及潜伏部位。

答 人巨细胞病毒、水痘-带状疱疹病

毒和 EB 病毒所致疾病及潜伏部位的鉴别见下表。

人巨细胞病毒、水痘 - 带状疱疹病毒和 EB 病毒所致疾病及潜伏部位

病毒	所致疾病	潜伏部位
人巨细胞病毒	先天性感染（巨细胞病毒感染）、围产期感染、巨细胞病毒单核细胞增多症、免疫功能低下者感染	唾液腺、乳腺、肾脏、外周血单核细胞和淋巴细胞
水痘 - 带状疱疹病毒	水痘、带状疱疹	脊髓后根神经细胞或脑神经的感觉神经节
EB 病毒	传染性单核细胞增多症、Burkitt 淋巴瘤、鼻咽癌、淋巴组织增生性疾病	B 淋巴细胞

四、论述题

试述 HSV 的潜伏部位及致病特点。

答 HSV 可形成原发感染、潜伏感染和复发感染。①HSV - 1 的原发感染多见于儿童，以腰以上的感染为主，最常引起龈口炎、疱疹性角膜结膜炎、唇疱疹和脑炎等。HSV - 2 的原发感染多发生于性生活后，主要引起腰以下及生殖器的感染。②HSV 原发感染后，病毒可在机体形成潜伏感染。HSV - 1 潜伏在颈上神经节和三叉神经节，HSV - 2 则潜伏在骶神经节。③当人体受到各种刺激，可引起局部复发性疱疹。④HSV 还可引起先天性感染和新生儿感染。此外，HSV - 2 感染与宫颈癌的发生有密切关系。

（孙　艳）

第 30 章　逆转录病毒

【应/试/考/题】

一、选择题

【A/型/题】

1. 有逆转录酶和整合酶的病毒是　（　　）
   A. HTLV
   B. HAV
   C. dengue virus
   D. HHV
   E. EBV

2. 检查 HIV 感染的确证方法是　（　　）
   A. ELISA
   B. IFA
   C. RIA
   D. Western blot 试验
   E. 对流免疫电泳

3. 下列病毒都能通过性接触传播，不包括
   　　　　　　　　　　　　　（　　）
   A. HIV
   B. HEV
   C. HSV－2
   D. HPV
   E. HTLV

4. 人类免疫缺陷病毒的基因组是　（　　）
   A. 单负链线状 RNA，不分节段并含有 5 个结构基因
   B. 单正链 RNA，含有 3 个结构基因和至少 6 个调节基因
   C. 单负链 RNA 可分为 8 个节段

D. 单负链 RNA 可分为 7 个节段

E. 双链环状 RNA

5. 下列关于 HIV 特性描述中,错误的是
（　　）

　　A. 有包膜病毒

　　B. 复制通过 DNA 中间体

　　C. DNA 基因组与细胞染色体整合

　　D. 单一正链 RNA 基因组

　　E. 细胞受体决定 HIV 的组织嗜性

6. HIV 主要侵犯的靶细胞是　（　　）

　　A. CD4$^+$T 淋巴细胞

　　B. CD8$^+$T 淋巴细胞

　　C. B 淋巴细胞

　　D. NK 细胞

　　E. 巨噬细胞

7. HIV 致病的关键因素是　（　　）

　　A. HIV 基因组的活化

　　B. 因各种类型的机会感染而致死

　　C. gp120 易变异,逃避免疫攻击

　　D. 侵犯免疫细胞,造成严重的免疫缺陷

　　E. 发生各种肿瘤而致死

8. 成人 T 淋巴细胞白血病由哪种病毒引起
（　　）

　　A. HTLV－2　　　　B. HIV

　　C. HTLV－1　　　　D. HBV

　　E. HPV

9. 编辑 HIV 逆转录酶的基因是　（　　）

　　A. env　　　　　B. gag

　　C. nef　　　　　D. pol

　　E. LTR

10. 下列关于引起人类疾病的逆转录病毒,错误的是
（　　）

　　A. 均含有逆转录酶

　　B. 均侵犯 CD4$^+$T 淋巴细胞

C. 均可引起肿瘤发生

D. 可经性接触传播

E. 可经输血注射传播

11. 下列关于逆转录病毒复制,正确的是
（　　）

　　A. 以亲代 DNA 为模板,产生复制中间型

　　B. 以 RNA 为模板,先转录早期 mRNA

　　C. 以 RNA 直接作为 mRNA

　　D. 以 RNA 为模板,先转录互补 DNA

　　E. 以 DNA 为模板直接转录子代 DNA

12. 人免疫缺陷病毒引起的感染类型是
（　　）

　　A. 隐性感染　　　　B. 潜伏感染

　　C. 慢性感染　　　　D. 急性感染

　　E. 慢发病毒感染

13. HIV 复制过程中,具有启动和增强转录作用的物质是
（　　）

　　A. gag 基因　　　　B. pol 基因

　　C. LTR　　　　　　D. RNA 多聚酶Ⅱ

　　E. env 基因

14. 患者,男,26 岁。有不洁性交史和吸毒史,近半年来出现体重下降,腹泻,发热,反复出现口腔真菌感染,初诊为 AIDS。确诊时需要参考的主要检测指标是
（　　）

　　A. HIV 相应的抗原

　　B. HIV 相应的抗体

　　C. AIDS 患者的补体

　　D. HIV 相关的 CD8$^+$T 淋巴细胞

　　E. HIV 相关的 CD4$^+$T 淋巴细胞

15. AIDS 的传播途径不包括　（　　）

　　A. 性接触

　　B. 输入血液或血制品

C. 垂直传播

D. 消化道

E. 吸毒者共用注射器

16. 成年男性, 体检发现血液中 HIV 抗体阳性。其最具传染性的物质是 ( )

A. 尿液   B. 粪便

C. 唾液   D. 血液

E. 汗液

17. 艾滋病病毒能逃避宿主免疫系统的清除作用, 其原因不包括 ( )

A. 侵犯 $CD4^+T$ 淋巴细胞

B. 基因整合形成"无抗原"状态

C. 包膜糖蛋白高度变异

D. 单核吞噬细胞长期储存病毒

E. 病毒基因缺陷

18. 患者, 男, 22 岁。被确诊为 HIV 感染者, 在对其已妊娠 3 个月的妻子进行说明过程中, 不正确的是 ( )

A. 此病可经性交传播

B. 应该立即终止妊娠

C. 此病具有较长潜伏期

D. 应配合患者积极治疗

E. 避免与患者共用餐具

19. 艾滋病(AIDS)的传染源是 ( )

A. 性乱人群

B. 患 AIDS 的患者与 HIV 携带者

C. 静脉毒瘾者

D. 同性恋者

E. HIV 实验室工作人员

20. HIV 感染人体后, 其潜伏期是 ( )

A. 数天   B. 数周

C. 数月   D. 数年

E. 数十年

21. 引起艾滋病病毒(HIV)条件性感染的微生物主要有 ( )

A. 细菌、病毒、真菌、衣原体

B. 细菌、病毒、原虫、立克次体

C. 细菌、病毒、真菌、原虫

D. 细菌、病毒、真菌、寄生虫

E. 细菌、病毒、支原体、原虫

22. 目前预防艾滋病病毒(HIV)感染主要采取的措施是 ( )

A. 减毒活疫苗预防接种

B. 加强性卫生知识等教育

C. 接种 DNA 疫苗

D. 接种亚单位疫苗

E. 加强性卫生知识教育与血源管理, 取缔娼妓及杜绝吸毒等切断传播途径的综合措施

23. HIV 与感染细胞膜上 CD4 分子结合的病毒刺突是 ( )

A. gp120   B. gp41

C. p24   D. p17

E. gp160

【B 型 题】

(24 ~ 25 题共用备选答案)

A. 检测抗病毒抗体

B. 检测病毒核酸

C. 检测病毒抗原

D. 病毒分离

E. 病毒培养

24. 目前作为 HIV 感染的确诊检测方法是 ( )

25. 可作为预测 HIV 感染的进展和检测抗病毒药物治疗效果的方法是 ( )

（26～27题共用备选答案）

A. B淋巴细胞

B. CD4$^+$T淋巴细胞

C. 单核巨噬细胞

D. 红细胞系前体细胞

E. 皮肤黏膜上皮细胞

26. HTLV的靶细胞是 （ ）

27. EB病毒的靶细胞是 （ ）

（28～30题共用备选答案）

A. 包膜糖蛋白

B. 依赖RNA的DNA多聚酶

C. 依赖RNA的RNA多聚酶

D. 衣壳蛋白

E. 调节蛋白

28. 逆转录病毒的env编码 （ ）

29. HIV的pol基因编码 （ ）

30. HTLV的tat基因编码 （ ）

【X/型/题】

31. 下列关于HIV的特点,正确的是（ ）

A. 基因和宿主基因整合并长期潜伏

B. 抗gp120 IgG起持续性免疫保护作用

C. 易发生变异,逃避免疫系统攻击

D. 侵犯T淋巴细胞,严重损伤免疫系统

E. 对外界理化因素的抵抗力较强

32. HIV可感染 （ ）

A. T淋巴细胞　　B. 单核巨噬细胞

C. B淋巴细胞　　D. 肝细胞

E. 胶质细胞

二、名词解释

1. retrovirus

2. long terminal repeat, LTR

3. 获得性免疫缺陷综合征(AIDS)

三、简答题

1. 简述HIV损伤CD4$^+$T淋巴细胞的可能机制。

2. 简述艾滋病的预防方法。

3. 简述HIV病毒的复制周期。

4. 简述HIV感染的血清学诊断方法。

四、论述题

试述HIV基因组结构与功能的关系。

【参/考/答/案】

一、选择题

【A型题】

1. A　　2. D　　3. B　　4. B　　5. D

6. A　　7. D　　8. C　　9. D　　10. C

11. D　　12. E　　13. C　　14. B　　15. D

16. D　　17. E　　18. E　　19. B　　20. D

21. C　　22. E　　23. A

【B型题】

24. A　　25. B　　26. B　　27. A　　28. A

29. B　　30. E

【X 型题】

31. ACD　　　　32. AB

1. A【解析】逆转录病毒含有逆转录酶和整合酶,对人致病的主要是人类免疫缺陷病毒(HIV)和人类嗜 T 细胞病毒(HTLV)。

2. D【解析】根据卫生部规定,HIV - 1 抗体阳性报告必须由卫生部认证并取得资格的 HIV 抗体确认实验室出具才具有法律效应。最常用的 HIV - 1 抗体确认试验方法是蛋白质印迹法(Western blot)。

3. B【解析】戊型肝炎病毒(HEV)主要经粪 - 口途径传播。

4. B【解析】HIV 病毒基因组是两条相同的正链 RNA,HIV 基因组含 gag、pol、env 3 个结构基因,及至少 6 个调控基因(tat rev、nef、vif、vpu、vpr),并在基因组的 5′端和 3′端各含长末端序列。

5. D【解析】HIV 的核酸是正链 RNA 的二聚体。

6. A【解析】人类免疫缺陷病毒(HIV)是一种感染人类免疫系统细胞的慢病毒,主要攻击人体的辅助 T 淋巴细胞系统,HIV 选择性的侵犯 CD4 分子。

7. D【解析】HIV 致病的关键是侵犯 $CD4^+$ 细胞,损伤免疫细胞,导致机体免疫功能失衡和缺损,进而 AIDS 患者发生机会感染或肿瘤。

8. C【解析】人类嗜 T 细胞病毒(HTLV)有 1 型(HTLV - 1)和 2 型(HTLV - 2)之分,分别是引起成人 T 细胞白血病和毛细胞白血病的病原体。属逆转录病毒科的 RNA 肿瘤病毒。

9. D【解析】HIV 的 pol 基因编码逆转录酶、整合酶和蛋白酶。

10. C【解析】并非所有逆转录病毒均可导致肿瘤发生。

11. D【解析】逆转录病毒的最基本特征是在生命过程活动中,有一个从 RNA 到 DNA 的逆转录过程,即病毒在逆转录酶的作用下,以病毒 RNA 为模板,合成互补的负链 DNA 后,形成 RNA - DNA 中间体。中间体的 RNA 被酶水解,进而在 DNA 聚合酶的作用下,由 DNA 复制成双链 DNA。

12. E【解析】慢发病毒感染(slow virus infection):经显性或隐性感染后,病毒有很长的潜伏期,可达数年或数十年。此时机体无症状,也分离不出病毒。一旦发病出现症状多呈进行性加重,最终导致死亡。如艾滋病、疯牛病、亚急性硬化性全脑炎。

13. C【解析】LTR(long terminal repeat)即长末端重复序列,由增强子、启动子、TATA 序列和负调控区等组成,控制 HIV 基因组的转录。

14. B【解析】通过检测 HIV 的特异性抗体、抗原、核酸或病毒分离培养可确立 HIV 感染。抗原、病毒检测的技术要求高,难度大。

15. D【解析】HIV 主要存在于感染者和患者的血液、精液、阴道分泌物、乳汁中,主要通过性传播、血液传播和垂直传播。

16. D【解析】HIV 感染者和艾滋病患者是本病的传染源,体检发现血液中 HIV 抗体阳性,最具传染性的物质是血液。

17. E【解析】病毒基因缺陷不是艾滋病病毒能逃避宿主免疫系统清除作用的原因。

18. E【解析】HIV 感染者是传染源,曾从血液、精液、阴道分泌液、乳汁等分离得HIV。握手、拥抱、接吻、游泳、蚊虫叮咬、共用餐具、咳嗽或打喷嚏、日常接触等不会传播。

19. B【解析】HIV 感染者和艾滋病患者是该病的传染源。

20. D【解析】艾滋病潜伏期指的是从感染艾滋病病毒(HIV)开始,到出现艾滋病症状和体征的时间。人体感染艾滋病病毒后需经过 0.5～20 年,平均 7～10 年的时间才能发展到艾滋病期。

21. C【解析】艾滋病患者由于免疫功能严重缺损,常合并严重的机会感染,常见的有细菌(结核分枝杆菌等)、原虫(隐孢子虫、弓形虫)、真菌(白假丝酵母菌、新生隐球菌)、病毒(巨细胞病毒、单纯疱疹病毒、乙型肝炎病毒),最后导致无法控制而死亡,另一些病例可发生 Kaposi 肉瘤或恶性淋巴瘤。

22. E【解析】目前切断传播途径是预防艾滋病的主要措施,即避免直接接触 HIV 感染者的血液和体液。

23. A【解析】HIV 与感染细胞膜上 CD4 分子结合的病毒刺突是 gp120。细胞表面 CD4 分子是 HIV 受体,通过 HIV 包膜蛋白 gp120 与细胞膜上 CD4 结合后,使 gp41 构象改变而暴露融合肽。

24. A【解析】血清中 HIV 抗体是判断 HIV 感染的间接指标。根据其主要的适用范围,可将现有 HIV 抗体检测方法分为

筛检试验和确证试验。筛检实验阳性血清的确证最常用的是 Western blot。

25. B【解析】HIV 核酸检测可用于 HIV 感染的辅助诊断、病程监控、指导治疗方案及疗效判定、预测疾病进展等。

26. B【解析】HTLV 是人类嗜 T 细胞病毒,CD4$^+$T 淋巴细胞是其靶细胞,病毒可在其中增殖,并使细胞转化,变成白血病细胞。

27. A【解析】EB 病毒仅能在 B 淋巴细胞中增殖,可使其转化,能长期传代。

28. A【解析】逆转录病毒的 env 编码 gp120 和 gp41 两种包膜糖蛋白。

29. B【解析】HIV 的 pol 编码逆转录酶(依赖RNA 的 DNA 聚合酶)、蛋白酶、整合酶。

30. E【解析】HTLV 的 tax 基因为调节基因,编码 Tax 调节蛋白,具有激活 LTR 转录活性的功能。

31. ACD【解析】HIV 病毒特点:主要攻击人体的辅助 T 淋巴细胞系统,一旦侵入机体细胞,病毒将会和细胞整合在一起终生难以消除;广泛存在于感染者的血液、精液、阴道分泌物、乳汁、脑脊液、有神经症状的脑组织液中,其中以血液、精液、阴道分泌物中浓度最高;对外界环境的抵抗力较弱;感染者潜伏期长、死亡率高;艾滋病病毒的基因组比已知任何一种病毒基因都复杂。

32. AB【解析】①CD4 分子是人类免疫缺陷病毒(HIV)的主要受体;②HIV 感染组织中的单核巨噬细胞,病毒可在巨噬细胞内大量复制,成为 HIV 的主要储存场所;③因为 CD4 分子是 HIV 的

主要受体,因此 HIV 主要感染 T 淋巴细胞,而不是 B 淋巴细胞。

二、名词解释

1. 逆转录病毒(retrovirus):是具有包膜、两条正链 RNA 基因组和逆转录酶的病毒。逆转录病毒在复制时通过 DNA 中间阶段,并可将病毒 DNA 整合于宿主细胞染色体上,具有致细胞转化的作用。逆转录病毒包括人类免疫缺陷病毒、人类嗜T 细胞病毒等。

2. 长末端重复序列(long terminal repeat, LTR):是逆转录病毒基因组经逆转录形成的含启动子和增强子等调控元件的重复序列,控制 HIV 基因组的转录。

3. 获得性免疫缺陷综合征(AIDS):是 HIV 感染导致的因免疫系统严重损伤而继发各种类型机会感染和肿瘤的致死性疾病。

三、简答题

1. 简述 HIV 损伤 CD4$^+$T 淋巴细胞的可能机制。

答 HIV 损伤 CD4$^+$T 淋巴细胞的机制复杂:①导致 CD4$^+$T 淋巴细胞融合,形成多核巨细胞,多核巨细胞丧失正常分裂能力,最后导致细胞的溶解;②CTL对 CD4$^+$T 淋巴细胞的直接杀伤作用;③HIV 抗体介导的 ADCC 作用,使 CD4$^+$T 淋巴细胞大量减少;④诱导 CD4$^+$T 淋巴细胞凋亡;⑤HIV 感染可致 Th1/Th2 失衡,引起 CD4$^+$T 淋巴细胞功能障碍。

2. 简述艾滋病的预防方法。

答 预防 AIDS 目前尚无有效疫苗,主要预防措施主要有以下几种:①普遍开展预防 AIDS 的宣传教育;②建立全球和地区性 HIV 感染的监测网,及时掌握疫情;③对献血、献器官、献精液者必须做 HIV 抗体检测;④禁止共用注射器、注射针、牙刷和剃须刀等;⑤提倡安全性生活;⑥HIV 抗体阳性妇女,应避免怀孕或避免用母乳喂养婴儿等。

3. 简述 HIV 病毒的复制周期。

答 HIV 的包膜糖蛋白 gp120 首先与靶细胞表面的 CD4 分子结合,再与辅助受体结合,包膜糖蛋白产生分子构象改变,暴露 gp41 融合肽,使病毒包膜与细胞膜融合。核衣壳进入细胞并脱去衣壳,释放病毒基因组 RNA。在逆转录酶的作用下,基因组 RNA 逆转录合成负链DNA,形成 RNA–DNA 中间体。中间体中的 RNA 被 RNA 酶水解,而负链 DNA合成互补正链 DNA,形成了双链 DNA。在整合酶的作用下,双链 DNA 基因组整合入细胞染色体 DNA 中,形成前病毒。在一定条件下,前病毒被激活,转录出病毒子代 RNA 和 mRNA。病毒子代 RNA与病毒蛋白质装配成核衣壳,子代病毒以芽生方式,从宿主细胞膜获得包膜,最后释放到细胞外。mRNA 在核糖体上转译病毒的结构蛋白和非结构蛋白。

4. 简述 HIV 感染的血清学诊断方法。

答 (1)初步筛查:主要采用 ELISA 检测患者体内的 HIV 抗体,阳性者需进一步确认。

（2）确认试验：常用蛋白质印迹法（Western blot）检测 HIV 的抗体，如衣壳蛋白抗体、糖尿白抗体等，以排除初筛假阳性者。

四、论述题

试述 HIV 基因组结构与功能的关系。

答 HIV 的基因组由 2 条相同的正链在 5′端通过氢键结合构成二聚体。病毒基因组全长约 9.2kb，含有 gag、pol、env 三个结构基因以及 tat、rev、nef、vif、vpr、vpu 等调节基因。在 5′端和 3′端各含长末端重复序列（LTR）。①gag 基因：是编码病毒衣壳和基质等结构蛋白的基因。②env 基因：编码 gp120 和 gp41 两种包膜糖蛋白。gp120 是病毒体与宿主细胞表面的 CD4 分子结合的部位。gp41 具有介导病毒包膜与宿主细胞膜融合的作用。③pol 基因：编码 HIV 复制所需要的酶类。④LTR：是病毒基因组两端重复的一段核苷酸序列，由启动子、增强子、TATA 序列和负调控区等组成，控制 HIV 基因组的转录。

HIV 的调节基因编码多种调节蛋白，用于调控 HIV 基因的表达、复制及免疫逃逸等，在病毒致病中有重要作用。

（刘继鑫）

第 31 章　其他病毒

【学/习/要/点】

一、掌握

1. 狂犬病病毒的感染途径、防治原则。
2. 内基小体的概念。

二、熟悉

1. 狂犬病病毒的生物学性状、致病性。
2. 人乳头瘤病毒所致疾病。
3. 人乳头瘤病毒与宫颈癌的关系。

【应/试/考/题】

一、选择题

【A/型/题】

1. "恐水症"是由哪种病毒引起的（　　）
   A. 狂犬病病毒　　　B. 登革病毒
   C. 乙脑病毒　　　　D. 出血热病毒
   E. 黄热病病毒

2. 内基小体（negri body）是　　（　　）
   A. 麻疹病毒包涵体
   B. 狂犬病病毒包涵体
   C. 巨细胞病毒包涵体
   D. 单纯疱疹病毒包涵体
   E. 腺病毒包涵体

3. 尖锐湿疣的传播方式是　　（　　）
   A. 性接触传播

B. 血液或血制品传播
   C. 虫媒传播
   D. 空气传播
   E. 以上均可

4. 人被病犬咬伤后及早接种狂犬病疫苗，预防发病是基于　　　　　　　（　　）
   A. 狂犬病病毒毒力弱
   B. 狂犬病病毒毒力强
   C. 狂犬病的潜伏期短
   D. 狂犬病的潜伏期长
   E. 机体能迅速产生细胞免疫和中和抗体

5. HPV 的宿主范围是　　　　　（　　）
   A. 人和哺乳动物　　B. 人和灵长类动物
   C. 人和猩猩　　　　D. 所有温血动物
   E. 人

6. 我国目前采用的狂犬病疫苗的类型是
（　　）
　A. 减毒活疫苗　　　B. 灭活疫苗
　C. 亚单位疫苗　　　D. 基因工程疫苗
　E. 多肽疫苗

7. 狂犬病病毒包涵体是一种　（　　）
　A. 胞质内嗜碱性小体
　B. 胞质内嗜酸性小体
　C. 胞核内嗜碱性小体
　D. 胞核内嗜酸性小体
　E. 胞质或胞核内嗜碱性小体

8. 引起性病尖锐湿疣的病毒是（　　）
　A. 巨细胞病毒
　B. 单纯疱疹病毒
　C. 人类免疫缺陷病毒
　D. 人乳头瘤病毒
　E. 狂犬病病毒

9. 狂犬病病毒能刺激机体产生免疫保护
　作用的物质是　　　　　（　　）
　A. 脂蛋白小体　　　B. 内基小体
　C. 中介体　　　　　D. 中和抗体
　E. GP 和 NP

10. 与宫颈癌的发生密切相关的病毒是
（　　）
　A. HBV　　　　　B. HPV
　C. HSV　　　　　D. HCMV
　E. HIV

11. 被病犬咬伤后最正确的处理方法是
（　　）
　A. 注射抗狂犬病血清 + 抗病毒药物
　B. 清创 + 抗生素
　C. 注射大剂量丙种球蛋白 + 抗病毒
　　药物
　D. 清创 + 接种疫苗 + 注射抗狂犬病
　　血清
　E. 清创 + 注射狂犬病毒

12. 对疑有狂犬病的咬人犬，应将其捕获
　隔离观察　　　　　（　　）
　A. 1 ~ 2 天　　　　B. 3 ~ 4 天
　C. 5 ~ 7 天　　　　D. 7 ~ 10 天
　E. 10 天以上

13. 狂犬病疫苗的接种对象不包括（　　）
　A. 野生动物
　B. 犬、猫等宠物
　C. 被下落不明的犬咬伤者
　D. 动物园工作人员
　E. 学龄前儿童

14. 感染神经细胞可形成内基小体的是
（　　）
　A. 人乳头瘤病毒　B. 森林脑炎病毒
　C. 巨细胞病毒　　D. 狂犬病病毒
　E. 柯萨奇病毒

15. 外形为子弹状，有包膜的 RNA 病毒是
（　　）
　A. 人乳头瘤病毒　B. 森林脑炎病毒
　C. 巨细胞病毒　　D. 狂犬病病毒
　E. 柯萨奇病毒

【B 型题】

（16 ~ 17 题共用备选答案）
　A. 狂犬病病毒
　B. 人乳头瘤病毒
　C. 人类细小病毒 B19
　D. 甲型肝炎病毒
　E. 戊型肝炎病毒

16. 人畜共患疾病的病毒是　　（　　）

17. 与肿瘤关系密切的病毒是　（　　）

（18 ~ 19 题共用备选答案）
　A. 狂犬病病毒
　B. 人乳头瘤病毒
　C. 人类细小病毒 B19

D. 流感病毒

E. 肝炎病毒

18. 儿童传染性红斑的病原体是　　　（　　）

19. 病死率较高的病毒是　　　　　　（　　）

【X/型/题】

20. 可侵犯中枢神经系统的是　　　　（　　）

A. 狂犬病病毒　　　B. 腮腺炎病毒

C. HIV　　　　　　D. 柯萨奇病毒

E. 呼吸道合胞病毒

21. 下列有关狂犬病病毒的生物学性状，
正确的叙述是　　　　　　　　　（　　）

A. 弹状有包膜的病毒

B. 对神经组织有较强的亲嗜性

C. 在细胞内形成内基小体，有辅助诊
断价值

D. 对外界的抵抗力不强

E. 肥皂水可灭活病毒

二、名词解释

1. hydrophobia

2. Negri body

3. human papillomavirus

三、简答题

1. 简述人类细小病毒 B19 致病原因和所
引起的疾病。

2. 简述狂犬病病毒感染的防治原则。

3. 简述狂犬病的流行与致病特点。

4. 简述人乳头瘤病毒的致病特点。

【参/考/答/案】

一、选择题

【A 型题】

1. A　　2. B　　3. A　　4. D　　5. E

6. B　　7. B　　8. D　　9. E　　10. B

11. D　　12. D　　13. E　　14. D　　15. D

【B 型题】

16. A　　17. B　　18. C　　19. A

【X 型题】

20. ABD　　　21. ABCDE

1.【解析】恐水症即狂犬病的别称，为狂犬
病病毒引起的一种人畜共患的中枢神经
系统急性传染病。多见于狗、狼、猫等食
肉动物。人多因被病畜咬伤而感染。

2. B【解析】狂犬病病毒在人的中枢神经细
胞（主要是大脑海马回的锥体细胞）或
易感动物中增殖时，可在胞质内形成嗜

酸性、圆形或椭圆形的包涵体，称内基
小体，有诊断价值。

3. A【解析】尖锐湿疣是一种较为常见的性
传播疾病，该病是由于直接或者间接接
触到人乳头瘤病毒（HPV）所导致的。

4. D【解析】人被病犬咬伤后及早接种狂犬
病疫苗，因为狂犬病的潜伏期长，一般
3～8周，长者数月至数年。

5. E【解析】HPV 是人乳头瘤病毒的缩写。

6. B【解析】灭活疫苗是指用理化方法将有
毒株灭活后，失去感染性而保留抗原性
制成的疫苗。如狂犬病疫苗、甲型肝炎
疫苗、流感疫苗等。

7. B【解析】狂犬病病毒侵入中枢神经细胞
（主要是大脑海马回锥体细胞）中增殖，
于细胞质中可形成嗜酸性包涵体（内基
小体）。

8. D【解析】人乳头瘤病毒是一种属于乳头
瘤病毒科的乳头瘤空泡病毒 A 属，是球
形 DNA 病毒，能引起人体皮肤黏膜的鳞

状上皮增殖。表现为寻常疣、生殖器疣（尖锐湿疣）等疾病。

9. E【解析】狂犬病病毒的主要抗原包括病毒表面糖蛋白 G 和病毒核心的核蛋白 N。其中糖蛋白 G 能刺激机体产生中和抗体、血凝抑制抗体和细胞免疫应答；核蛋白 N 能够以核糖核蛋白（RNP）的形式诱生保护性的细胞免疫应答。

10. B【解析】宫颈癌与高危型 HPV 感染有关。

11. D【解析】被病犬咬伤后最正确的处理方法：清创＋接种疫苗＋注射抗狂犬病血清或抗狂犬病免疫球蛋白。

12. D【解析】咬人的不一定都是狂犬病犬，也确实存在着相当数量的无临床症状的带毒犬及呈现临床症状前就向外排毒的犬。所以，对咬过人、畜的可疑病犬，不应立即打死，应将其捕获，至少隔离观察 7～10 天，如不呈现病犬症状，证明不是狂犬病，可以解除隔离，如出现临床症状，最好待其自然死亡后，进行剖检。

13. E【解析】人对狂犬病病毒普遍易感，狩猎者、兽医、饲养动物者更易感。人一旦被咬伤，疫苗注射至关重要，严重者还需注射抗狂犬病血清或免疫球蛋白。

14. D【解析】狂犬病病毒侵犯中枢神经细胞，于细胞质中可形成嗜酸性包涵体（内基小体）。

15. D【解析】狂犬病病毒外形呈子弹状，核酸是单股不分节负链 RNA，有包膜，包膜上有刺突。

16. A【解析】狂犬病病毒在野生动物（狼、狐狸、鼬鼠、蝙蝠等）及家养动物（狗、猫、牛等）与人之间构成狂犬病的传播环节。是一种人畜共患病。

17. B【解析】肿瘤的发生与病原体的感染有关，特别是与病毒的感染关系更为

密切。目前，最受关注的是 EB 病毒和人乳头瘤病毒（HPV）与人类肿瘤发生的关系。EB 病毒感染可引起淋巴瘤、鼻咽癌、胃癌的发生。HPV 与宫颈癌的关系密切，不同类型的 HPV 与宫颈癌的恶性表现有关。

18. C【解析】人细小病毒 B19 感染是引起传染性红斑、镰状细胞贫血患者发生再障危象及孕期流产、死胎的病原体。

19. A【解析】人主要被病兽或带毒动物咬伤后感染。一旦受染，如不及时采取有效防治措施，可导致严重的中枢神经系统急性传染病，病死率高。

20. ABD【解析】HIV 主要攻击人体的辅助 T 淋巴细胞系统，一旦侵入机体细胞，病毒将会和细胞整合在一起终生难以消除；呼吸道合胞病毒主要侵犯呼吸道和肺。柯萨奇病毒可致无菌性脑膜炎；腮腺炎病毒可引起病毒血症，严重者可扩散至脑组织引发脑炎。

21. ABCDE【解析】狂犬病病毒对热、紫外线、日光、干燥的抵抗力弱，酸、碱、肥皂水、脂溶剂等均可灭活病毒。

二、名词解释

1. 恐水症（hydrophobia）：由于狂犬病病毒在脑组织中大量复制造成脑损伤，表现为神经系统兴奋性增高，致使患者怕光、怕水、怕风、怕声，轻微刺激便可引发患者全身痉挛，故名恐水病。

2. 内基小体（Negri body）：是狂犬病病毒感染机体后在中枢神经细胞胞质内增殖，形成的圆形或椭圆形嗜酸性小体，具有诊断价值。

3. 人乳头瘤病毒（human papillomavirus）：属于乳头瘤病毒科乳头瘤病毒属，主要引起人类皮肤黏膜出现增生性病变，与宫颈癌等恶性肿瘤的发生密切相关，可引起生殖器尖锐湿疣。

三、简答题

1. 简述人类细小病毒 B19 致病原因和所引起的疾病。

答 细小病毒 B19 在分裂活跃的红细胞前体细胞内复制,抑制了红细胞前体的增殖,通过直接杀细胞作用与免疫病理损伤作用而引起疾病。细小病毒 B19 是传染性红斑的病原体,也与慢性贫血患者再生障碍性贫血危象的发作、溶血性贫血、艾滋病、妇女关节痛及胎儿的宫内感染等相关。

2. 简述狂犬病病毒感染的防治原则。

答 狂犬病的预防主要包括疫苗接种、控制传染源和正确处理伤口等措施。

(1)由于狂犬病死亡率极高而又无有效的治疗方法,因此特异性疫苗接种预防发病是控制狂犬病的关键。疫苗接种可分为:①暴露前接种。主要接种对象为易于接触狂犬病病毒的职业者,如动物园的饲养员、野生工作者等,可接种狂犬病疫苗 3 次,时间分别于第 0 天、第 7 天、第 21 或 28 天。②暴露后接种。被病犬或来路不明的动物咬伤后立即接种,并在第 0、3、7、14、28 天各接种狂犬病疫苗 1 次。

(2)控制传染源。①捕杀野犬、严管家犬。②给家犬注射疫苗。③对咬人的犬应捕获隔离,至少观察 7 天是否发病。

(3)正确处理伤口。①被犬或猫咬伤的伤口应立即用 3% ~5% 肥皂水、0.1% 苯扎溴铵或清水反复冲洗,然后用 70% 乙醇和碘酊涂擦。伤口较深者应彻底清创。②伤口及其周围组织应立即用高效价抗狂犬病病毒免疫血清或提纯的免疫球蛋白做浸润注射,以进行被动免疫。

3. 简述狂犬病的流行与致病特点。

答 (1)流行病学特点:病犬是人狂犬病的主要传染源,其次是猫、猪、牛、狼等。患病动物的唾液中含有大量的病毒。唾液中的病毒通过咬伤、抓伤等各种伤口侵入人体,亦可通过破损的皮肤黏膜或密切接触而侵入。

(2)致病特点:潜伏期一般为 3 ~8 周,长者可达数年。病毒对神经组织有较强亲嗜性,在局部繁殖后侵入附近的神经末梢,最后到达中枢神经系统,引起神经系统病变。狂犬病典型的临床表现是对刺激兴奋性增高,对声、光、风刺激均高度敏感,轻微刺激即可引发痉挛。恐水是其特有的症状,故又称恐水症。无特异性治疗方法,病死率几乎达 100% 。

4. 简述人乳头瘤病毒的致病特点。

答 (1)传染源与传播途径:传染源为患者或带毒者,主要通过直接或间接接触感染者病变部位或污染物品传播,生殖器感染主要由性交传播,新生儿可在产道感染。

(2)感染特点:病毒感染仅停留在局部皮肤和黏膜中,不引起病毒血症。

(3)所致疾病:可引起皮肤和黏膜的各种乳头瘤(疣),临床上常见的有寻常疣、跖疣、扁平疣和尖锐湿疣等。该病毒有多种型别,不同型别侵犯的部位和所致疾病不同。HPV - 6 和 HPV - 11 等常引起外生殖器部位尖锐湿疣,为性传播疾病之一。HPV - 16、HPV - 18、HPV - 31 和 HPV - 33 等与宫颈上皮肉瘤样变、宫颈癌等恶性肿瘤的发生有关。

(刘继鑫)

第32章 朊 粒

【学/习/要/点】

一、掌握

朊粒病的致病特点和种类。

二、熟悉

朊粒的生物学性状和致病性。

【应/试/考/题】

一、选择题

【A/型/题】

1. 仅含蛋白质不含核酸的是　　　　(　　)
   A. 类病毒　　　　　B. 朊粒
   C. 缺陷病毒　　　　D. 拟病毒
   E. 辅助病毒

2. 朊粒的化学组成是　　　　　　(　　)
   A. DNA 和蛋白质　　B. RNA 和蛋白质
   C. 脂多糖和蛋白质　D. 传染性核酸
   E. 传染性蛋白质

3. 朊粒对酚类、乙醚等的敏感性　　(　　)
   A. 很强　　　　　　B. 强
   C. 一般　　　　　　D. 弱
   E. 仅耐酸

4. 下列关于朊粒的叙述,错误的是(　　)
   A. 又名传染性蛋白粒子
   B. 化学成分为蛋白酶 K 抗性的蛋白
   C. 检出 PrP 即可诊断为 Prion 病

   D. 可引起人和动物感染
   E. 为传染性海绵状脑病的病原体

5. 下列关于朊蛋白(PrP)的叙述,错误的是
   　　　　　　　　　　　　　　(　　)
   A. 由人和动物细胞中的 PrP 基因编码
   B. 有 PrP^C 和 PrP^{SC} 两种异构体
   C. PrP^{SC} 对蛋白酶不敏感
   D. PrP^C 对蛋白酶敏感
   E. PrP^C 有致病性和传染性

6. 下列关于朊粒的特性的叙述,错误的是
   　　　　　　　　　　　　　　(　　)
   A. 分子量为 27 ~ 30
   B. 未查到任何核酸
   C. 对理化因素抵抗力弱
   D. 增殖缓慢,致病潜伏期长
   E. 致病机制尚不清楚

7. 下列朊粒病的共同特征中不包括(　　)
   A. 潜伏期长,达数月、数年甚至数十年
   B. 一旦发病呈慢性、进行性发展,以死
      亡告终

C. 表现为海绵状脑病

D. 产生炎症反应和免疫病理损伤

E. 以痴呆、共济失调、震颤等为主要临床表现

8. 下列朊粒病,最先被发现的是　　(　　)

A. 疯牛病　　　　B. 克 – 雅病

C. 羊瘙痒病　　　D. 库鲁病

E. 克雅病变种

9. 下列 Prion 病,非人类疾病的是 (　　)

A. BSE　　　　　B. CJD

C. vCJD　　　　 D. Kuru

E. GSS

10. 下列疾病中为最新人类 Prion 病的是 (　　)

A. 疯牛病　　　　B. 克雅病

C. 羊瘙痒病　　　D. 库鲁病

E. 变异型克雅病

11. 引起疯牛病和人类克雅病、库鲁病等的病原体是　　　　　　(　　)

A. 朊粒　　　　　B. 病毒

C. 拟病毒　　　　D. 类病毒

E. 衣原体

【B 型题】

(12 ~ 13 题共用备选答案)

A. 朊粒　　　　　B. DNA 病毒

C. RNA 病毒　　　D. 缺陷病毒

E. 反转录病毒

12. 疯牛病的病原体是　　　　(　　)

13. 对理化因素抵抗力强,最难被灭活的是　　　　　　　　　(　　)

【X 型题】

14. 下列关于朊粒的叙述,正确的是

(　　)

A. 可引起人和动物的疾病

B. 主要致病部位是脑组织

C. 具有致病性和传染性

D. 为最小的简单病毒体

E. 在人群中广泛流行

15. 人类和动物的 Prion 病主要有 (　　)

A. 羊瘙痒病　　　B. 牛海绵状脑病

C. 库鲁病　　　　D. 克雅病

E. 狂犬病

二、名词解释

1. Prion

2. 传染性海绵状脑病(TSE)

三、简答题

简述 Prion 病的病理和临床特征。

【参/考/答/案】

一、选择题

【X 型题】

14. ABC　　　15. ABCD

【A 型题】

1. B　　2. E　　3. A　　4. C　　5. E

6. C　　7. D　　8. C　　9. A　　10. E

11. A

【B 型题】

12. A　　13. A

1. B【解析】朊粒又称朊蛋白,是引起人和动物发生传染性海绵状脑病的病原体,属于一类特殊的传染性蛋白粒子。不含核酸。

2. E【解析】朊粒又称朊蛋白、传染性蛋白粒子,朊蛋白(PrP^C)是其基本的结构单位。

3. A【解析】朊粒的抵抗力很强,耐热、辐射及常用消毒剂。

4. C【解析】细胞朊蛋白(PrP^C)本身不能致病,而必须发生空间结构上的变化转化为羊瘙病朊蛋白(PrP^{sc})才会损害神经元。故确诊 Prion 病需在脑组织中检出致病因子 PrP^{sc}。

5. E【解析】朊蛋白分子(PrP^C)本身不能致病,而必须发生空间结构上的变化转化为羊瘙病朊蛋白(PrP^{sc})才会损害神经元。

6. C【解析】朊粒对理化因素有强大的抵抗力。

7. D【解析】朊粒引起疾病的共同特点是:潜伏期长,引起中枢神经系统慢性退行性病变,脑组织呈海绵状病变,有传染性和致死性,但无炎症反应。

8. C【解析】早在三百年前,人类在绵羊和小山羊中首次发现了感染朊粒的患病动物。因患病动物的奇痒难熬,常在粗糙的树干和石头表面不停摩擦,以致身上的毛都被磨脱,而被称为"羊瘙痒症"。

9. A【解析】牛海绵状脑病(BSE),俗称疯牛病,是一种动物传染性海绵状脑病。

10. E【解析】变异型克雅病为最新人类 Prion 病。

11. A【解析】朊粒是引起疯牛病和人类克雅病、库鲁病等的病原因子。

12. A【解析】朊粒是引起疯牛病的病原因子。

13. A【解析】朊粒对甲醛、乙醇、电离辐射和紫外线等理化因素有强大的抵抗力。

14. ABC【解析】朊粒不是最小的病毒体,分子量 27～30。未在人群中广泛流行。

15. ABCD【解析】人和动物朊粒病主要有羊瘙痒病、牛海绵状脑病、库鲁病、克雅病、变异型克雅病。狂犬病由狂犬病病毒引起。

二、名词解释

1. 朊粒(Prion):是一种正常宿主细胞基因编码的、构象异常的蛋白质,不含核酸,具有自我复制力和传染性。

2. 传染性海绵状脑病(TSE):是由朊粒引起的致死性中枢神经系统慢性退行性疾病,以痴呆、共济失调、震颤等为主要临床表现。其病理特点是中枢神经细胞空泡化、弥漫性神经细胞缺失、胶质细胞增生、淀粉样斑块形成、脑组织海绵状改变等,故称为传染性海绵状脑病。

三、简答题

简述 Prion 病的病理和临床特征。

答 Prion 病是一种人和动物的致死性中枢神经系统慢性退行性疾病。其病理学特征:中枢神经细胞空泡化、弥漫性神经细胞缺失、胶质细胞增生、淀粉样斑块形成、脑组织海绵状改变。脑组织中无炎症反应。其临床特征:①潜伏期长,可达数年至数十年之久;②一旦发病即呈慢性进行性发展,最终死亡;③不能诱导产生特异性免疫应答,患者以痴呆、共济失调、震颤等为主要临床表现。

(孙　艳)

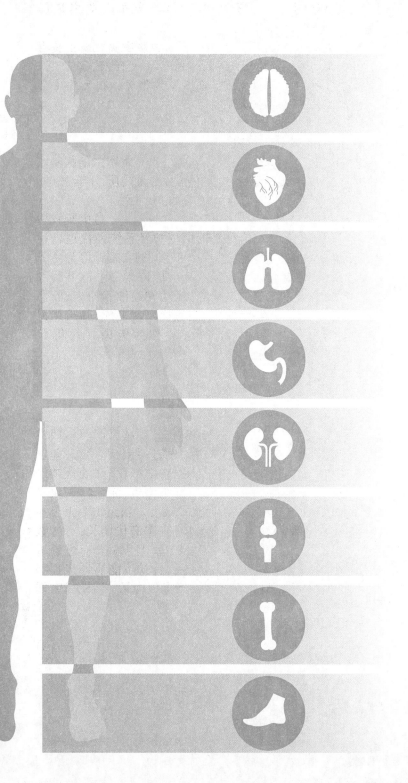

第3篇

真菌学

第 33 章　真菌学总论

一、掌握

1. 真菌的形态与结构。
2. 真菌的繁殖与培养。
3. 真菌的致病性与抵抗力。

二、熟悉

1. 真菌的微生物学检查方法。
2. 真菌感染的防治原则。

【应/试/考/题】

一、选择题

【A/型/题】

1. 真菌对下列因素抵抗力最弱的是（　　）

    A. 干燥　　　　　B. 紫外线

    C. 潮湿　　　　　D. 化学药物

    E. 热

2. 显微镜下鉴定真菌时最常用的标本处理溶液是（　　）

    A. 氢氧化钾　　　B. 青霉素

    C. 甘油　　　　　D. 灰黄霉素

    E. 硝酸银

3. 真菌孢子的主要作用是（　　）

    A. 繁殖

    B. 抵抗不良环境

    C. 入侵宿主细胞

    D. 引起炎症反应

    E. 引起变态反应

4. 真菌生长繁殖最适 pH 值范围是（　　）

    A. 2.0～3.0　　　　B. 4.0～6.0

    C. 5.0～7.0　　　　D. 7.2～7.6

    E. 8.8～9.0

5. 下列关于多细胞型真菌的繁殖方式，错误的是（　　）

    A. 孢子由菌丝产生，是繁殖方式

B. 可有有性繁殖

C. 以无性繁殖为主

D. 孢子亦能经二分裂方式繁殖

E. 繁殖形式多样

6. 下列关于真菌孢子的描述,错误的是

（　　）

A. 是真菌的休眠状态

B. 抵抗力不如细菌芽孢强

C. 一条菌丝上可长出多个孢子

D. 大部分真菌既能形成有性孢子,又能形成无性孢子

E. 是真菌的繁殖体

【B/型/题】

(7~8 题共用备选答案)

A. 酵母型菌落　　　B. 丝状菌落

C. S 型菌落　　　　D. R 型菌落

E. 油煎蛋样菌落

7. 单细胞真菌在沙保弱培养基上所形成的菌落是　　　　　　　　（　　）

8. 多细胞真菌在沙保弱培养基上所形成的菌落是　　　　　　　　（　　）

【X/型/题】

9. 多细胞真菌的结构包括　　　（　　）

A. 孢子　　　　　　B. 菌丝

C. 芽孢　　　　　　D. 芽管

E. 芽体

10. 真菌毒素对人类的危害有　　（　　）

A. 致癌作用　　　　B. 急性中毒

C. 慢性中毒　　　　D. 原发性感染

E. 超敏反应

二、名词解释

1. 真菌

2. 菌丝

3. 孢子

4. 假菌丝

5. 双相型真菌

三、简答题

1. 简述真菌对人类所致疾病的几种形式。

2. 简述真菌感染性疾病的微生物学检查基本原则。

四、论述题

试述真菌的培养特性。

【参/考/答/案】

一、选择题

【A 型题】

1. E　　2. A　　3. A　　4. B　　5. D

6. A

【B 型题】

7. A　　8. B

【X 型题】

9. AB　　10. ABC

1. E【解析】真菌对热的抵抗力不强,一般经 60℃、1 小时即被杀死。

2. A【解析】常用 10% KOH 处理甲屑等标本后镜检查真菌。

3. A【解析】真菌的孢子是繁殖体,主要功能是繁殖。

4. B【解析】真菌的生长环境为"三低两高",其中就包括低 pH 值(4.0~6.0)。

5. D【解析】孢子是在菌丝上萌发产生的,不能通过二分裂方式繁殖,细菌才可以通过二分裂方式进行繁殖。

6. A【解析】真菌的孢子是繁殖结构,抵抗力较弱,细菌的芽孢是休眠结构,抵抗力较强。

7. A【解析】单细胞真菌形成酵母型菌落。

8. B【解析】多细胞真菌形成丝状菌落。

9. AB【解析】芽管属于孢子萌发到菌丝的一个过程,不属于多细胞真菌的结构。

10. ABC【解析】真菌毒素可引起机体的急性和慢性中毒反应,且有致癌作用,而真菌可引起机体的原发性感染及超敏反应。

二、名词解释

1. 真菌:是一大类真核细胞型微生物,细胞核高度分化,有核膜、核仁,胞质内有完整的细胞器,不含叶绿素,不分化根、茎、叶,少数为单细胞,多数为多细胞结构。

2. 菌丝:真菌的孢子生出芽管,芽管延长呈丝状,即菌丝。

3. 孢子:是真菌的繁殖结构,是由生殖菌丝产生的,包括有性孢子和无性孢子。

4. 假菌丝:类酵母型真菌的芽生孢子长至一定大小后不与母体脱离,彼此连在一起,形成藕节状,类似菌丝,故被称为假菌丝。

5. 双相型真菌:有些真菌可因环境条件的改变,而使形态发生改变,在两种形态间互变,称为双相性,有此特性的真菌被称为双相型真菌。

三、简答题

1. 简述真菌对人类所致疾病的几种形式。

答 ①致病性真菌感染:主要是一些外源性真菌的感染,可引起皮肤、皮下和深部感染;②条件致病性真菌感染:主要是一些内源性真菌感染,寄居在人体内正常菌群中的真菌,如白假丝酵母菌,当机体免疫力下降或菌群失调时引起感染;③真菌超敏反应性疾病:敏感患者吸入或食入某些菌丝或孢子时可引起各种类型的超敏反应,如荨麻疹、过敏性皮炎与哮喘等;④真菌性中毒症:有些真菌在农作物上生长,当人类摄入真菌或其产生的毒素后可引起急、慢性中毒,称为真菌中毒症;⑤真菌毒素与肿瘤:有些真菌的产物与肿瘤有关,如黄曲霉毒素与肝癌有关。

2. 简述真菌感染性疾病的微生物学检查基本原则。

答 ①取材:于病变部位取新鲜足量标本,取材时应注意严格无菌操作并且立即送检;②直接镜检:黏稠或甲屑类的标本可用 10% 的 KOH 溶液加温后处理,直接用低倍或高倍显微镜检查细胞及菌丝孢子的形态;③培养:可在加入抗生素和放线菌酮以抑制细菌和放线菌的生长的沙保弱培养基中进行真菌培养。

四、论述题

试述真菌的培养特性。

答 (1)真菌培养遵循"三低两高"的原则。①低营养:常用沙保弱培养基培养,其成分简单,主要含有蛋白胨、葡萄糖、氯化钠和琼脂;②低温度:培养真菌的温度一般为25~28℃,只有少数深部感染的真菌最适生长温度为37℃;③低pH值:最适pH为4.0~6.0。另外需要保持环境中高湿度和高氧含量。

(2)多数病原性真菌生长缓慢,培养1~4周才出现典型菌落。真菌的菌落分为三类:①酵母型菌落是单细胞真菌形成的,菌落光滑而湿润。镜下可见单细胞性的芽生孢子,无菌丝。②类酵母型菌落也是单细胞真菌的菌落形式,外观上和酵母型菌落相似,镜下可见到假菌丝。③丝状型菌落是多细胞真菌的菌落形式。由多细胞菌丝体所组成,部分菌丝向空中生长并产生孢子。真菌的菌落具有鉴别意义。

(3)真菌很容易发生变异,在人工培养基中多次传代和培养过久,可出现颜色、形态、结构及毒力的改变。

(李运清)

第 34 章　主要病原性真菌

【学/习/要/点】

一、掌握

1. 白假丝酵母菌的致病性及防治原则。
2. 新生隐球菌的致病性及防治原则。

二、熟悉

1. 皮肤癣菌和皮下感染真菌的致病性。
2. 肺孢子菌的生物学性状、致病性及防治原则。

【应/试/考/题】

一、选择题

【A 型题】

1. 关于皮肤癣菌的描述,错误的是（　　）
   A. 一种皮肤癣菌只引起一种癣病
   B. 为多细胞真菌
   C. 有嗜角质蛋白的特性
   D. 部分菌属不侵犯毛发系统
   E. 在局部增殖及代谢产物的刺激下发病

2. 不侵犯毛发的浅部真菌是（　　）
   A. 石膏样小孢子菌
   B. 犬小孢子菌
   C. 红色毛癣菌
   D. 石膏样毛癣菌
   E. 絮状表皮癣菌

3. 能使白假丝酵母菌长出厚膜孢子的培养基是（　　）
   A. 普通琼脂培养基
   B. 玉米粉培养基
   C. 血琼脂培养基
   D. 含胱氨酸的血琼脂培养基
   E. 沙保弱培养基

4. 关于白假丝酵母菌的叙述,错误的是（　　）
   A. 为条件致病菌
   B. 皮肤白假丝酵母菌感染好发于皮肤潮湿和皱褶部位
   C. 黏膜感染以鹅口疮为最常见
   D. 致病性很强
   E. 可扩散引起内脏和中枢神经系统感染

5. 新生隐球菌的主要传播方式是 （　　）
   A. 患者——咳痰——飞沫传播
   B. 鸽子——粪便——呼吸道传播
   C. 患者——粪便——呼吸道传播
   D. 患者——粪便——消化道传播
   E. 人虱——粪便——破损皮肤传播

【B/型/题】

（6~9题共用备选答案）
   A. 表皮癣菌　　　B. 小孢子癣菌
   C. 新生隐球菌　　D. 白假丝酵母菌
   E. 黄曲霉菌

6. 发癣的病原体是 （　　）
7. 易侵犯中枢神经系统的是 （　　）
8. 与肝癌密切相关的是 （　　）
9. 甲癣的病原体是 （　　）

【X/型/题】

10. 下列属于条件致病性真菌的是（　　）
    A. 皮肤癣菌　　　B. 酵母菌
    C. 白假丝酵母菌　D. 新生隐球菌
    E. 毛癣菌
11. 下列关于肺孢子菌的叙述,正确的是
    （　　）
    A. 可导致肺孢子菌肺炎

   B. 为条件致病性真菌
   C. 为艾滋病常见的并发症
   D. 病死率较高
   E. 多为隐性感染

二、名词解释
1. pneumocystis pneumonia
2. 花斑癣
3. 孢子丝菌性下疳
4. 着色真菌病
5. 机会致病性真菌

三、简答题
简述肺孢子菌的致病性及防治原则。

四、病例分析题
患儿,男,1 个月。烦躁、啼哭、拒食 1 天,检查可见颊、舌、软腭等处黏膜出血,上面广泛而散在分布微凸的白色柔软小斑点或蓝白色丝绒状斑片,用力擦掉后露出红色糜烂面,有轻度渗血。取样涂片镜检发现大量的假菌丝和芽生孢子。
问题:
1. 该患儿可能被什么病原菌感染? 所患疾病是什么? 诊断依据是什么?
2. 该病原菌的致病特点是什么?

【参/考/答/案】

一、选择题

【X 型题】
10. CD　　　11. ABCDE

【A 型题】
1. A　　2. E　　3. B　　4. D　　5. B

1. A【解析】一种皮肤癣菌可引起全身多种部位的癣,只是以手足癣最为常见。

【B 型题】
6. B　　7. C　　8. E　　9. A

2. E【解析】絮状表皮癣菌属于表皮癣菌

属,只侵犯皮肤和甲板,不侵犯毛发。

3. B【解析】白假丝酵母菌在玉米粉培养基上,25℃培养后在菌丝顶端、侧缘或中间可见厚膜孢子。

4. D【解析】白假丝酵母菌为条件致病菌,致病力不是很强。

5. B【解析】新生隐球菌广泛分布在自然界中,在土壤和鸟粪中大量存在,其中鸽粪中最常见,也可存在于人的体表、口腔以及粪便中,由呼吸道感染,初始感染灶多为肺部。

6. B【解析】小孢子癣菌属和毛癣菌属可引起发癣,表皮癣菌属不侵染毛发。

7. C【解析】新生隐球菌在体内播散,最易侵犯中枢神经系统。

8. E【解析】黄曲霉可以产生黄曲霉毒素,黄曲霉毒素与原发性肝癌关系密切。

9. A【解析】表皮癣菌易感染引起体癣、足癣、手癣、股癣、甲癣等。

10. CD【解析】白假丝酵母菌和新生隐球菌为人体正常寄生菌,当机体免疫力下降的时候会引起机体感染。

11. ABCDE【解析】肺孢子菌多经呼吸道感染进入肺部,一般为隐性感染。可引起艾滋病患者等免疫力低下的人群感染,引发肺孢子菌肺炎,病死率较高。

二、名词解释

1. 肺孢子菌肺炎(pneumocystis pneumonia):肺孢子菌经呼吸道侵入肺内,当机体免疫力下降时可引起条件性感染,导致肺炎发生,即肺孢子菌肺炎(PCP)。

2. 花斑癣:皮肤角质层由于感染马拉色菌

属而出现的无症状或症状轻微的慢性浅表感染,使皮肤出现黄褐色病变,形成汗渍状斑点,被称为汗斑。

3. 孢子丝菌性下疳:土壤或植物中的申克孢子丝菌通过接触人体表面有创伤的皮肤而引起的感染,导致局部皮肤出现亚急性或慢性肉芽肿,淋巴管出现链状硬结,被称为孢子丝菌性下疳。

4. 着色真菌病:着色真菌可通过伤口侵入人体,颜面、下肢和臀部等部位易被感染,感染部位的皮肤表现呈暗红色或黑色,被称为着色真菌病。

5. 机会致病性真菌:寄生于人的体表或体内的真菌,在正常情况下对人体无害,当寄生部位或机体免疫力下降时导致机体发病的一类真菌。

三、简答题

简述肺孢子菌的致病性及防治原则。

答 ①致病性:肺孢子菌经呼吸道吸入肺内,多引起隐性感染。但当宿主抵抗力低下时,肺孢子菌大量繁殖,引起肺孢子菌肺炎,美国有 90% 的艾滋病患者合并本病。初期表现为间质性肺炎,病情发展迅速,未经治疗的患者几乎均因窒息而死亡。②防治原则:患者可采取隔离。用药可选复方磺胺甲噁唑和羟乙基磺酸烷脒等。

四、病例分析题

1. 该患儿可能被什么病原菌感染?所患疾病是什么?诊断依据是什么?

答 该患儿可能被白假丝酵母菌感染,所患疾病为鹅口疮。诊断依据:口腔内广泛而散在分布微凸的白色柔软小斑点或蓝白色丝绒状斑片,用力擦掉后露出红色糜烂面,有轻度渗血。这与白假丝酵母所引起的鹅口疮症状一致,并且在取样涂片镜检时发现了大量的假菌丝和芽生孢子,而当这两种结构同时存在时基本可确定为白假丝酵母菌感染。

2. 该病原菌的致病特点是什么?

答 (1)皮肤白假丝酵母菌病好发于皮肤潮湿和皱褶部位,如腋窝、乳房下、腹股沟、会阴部、肛门周围、指间等处,可引起皮肤湿疹痒症、肛门周围瘙痒症、指间糜烂症等。

(2)黏膜白假丝酵母菌病可发生在口腔、外阴和阴道,引起鹅口疮、口角糜烂、外阴炎和阴道炎,其中鹅口疮最为常见,也是绝大多数艾滋病患者最常见的继发性感染。

(3)白假丝酵母菌引起内脏和中枢神经系统感染多由于长期应用皮质类激素、白血病、淋巴瘤等,病原菌可扩散至全身几乎所有器官,引起支气管炎、肺炎、肠炎、膀胱炎、心内膜炎、脑膜炎、脑膜脑炎等。

(李运清)

全真模拟试题（一）

一、选择题

【A 型题】

1. 下列对原核细胞型微生物结构的描述中,正确的是　　　　　（　　）
   A. 有细胞壁但不含肽聚糖
   B. 有细胞膜且含有胆固醇
   C. 含有线粒体、内质网、溶酶体等细胞器
   D. 细胞核内含染色体遗传物质
   E. 无核膜,核质为裸露环状 DNA

2. 不只以二分裂方式繁殖的微生物是　　　　　　　　　　　（　　）
   A. 衣原体　　　　　B. 细菌
   C. 立克次体　　　　D. 支原体
   E. 螺旋体

3. 细菌核糖体的分子沉降系数为　　（　　）
   A. 30S　　　　　　B. 40S
   C. 60S　　　　　　D. 70S
   E. 80S

4. 下列属于非细胞型微生物的是　　（　　）
   A. 真菌　　　　　　B. 噬菌体
   C. 支原体　　　　　D. 立克次体
   E. 衣原体

5. 与细菌传递遗传物质有关的结构是　　　　　　　　　　　　（　　）
   A. 荚膜　　　　　　B. 鞭毛
   C. 芽孢　　　　　　D. 性菌毛
   E. 普通菌毛

6. 内毒素的主要成分为　　　　　（　　）
   A. 肽聚糖　　　　　B. 蛋白质
   C. 鞭毛　　　　　　D. 核酸
   E. 脂多糖

7. 大多数病原菌的最适生长 pH 为（　　）
   A. 3.0～5.0　　　　B. 4.5～6.5
   C. 7.2～7.6　　　　D. 8.0～8.5
   E. 9.0 以上

8. 观察细菌动力最常用的培养基是（　　）
   A. 液体培养基
   B. 半固体培养基
   C. 固体培养基
   D. 血琼脂平板培养基
   E. 选择培养基

9. 溶原性细菌是指带有以下哪项的细菌　　　　　　　　　　　（　　）
   A. 前噬菌体　　　　B. Col 因子
   C. 毒性噬菌体　　　D. R 因子
   E. F 因子

10. 只有一个溶菌性周期的噬菌体称为　　　　　　　　　　　（　　）
    A. 前噬菌体　　　　B. 毒性噬菌体
    C. 温和噬菌体　　　D. λ 噬菌体
    E. 转导噬菌体

11. 白喉杆菌能产生白喉毒素,是因为其有　　　　　　　　　　（　　）
    A. Vi 质粒　　　　　B. Col 质粒
    C. R 质粒　　　　　D. F 质粒
    E. 前噬菌体

12. 研究抗菌药物的杀菌效果,最好是选用细菌生长的　　　　　（　　）
    A. 迟缓期　　　　　B. 对数期
    C. 稳定期　　　　　D. 衰亡期
    E. 对数期和稳定期

13. 正常菌群转化为机会性致病菌的条件不包括 （　　）
    A. 宿主免疫功能下降
    B. 菌群失调
    C. 细菌毒力增强
    D. 定位转移
    E. 宿主转换

14. 与细菌侵袭力无关的物质是 （　　）
    A. 荚膜　　　　B. 菌毛
    C. 芽孢　　　　D. 血浆凝固酶
    E. 透明质酸酶

15. 下列可用类毒素预防的传染性疾病是 （　　）
    A. 细菌性痢疾　　B. 伤寒
    C. 百日咳　　　　D. 白喉
    E. 肺炎

16. 引起Ⅰ型超敏反应的免疫制剂是 （　　）
    A. 类毒素　　　　B. 抗毒素
    C. 干扰素　　　　D. 胎盘球蛋白
    E. 转移因子

17. 对青霉素产生耐药性最常见的细菌是 （　　）
    A. 肺炎链球菌　　B. 铜绿假单胞菌
    C. 链球菌　　　　D. 脑膜炎奈瑟菌
    E. 葡萄球菌

18. 与葡萄球菌感染病灶易于局限性有关的物质是 （　　）
    A. 溶血素　　　　B. 葡激酶
    C. 血浆凝固酶　　D. 透明质酸酶
    E. 表皮剥脱毒素

19. 引起毒性休克综合征的病原菌是（　　）
    A. 肺炎链球菌
    B. 脑膜炎奈瑟菌
    C. 金黄色葡萄球菌
    D. 甲型溶血性链球菌
    E. 乙型溶血性链球菌

20. 肠道杆菌发生 S – R 变异,是由于失去了 （　　）
    A. 菌体抗原　　　B. 鞭毛抗原
    C. 荚膜抗原　　　D. 包膜抗原
    E. 菌毛抗原

21. 霍乱弧菌能黏附定植于小肠黏膜上皮细胞是因为 （　　）
    A. 鞭毛　　　　　B. H 抗原
    C. K 抗原　　　　D. 菌毛
    E. Vi 抗原

22. 霍乱弧菌生长繁殖的最适宜 pH 值范围是 （　　）
    A. 4.0 ~ 6.0　　　B. 8.8 ~ 9.0
    C. 7.2 ~ 7.6　　　D. 6.0 ~ 7.0
    E. 2.0 ~ 5.0

23. 能致人类食物中毒的病原菌是（　　）
    A. 霍乱弧菌　　　B. 副溶血性弧菌
    C. 溶血性链球菌　D. 痢疾志贺菌
    E. 肺炎链球菌

24. 病毒的增殖方式是 （　　）
    A. 复制　　　　　B. 裂殖
    C. 二分裂　　　　D. 芽生
    E. 分泌

25. 干扰素抗病毒的作用机制是 （　　）
    A. 阻碍病毒吸附于敏感细胞
    B. 与病毒结合,阻止其穿入和脱壳
    C. 直接抑制病毒的生物合成
    D. 诱导细胞产生抗病毒蛋白
    E. 干扰病毒的释放

26. 下列疾病中为最新人类 Prion 病的是 （　　）
    A. 疯牛病　　　　B. 克雅病
    C. 羊瘙痒病　　　D. 库鲁病
    E. 变异型克雅病

27. 汉坦病毒通过哪种动物传播　（　　）
　　A. 黑线姬鼠　　　B. 三节吻库蚊
　　C. 蜱　　　　　　D. 猴
　　E. 犬

28. 新生隐球菌的致病物质是　（　　）
　　A. 内毒素　　　　B. 外毒素
　　C. 荚膜多糖　　　D. 真菌毒素
　　E. 几丁质

29. 白假丝酵母菌形成的特有孢子是（　　）
　　A. 厚膜孢子　　　B. 关节孢子
　　C. 分生孢子　　　D. 有性孢子
　　E. 孢子囊孢子

30. 乙型肝炎的传播途径不包括　（　　）
　　A. 垂直传播　　　B. 日常生活接触
　　C. 血液　　　　　D. 呼吸道
　　E. 性传播

31. 下列对乙型肝炎的叙述,错误的是
　　　　　　　　　　　　　　（　　）
　　A. HBV 在肝细胞内的复制是肝细胞损
　　　　伤的主要原因
　　B. 感染途径主要是经过血液
　　C. 人受到感染后,可表现为无症状病
　　　　毒携带者
　　D. 转为慢性及反复迁延的多见
　　E. 有些可以发展为肝硬化或肝癌

【B/型/题】

(32 ~ 33 题共用备选答案)
　　A. 经隐性感染或患病后获得免疫力
　　B. 经注射类毒素获得免疫力
　　C. 经注射细胞因子获得免疫力
　　D. 经注射丙种球蛋白获得免疫力
　　E. 经胎盘、初乳获得免疫力
32. 属于自然被动免疫的是　　　（　　）
33. 属于人工主动免疫的是　　　（　　）

(34 ~ 35 题共用备选答案)
　　A. IMViC 试验为"－＋＋＋"
　　B. IMViC 试验为"＋＋＋－"
　　C. IMViC 试验为"＋－＋－"
　　D. IMViC 试验为"＋＋－－"
　　E. IMViC 试验为"－－＋＋"
34. 大肠埃希菌　　　　　　　　（　　）
35. 产气杆菌　　　　　　　　　（　　）

(36 ~ 38 题共用备选答案)
　　A. 消化道传播　　B. 输血传播
　　C. 虫媒传播　　　D. 呼吸道传播
　　E. 直接接触传播
36. 乙型脑炎病毒的主要传播途径是（　　）
37. 丙型肝炎病毒(HCV)的主要传播途
　　径是　　　　　　　　　　　（　　）
38. 戊型肝炎病毒(HEV)的主要传播途
　　径是　　　　　　　　　　　（　　）

(39 ~ 40 题共用备选答案)
　　A. HSV － 1　　　　B. HSV － 2
　　C. VZV　　　　　　D. HCMV
　　E. EBV
39. 潜伏在骶神经节的病原体是　（　　）
40. 形成大型包涵体的病原体是　（　　）

【X/型/题】

41. 人工主动免疫的制剂主要有　（　　）
　　A. 疫苗　　　　　B. 内毒素
　　C. 外毒素　　　　D. 类毒素
　　E. 抗毒素

42. 人工被动免疫的制剂主要有　（　　）
　　A. 抗毒素
　　B. 胎盘丙种球蛋白
　　C. 血清丙种球蛋白
　　D. 疫苗
　　E. 类毒素

43. 下列关于副溶血性弧菌致病性的描述,正确的是 （　　）
    A. 食入未煮熟的海产品感染
    B. 潜伏期为 5～72 小时
    C. 主要致病物质为耐热溶血毒素
    D. 主要症状为腹痛、腹泻、呕吐、发热等
    E. 病后免疫力不强

44. 霍乱弧菌的生物学特点是 （　　）
    A. 运动活泼　　　B. 周身鞭毛
    C. 耐碱　　　　　D. 耐酸
    E. 呈弧形或逗点状

45. 口服脊髓灰质炎减毒活疫苗的优点是 （　　）
    A. 疫苗病毒随粪便排出,扩大了免疫范围
    B. 产生良好的体液免疫,包括 SIgA 和 IgG
    C. 口服方便,儿童易于接受
    D. 只服一次即可,血清抗体阳转率可达 100%
    E. 迅速抑制病毒的复制

46. 普氏立克次体的致病物质主要有（　　）
    A. 超抗原　　　　B. 黏附蛋白
    C. 外毒素　　　　D. 脂多糖
    E. 磷脂酶 A

47. 下列关于丙型肝炎病毒和丁型肝炎病毒的描述,正确的选项是 （　　）
    A. 均为 RNA 型病毒
    B. 均需要依赖乙型肝炎病毒(HBV)完成其病毒复制
    C. 均主要为经输血注射途径传播
    D. 均可有慢性携带者
    E. 均可导致慢性肝炎、肝硬化

48. 下列是金黄色葡萄球菌特点的是（　　）
    A. 产生溶血素
    B. 分解甘露醇
    C. 产生耐热核酸酶
    D. 胆汁溶菌试验阳性
    E. 血浆凝固酶试验阳性

49. 预防和控制沙门菌感染的措施有（　　）
    A. 做好食品的卫生管理
    B. 及时发现、确诊和治疗带菌者
    C. 加强粪便管理
    D. 保护好水源、特别是生活用水
    E. 常服用广谱抗生素

二、名词解释

1. 医学微生物学
2. 消毒
3. 疫苗
4. 菌毛
5. 抗毒素
6. ASO test
7. 逆转录病毒
8. 放线菌
9. 支原体

三、简答题

1. 简述革兰染色的主要步骤、结果及实际意义。
2. 根据对氧的需求情况,细菌可分为哪些类型?
3. 简述细胞免疫的效应机制。
4. 肠道病毒可以引起哪些疾病?
5. 主要的动物源性细菌有哪些? 各引起哪些人畜共患病?
6. 简述后天性梅毒的病程。

四、论述题

对人致病的支原体种类有哪些? 其致病性如何?

【参|考|答|案】

一、选择题

【A型题】

1. E	2. D	3. D	4. B	5. D
6. E	7. C	8. B	9. A	10. B
11. E	12. B	13. C	14. C	15. D
16. B	17. E	18. C	19. C	20. A
21. D	22. B	23. B	24. A	25. D
26. E	27. A	28. C	29. A	30. D
31. A				

【B型题】

32. E	33. B	34. D	35. E	36. C
37. B	38. A	39. B	40. D	

【X型题】

41. AD	42. ABC	43. ABCDE
44. ACE	45. ABC	46. DE
47. ACDE	48. ABCE	49. ABCD

7. C【解析】多数病原菌最适 pH 为 7.2 ~ 7.6。

8. B【解析】半固体培养基加入琼脂 1% 左右，故黏度低，有鞭毛的细菌可沿着接种穿刺线向培养基扩散，常呈羽毛状生长。

9. A【解析】溶原噬菌体或称为温和噬菌体的基因组整合于宿主菌基因组中，该整合状态的噬菌体基因称为前噬菌体，带有前噬菌体的细菌称为溶原性细菌。

10. B【解析】温和噬菌体有溶原性周期和溶菌性周期，而毒性噬菌体只有一个溶菌性周期。

11. E【解析】白喉棒状杆菌被 β 棒状杆菌噬菌体感染后，整合上去的噬菌体基因控制白喉棒状杆菌产生白喉毒素。

15. D【解析】痢疾杆菌疫苗为活疫苗，百日咳、伤寒、霍乱等为灭活疫苗，肺炎链球菌疫苗为荚膜多糖疫苗，破伤风、白喉用类毒素制品预防。

16. B【解析】抗毒素即是抗原又是抗体，所以可能会引起超敏反应（Ⅰ型）。

17. E【解析】近年来由于抗生素的选择作用，葡萄球菌的耐药性逐年增多，尤其是耐甲氧西林金黄色葡萄球菌，已经成为医院感染最常见的致病菌。

18. C【解析】葡萄球菌含有凝固酶，促使液态的纤维蛋白原变为固态的纤维蛋白，导致血浆凝固，所以使细菌感染局限化，与局部血栓形成有关。

19. C【解析】引起毒性休克综合征的病原体是金黄色葡萄球菌。肺炎链球菌引起细菌性大叶性肺炎，脑膜炎奈瑟菌引起流行性脑脊髓膜炎，甲型溶血性链球菌引起机会致病（感染性心内膜炎），乙型溶血性链球菌引起扁桃体炎、猩红热等。

20. A【解析】肠道杆菌发生 S – R 变异，是由于失去了 LPS 的特异性寡糖重复单位引起的，特异性寡糖重复单位构成特异多糖（革兰阴性菌的菌体抗原）。

21. D【解析】毒素共调节菌毛 A 介导霍乱弧菌黏附于小肠黏膜上皮细胞表面。

22. B【解析】霍乱弧菌的最适宜酸碱度是 pH 8.8 ~ 9.0。

23. B【解析】霍乱弧菌引起霍乱，副溶血性弧菌引起食物中毒，溶血性链球菌引起化脓性感染,痢疾志贺菌引起细菌性痢疾,肺炎链球菌引起大叶性肺炎。

28.C【解析】新生隐球菌的致病物质是荚膜多糖。

29.A【解析】厚膜孢子是白假丝酵母菌的特有孢子,有鉴别意义。

32.E【解析】隐性感染或患病后获得免疫力属于自然感染免疫,经注射类毒素获得免疫力属于人工主动免疫,经注射细胞因子和丙种球蛋白获得免疫力属于人工被动免疫,经胎盘、初乳获得的免疫力为自然被动免疫。

33.B【解析】注射类毒素诱发宿主产生免疫应答,属于人工主动免疫。

34.D【解析】大肠埃希菌的IMViC试验结果为"+ + − −",而产气杆菌的IMViC试验结果为"− − + +"。IMViC试验可以区别鉴定形态染色特征相同的大肠埃希菌和产气杆菌。

41.AD【解析】疫苗和类毒素为人工主动免疫制剂。内毒素没有免疫原性,外毒素有毒性,抗毒素属于人工被动免疫制剂。

42.ABC【解析】抗毒素、胎盘丙种球蛋白、血清丙种球蛋白属于人工被动免疫制剂,疫苗、类毒素属于人工主动免疫制剂。

46.DE【解析】普氏立克次体的主要致病物质是脂多糖和磷脂酶A,此外还有微荚膜样黏液层,可使病原体黏附于宿主细胞。

48.ABCE【解析】胆汁溶菌试验阳性用于检查肺炎链球菌,不是金黄色葡萄球菌的特点。

49.ABCD【解析】预防和控制沙门菌感染的措施有:做好食品的卫生管理;保护好水源、特别是生活用水;加强粪便管

理;及时发现、确诊和治疗带菌者。

二、名词解释

1. 医学微生物学:是基础医学的重要学科,主要研究与医学有关的致病性微生物的生物学性状、致病性和免疫机制及特异性诊断、防治措施,以控制和消灭感染性疾病和与之有关的免疫损伤等疾病,达到保障和提高人类健康水平的目的。

2. 消毒:杀死物体上或环境中的病原微生物,并不一定能杀死细菌芽孢或非病原微生物的方法。

3. 疫苗:用病原微生物或其成分制备,用于人工主动免疫的生物制品。

4. 菌毛:是某些细菌表面存在着的一种直的,比鞭毛更细、更短的丝状物。根据功能的不同,菌毛可分为普通菌毛和性菌毛两类。

5. 抗毒素:将类毒素或外毒素给马进行多次免疫后,在马体内产生高效价抗毒素后采血,分离血清,提取其免疫球蛋白制成抗病毒制剂。可用于外毒素所致疾病的治疗和应急预防。

6. 抗链球菌溶素O试验(ASO test):是一项检测患者血清中是否有链球菌溶血素O抗体的血清学试验。常用于辅助诊断链球菌感染后引起的风湿热。

7. 逆转录病毒:是具有包膜、两条正链RNA基因组和逆转录酶的病毒。逆转录病毒在复制时通过DNA中间阶段,并可将病毒DNA整合于宿主细胞染色体上,具有致细胞转化的作用。逆转录病毒包括人类免疫缺陷病毒、人类嗜T细胞病毒等。

8. 放线菌:是一类丝状或链状呈分枝生长的原核细胞型微生物。

9. 支原体:是一类没有细胞壁,呈高度多形性,能通过滤菌器,可用无生命培养基培养增殖的最小原核细胞型微生物。

三、简答题

1. 简述革兰染色的主要步骤、结果及实际意义。

答 革兰染色的主要步骤:将待检标本固定后,以结晶紫初染、碘液媒染,95%乙醇脱色处理后,最后用稀释复红复染。最终将细菌分为两大类:凡未被95%乙醇脱色,菌体被结晶紫－碘复合物染成紫色者,为革兰阳性菌。经乙醇脱色后,被复红染成红色者,称为革兰阴性菌。革兰染色法将细菌分为两大类,有分类和鉴别细菌的意义。另外,在选择抗菌药物、研究细菌致病性等方面也有重要价值。

2. 根据对氧的需求情况,细菌可分为哪些类型?

答 (1)专性需氧菌:呼吸酶系统完整,需要以分子氧作为受氢体完成需氧呼吸,必须在有氧环境下生长,如结核分枝杆菌、霍乱弧菌。

(2)专性厌氧菌:缺乏完善的呼吸酶系统,利用氧以外的其他物质作为受氢体,只能在低氧分压或无氧环境中进行发酵。因为缺乏呼吸酶类和过氧化物酶、过氧化氢酶等,有氧环境中不能生长繁殖甚至引起细菌死亡。如破伤风梭菌、脆弱类杆菌。

(3)兼性厌氧菌:兼有需氧呼吸和无氧发酵两种功能,在有氧和无氧环境中都能生长。大多数病原菌属兼性厌氧菌。

(4)微需氧菌:在5%～6%低氧环境生长最好,超过10%氧浓度会抑制细菌生长,如空肠弯曲菌、幽门螺杆菌。

3. 简述细胞免疫的效应机制。

答 细胞免疫的效应细胞包括细胞毒性T细胞(CTL)和Th1细胞。CTL可以特异性杀伤靶细胞,其杀伤机制主要有:①释放穿孔素和颗粒酶,导致细胞溶解或裂解;②表达FasL,介导靶细胞凋亡。Th1细胞通过分泌多种细胞因子,吸引炎症细胞,介导炎症反应。

4. 肠道病毒可以引起哪些疾病?

答 肠道病毒引起的疾病主要以下几种。①神经系统感染:脊髓灰质炎、无菌性脑膜炎等;②呼吸道感染:感冒、肺炎、疱疹性咽峡炎等;③心脏和肌肉感染:胸痛、心肌炎、心包炎;④皮肤和黏膜感染:皮疹、手足口病等;⑤其他感染:急性出血性结膜炎、婴儿全身感染、糖尿病等。

5. 主要的动物源性细菌有哪些? 各引起哪些人畜共患病?

答 主要的动物源性细菌及所致的人畜共患病有以下几种。①布鲁菌:引起布鲁菌病,也称波浪热;②鼠疫耶尔森菌:引起鼠疫;③炭疽芽孢杆菌:引起炭疽病;④贝纳柯克斯体:引起Q热;⑤汉塞巴通体:引起帕里诺眼淋巴结综合征和杆菌性血管瘤－杆菌性紫癜;⑥五日热巴通体:引起五日热,又称战壕热;⑦土拉弗朗西斯菌土拉亚种:引起土拉热。

6. 简述后天性梅毒的病程。

答 后天性梅毒是经性接触传播感染梅毒螺旋体所致。病程分3期。①Ⅰ期梅毒:经皮肤感染后2～10周,局部出现无痛性硬性下疳,以外生殖器多见,此期传染性极强。经2～3个月无症状的潜伏期后进入第Ⅱ期。②Ⅱ期梅毒:出现梅毒疹、淋巴结肿大,有时累及骨、关节、眼等器官。此期传染性强,但对患者组织破坏性较小。Ⅰ期和Ⅱ期梅毒又称早期梅毒。③Ⅲ期梅毒:也称晚期梅毒。此期不仅出现皮肤黏膜溃疡性坏死病灶,并侵犯内脏器官,重者可出现心血管及中枢神经系统病变,导致动脉瘤、脊髓痨或全身麻痹等。此期传染性小,但破坏性大,可危及生命。

四、论述题

对人致病的支原体种类有哪些?其致病性如何?

答 (1)肺炎支原体:一般通过飞沫传播,多在夏末秋初发生传播,青少年发病率最高。其致病机制是:肺炎支原体利用其顶端结构的黏附蛋白黏附在宿主呼吸道上皮细胞,释放代谢产物过氧化氢,引起呼吸道上皮细胞病理损伤;肺炎支原体脂蛋白可刺激炎症细胞释放大量促炎因子,引发组织损伤。肺炎支原体引起的病理变化以间质肺炎为主,又称原发性非典型性肺炎。临床症状较轻,以咳嗽、发热、头痛、咽喉痛和肌肉痛为主,有时并发支气管肺炎和呼吸道外的并发症,如皮疹、心血管和神经系统症状。

(2)人型支原体:寄居在泌尿生殖道,主要通过性接触传播,可引起男性附睾炎,女性盆腔炎、慢性羊膜炎和产褥热等,新生儿肺炎、脑炎及脑脓肿。

(3)生殖支原体:同人型支原体,能通过性接触传播,主要引起尿道炎、宫颈炎、子宫内膜炎、盆腔炎等,与男性不育有关。

(4)穿透支原体:是从一例 AIDS 患者尿中分离出的一种新支原体,能黏附并侵入 $CD4^+T$ 淋巴细胞,造成免疫功能受损。

(5)脲原体:主要通过性接触传播,为条件致病菌,主要引起尿道炎、盆腔炎、宫颈炎及尿路结石等。致病机制:①黏附于宿主细胞膜,并利用其脂质与胆固醇,造成细胞膜损伤;②产生毒性代谢产物(如氨),损伤细胞膜;③脂质相关膜蛋白引发细胞因子的级联反应,加重局部炎症损伤;④磷脂酶水解宿主细胞膜上的卵磷脂,导致细胞膜损伤。

全真模拟试题（二）

一、选择题

【A/型/题】

1. 以下不属于原核细胞型微生物的是 （　　）
   A. 立克次体　　　　B. 衣原体
   C. 支原体　　　　　D. 螺旋体
   E. 包涵体

2. 下列不含有核酸的病原体是 （　　）
   A. 朊粒　　　　　　B. 小病毒 B19
   C. 巴尔通氏体　　　D. 伯氏疏螺旋体
   E. 汉坦病毒

3. 导致机体免疫系统致死性破坏的病原体是 （　　）
   A. 轮状病毒　　　　B. 疱疹病毒
   C. HIV　　　　　　 D. HAV
   E. TSST－1

4. 登革病毒的传播方式是经 （　　）
   A. 呼吸道传播　　　B. 消化道传播
   C. 性接触传播　　　D. 虫媒传播
   E. 血液传播

5. 下述不是大肠埃希菌细胞壁的组成成分的是 （　　）
   A. 肽聚糖　　　　　B. 脂蛋白
   C. 外膜　　　　　　D. 磷壁酸
   E. 脂多糖

6. 需用电子显微镜才能观察到的结构是 （　　）
   A. 荚膜　　　　　　B. 异染颗粒
   C. 鞭毛　　　　　　D. 菌毛
   E. 芽孢

7. IMViC 试验常用于鉴别 （　　）
   A. 葡萄球菌　　　　B. 肺炎球菌
   C. 链球菌　　　　　D. 微需氧菌
   E. 肠道杆菌

8. 可用于霍乱弧菌的增菌培养的培养基是 （　　）
   A. 碱性蛋白胨水　　B. 庖肉培养基
   C. SS 培养基　　　　D. 吕氏血清斜面
   E. 血琼脂平板

9. 前噬菌体是指 （　　）
   A. 整合在宿主菌染色体上的噬菌体基因组
   B. 尚未装配好的噬菌体
   C. 毒性噬菌体
   D. 未感染宿主菌的噬菌体
   E. 未整合到宿主菌染色体上的噬菌体

10. 毒性噬菌体的溶菌周期不包括 （　　）
    A. 吸附和穿入宿主菌
    B. 装配成完整成熟的病毒体
    C. 进行噬菌体的生物合成
    D. 整合于宿主菌染色体上
    E. 穿入宿主菌

11. 能产生脂溶性色素的细菌是 （　　）
    A. 淋病奈瑟菌
    B. 肺炎链球菌
    C. 乙型溶血性链球菌
    D. 金黄色葡萄球菌
    E. 铜绿假单胞菌

12. 下列结构中,与细菌侵袭力有关的是 （　　）
    A. 芽孢　　　　　　B. 荚膜
    C. 细胞壁　　　　　D. 中介体
    E. 核糖体

13. 主要依靠侵袭力致病的细菌是（　　）
  A. 肺炎链球菌　　B. 肉毒梭菌
  C. 结核分枝杆菌　D. 金黄色葡萄球菌
  E. 霍乱弧菌

14. 革兰染色所用染液的顺序是　（　　）
  A. 稀释复红→碘液→乙醇→结晶紫
  B. 稀释复红→乙醇→结晶紫→碘液
  C. 稀释复红→结晶紫→碘液→乙醇
  D. 结晶紫→乙醇→碘液→稀释复红
  E. 结晶紫→碘液→乙醇→稀释复红

15. 引起肉毒中毒的常见食物不包括（　　）
  A. 蛋类　　　　B. 肉罐头
  C. 发酵面　　　D. 发酵豆类
  E. 香肠

16. 引起人类猩红热的主要毒性物质是
　　　　　　　　　　　　　（　　）
  A. M 蛋白　　　B. 溶血素
  C. 链激酶　　　D. 透明质酸酶
  E. 致热外毒素（红疹毒素）

17. A 群链球菌产生的致病物质不包括
　　　　　　　　　　　　　（　　）
  A. 链激酶　　　B. 红疹毒素
  C. 链球菌溶素　D. 表皮剥脱毒素
  E. 透明质酸酶

18. 下列细菌中不产生外毒素的是（　　）
  A. 霍乱弧菌　　B. 伤寒沙门菌
  C. 痢疾志贺菌　D. 鼠伤寒沙门菌
  E. 肠产毒型大肠埃希菌

19. 因手术不当可引起腹膜炎的细菌是
　　　　　　　　　　　　　（　　）
  A. 大肠埃希菌　B. 痢疾志贺菌
  C. 伤寒沙门菌　D. 肠炎沙门菌
  E. 链球菌

20. 机体感染下列哪种病原菌后能获得牢
　　固持久免疫力　　　　　（　　）
  A. 流感杆菌　　B. 大肠埃希菌

C. 痢疾志贺菌　D. 肺炎链球菌
  E. 霍乱弧菌

21. 霍乱弧菌的主要致病物质是　（　　）
  A. 肠毒素　　　　B. 内毒素
  C. 鞭毛　　　　　D. 菌毛
  E. 荚膜

22. 发生流感大流行最主要的原因是（　　）
  A. 病毒抗原结构复杂
  B. 抗原性漂移
  C. 抗原性转变
  D. 病毒型别较多
  E. NP 抗原易发生改变

23. 由麻疹病毒引起的 SSPE 为　（　　）
  A. 慢性感染　　　B. 潜伏感染
  C. 慢发病毒感染　D. 亚临床感染
  E. 隐性感染

24. 手足口病的病原体是　　　　（　　）
  A. 风疹病毒
  B. 单纯疱疹病毒
  C. 水痘 - 带状疱疹病毒
  D. 肠道病毒 71 型
  E. 肠道病毒 70 型

25. 下列物质中, 具有感染性的是　（　　）
  A. Dane 颗粒　　B. 管形颗粒
  C. 小球形颗粒　D. HBsAg
  E. HBeAg

26. 目前我国用于预防乙型肝炎病毒感染
　　的疫苗属于　　　　　　（　　）
  A. 减毒活疫苗　　B. 亚单位疫苗
  C. 多肽疫苗　　　D. 基因工程疫苗
  E. 死疫苗

27. 患者, 男, 15 岁。呼吸困难, 长时间轻
　　咳或干咳。取鼻腔拭子, 接种于 10%
　　的马血清马丁琼脂, 37℃ 培养 5 天, 可

见"煎荷包蛋"样小菌落。该患者最可能的致病病原体是 （　　）

A. 支原体　　　　B. 分枝杆菌

C. 立克次体　　　D. 衣原体

E. 肺炎放线杆菌

28. 恙虫病的主要传播媒介是 （　　）

A. 鼠类　　　　　B. 患者

C. 蚊子　　　　　D. 体虱

E. 恙螨

29. 分离肠道致病菌常用的培养基为（　　）

A. 巧克力色琼脂平板

B. 血琼脂平板

C. 碱性琼脂培养基

D. 沙保弱平板

E. SS 培养基

30. 性病淋巴肉芽肿的病原体是 （　　）

A. 梅毒螺旋体

B. 普氏立克次体

C. 肺炎衣原体

D. 沙眼衣原体性病淋巴肉芽肿生物型

E. 鹦鹉热衣原体

31. 以下可以用于辅助诊断沙眼的检查是 （　　）

A. 冷凝集试验　　B. 抗酸染色

C. 墨汁负染色　　D. 包涵体检查

E. 外斐反应

【B/型/题】

(32～34 题共用备选答案)

A. 转化　　　　　B. 接合

C. 转导　　　　　D. 原生质体融合

E. 溶原性转换

32. 通过性菌毛相互沟通进行 DNA 转移的是 （　　）

33. 白喉棒状杆菌由无毒型变为有毒型的方式是 （　　）

34. 细菌直接摄取外源性 DNA 的是 （　　）

(35～36 题共用备选答案)

A. 巧克力色平板

B. 嗜盐菌选择培养基

C. 血琼脂培养基

D. 碱性蛋白胨水

E. SS 培养基

35. 霍乱弧菌需 （　　）

36. 副溶血性弧菌需 （　　）

(37～40 题共用备选答案)

A. HSV － 1　　　B. HSV － 2

C. VZV　　　　　D. HCMV

E. EB 病毒

37. 引起口唇疱疹的病原体是 （　　）

38. 感染后形成巨大细胞的病原体是 （　　）

39. 与鼻咽癌的发生有关的是 （　　）

40. 引起水痘－带状疱疹的病原体是 （　　）

【X/型/题】

41. 与致病性有关的细菌代谢产物是 （　　）

A. 外毒素　　　　B. 内毒素

C. 侵袭性酶　　　D. 热原质

E. 细菌素

42. 大肠埃希菌具有的抗原是 （　　）

A. O 抗原　　　　B. H 抗原

C. K 抗原　　　　D. Vi 抗原

E. M 抗原

43. ETEC 可产生的两种肠毒素是（　　）

    A. LT　　　　　　　B. ST

    C. RT　　　　　　　D. S 肠毒素

    E. 志贺毒素

44. 下列关于新疆出血热病毒的描述，正确的是（　　）

    A. 属布尼雅病毒科病毒

    B. 通过蜱传播媒介

    C. 抵抗力强

    D. 病后出现中和抗体获得免疫力

    E. 潜伏期长

45. 革兰染色中结晶紫、95% 乙醇、碘液分别是（　　）

    A. 初染剂　　　　　B. 复染剂

    C. 脱色剂　　　　　D. 媒染剂

    E. 固定剂

46. 用于病毒培养的方法是（　　）

    A. 人工培养基培养

    B. 鸡胚卵黄囊接种

    C. 鸡胚尿囊腔接种

    D. 细胞培养

    E. 动物接种

47. 真菌的繁殖方式有（　　）

    A. 芽生　　　　　　B. 裂殖

    C. 隔殖　　　　　　D. 二分裂

    E. 芽管

48. HBsAg 在机体血清中的存在形式有（　　）

    A. 小球形颗粒　　　B. 管形颗粒

    C. Dane 颗粒　　　　D. DIP

    E. 包涵体

49. 下列关于流行性脑脊髓膜炎的叙述，正确的是（　　）

    A. 主要致病因素为内毒素

    B. 在我国 95% 以上由 B 群脑膜炎球菌引起

    C. 人类为唯一的传染源

    D. 主要通过飞沫传播

    E. 暴发型以儿童为主

二、名词解释

1. 原核细胞型微生物

2. 溶原性噬菌体或温和性噬菌体

3. 人工主动免疫

4. IMViC 试验

5. 鼠疫

6. 缺陷病毒

7. 真菌

8. 立克次体

9. 白喉毒素

10. 乙肝"两对半"

三、简答题

1. 简述噬菌体感染细菌的溶菌周期。

2. 细菌感染的病原学检查方法有哪些？

3. 简述淋病奈瑟菌所致疾病及微生物学检查方法。

4. 简述 HIV 损伤 $CD4^+T$ 淋巴细胞的可能机制。

5. 白喉棒状杆菌的形态染色有何特点？如何进行微生物学检查？

6. 简述立克次体的共同特性。

四、论述题

试述吞噬细胞吞噬病原菌后的两种结果。

【参｜考｜答｜案】

一、选择题

【A型题】

1. E	2. A	3. C	4. D	5. D
6. D	7. E	8. A	9. A	10. D
11. D	12. B	13. A	14. E	15. A
16. E	17. D	18. B	19. A	20. E
21. A	22. C	23. C	24. D	25. A
26. D	27. A	28. E	29. E	30. D
31. D				

【B型题】

32. B	33. E	34. A	35. D	36. B
37. A	38. D	39. E	40. C	

【X型题】

41. ABCD	42. ABC	43. AB
44. ABD	45. ACD	46. BCDE
47. ABCE	48. ABC	49. ACDE

5. D【解析】大肠埃希菌为革兰阴性菌，细胞壁不具有磷壁酸。

7. E【解析】IMViC试验常用于鉴别肠道杆菌。如典型大肠埃希菌该试验结果为"＋＋－－"。

8. A【解析】霍乱弧菌最适生长pH为8.8～9.0，因此在碱性蛋白胨水培养基上生长良好。

9. A【解析】温和噬菌体的基因组整合于宿主菌基因组中，该噬菌体基因称为前噬菌体。

10. D【解析】毒性噬菌体增殖过程包括吸附、穿入、生物合成、成熟与释放4个阶段。

14. E【解析】革兰染色的顺序是结晶紫初染→碘液媒染→乙醇脱色→复红复染。

15. A【解析】引起肉毒中毒的常见食物是肉制品和发酵面或发酵豆制品。

16. E【解析】猩红热是致病性链球菌引起的毒素性疾病，主要毒性物质是致热外毒素(红疹毒素)。

17. D【解析】表皮剥脱毒素是金黄色葡萄球菌产生的。

18. B【解析】伤寒沙门菌的主要致病物质为内毒素，鼠伤寒沙门菌可产生外毒素。

19. A【解析】大多数大肠埃希菌在肠道内不致病，但移位至肠道外的组织或器官则可引起肠外感染。肠外感染以化脓性感染和泌尿道感染最为常见。化脓性感染，如腹膜炎、阑尾炎、手术创口感染、败血症和新生儿脑膜炎等。

20. E【解析】霍乱弧菌感染后可获得持久免疫力。

21. A【解析】霍乱弧菌有鞭毛、菌毛，无荚膜，鞭毛和菌毛参与致病过程，但主要致病物质是霍乱肠毒素，引起患者剧烈水样泻和呕吐。

27. A【解析】能在血清培养基中培养出"油煎蛋"样菌落的病原体是支原体，支原体可引起原发性非典型性肺炎，症状以咳嗽、发热、头痛等为主。

28. E【解析】恙虫病的主要传播是恙螨幼虫，病原体为恙虫病东方体。

29. E【解析】分离肠道致病菌的培养基是SS培养基，巧克力色培养基用于分离奈瑟菌，沙保弱培养基用于真菌培养，血平板培养营养要求高的细菌，碱性培养基用于培养弧菌。

32. B【解析】细菌性菌毛可以为通道传递遗传物质，此方式为接合。

33. E【解析】β 棒状杆菌噬菌体是一种溶原性噬菌体,基因组中包含产生白喉毒素的基因。野生型白喉棒状杆菌无产生白喉毒素能力。当受到 β 棒状杆菌噬菌体感染时,呈溶原状态,宿主菌染色体中获得了噬菌体的 DNA 片段。野生型白喉棒状杆菌变异为有毒型。

34. A【解析】细菌从周围介质中直接吸收来自另一基因型的细菌的 DNA 片段,可使它的基因型和表现型发生相应变化,为转化。

35. D【解析】霍乱弧菌耐碱不耐酸,需用碱性蛋白胨水培养基培养。

36. B【解析】副溶血性弧菌为嗜盐菌,需用嗜盐培养基。

41. ABCD【解析】细菌素能有效地抑制或杀死食品中的腐败或病原细菌,同时它属于天然的蛋白类物质,对于人体很安全,不属于致病物质。

42. ABC【解析】大肠埃希菌具有 O、H、K 抗原,且是血清学分型依据。Vi 抗原是伤寒沙门菌的表面抗原,M 抗原与链球菌有关。

43. AB【解析】ETEC 产生的肠毒素有不耐热肠毒素(LT)和耐热肠毒素(ST)两种。

47. ABCE【解析】真菌的繁殖方式主要有芽生、裂殖、芽管和隔殖。二分裂为细菌的繁殖方式。

49. ACDE【解析】在我国脑膜炎球菌对人类致病95%以上属于 A 群。

二、名词解释

1. 原核细胞型微生物:具备原始细胞核,呈裸露 DNA 环状结构,核分化程度低,没有核膜和核仁,细胞器一般仅有核糖体。这类微生物包括细菌、支原体、衣原体、立克次体、螺旋体和放线菌。

2. 溶原性噬菌体或温和性噬菌体:某些噬菌体感染宿主菌后并不增殖,其噬菌体基因整合于宿主菌的染色体中,不引起细菌裂解,但噬菌体 DNA 能随细菌 DNA 复制,并随细菌分裂而传代,该噬菌体称为温和性噬菌体或溶原性噬菌体。

3. 人工主动免疫:是将疫苗和类毒素接种于人体,使机体主动产生获得性免疫力的一种防治微生物感染的措施。

4. IMViC 试验:是细菌的 4 种生化反应的组合,包括吲哚试验、甲基红试验、VP 试验和枸橼酸盐利用试验,常用于鉴定肠道杆菌。典型大肠埃希菌的 IMViC 试验结果为"＋＋－－"。

5. 鼠疫:自然疫源性传染病。鼠疫通常先在鼠类间发病和流行,当大批病鼠死亡后,失去宿主的鼠蚤叮咬人群。人患鼠疫后,又可通过人蚤或呼吸道等途径在人群间传播。临床常见有腺鼠疫、肺鼠疫和败血症型鼠疫。

6. 缺陷病毒:带有不完整基因组的病毒称为缺陷病毒,缺陷病毒虽不能进行正常的增殖,但却具有干扰同种成熟病毒增殖的作用,又称为缺陷干扰颗粒。

7. 真菌:真菌是真核细胞型微生物代表,细胞核分化程度高,有核膜、核仁,胞质内有完整的细胞器,不含叶绿素,大多数真菌为多细胞,少数为单细胞。

8. 立克次体:是一类严格细胞内寄生、以节肢动物传播媒介的原核细胞型微生物。

9. 白喉毒素:是由 β 棒状杆菌噬菌体毒素基因编码的。白喉外毒素含有 A 和 B 2 个亚单位。B 亚单位是结合片段,A 亚单位是毒性片段。白喉毒素具有很强的细胞毒作用,能抑制敏感细胞的蛋白质合成,引起组织细胞变性坏死。

10. 乙肝"两对半"：即乙肝五项检测，是利用血清学方法检测肝炎病毒的抗原、抗体，主要包括 HBsAg、抗 HBs、HBeAg、抗 HBe 及抗 HBc，俗称两对半。可协助诊断及判断病程、疗效、预后及用于流行病学调查。

三、简答题

1. 简述噬菌体感染细菌的溶菌周期。

答　噬菌体感染细菌的溶菌周期大致可分为 4 个阶段。①吸附阶段：噬菌体表面蛋白与细菌细胞壁的脂多糖或脂蛋白受体特异性结合；②穿入阶段：噬菌体分泌酶类，溶解细菌壁，出现小孔，经尾髓收缩将头部中核酸通过小孔进入细菌体内；③生物合成阶段：核酸进入后，在细菌体内复制 DNA 及合成蛋白质，然后装配成子代噬菌体；④释放阶段：子代噬菌体在细菌体内增殖到一定程度，菌体裂解，噬菌体放出。

2. 细菌感染的病原学检查方法有哪些？

答　①直接涂片镜检：凡是在形态和染色性具有特征的致病菌，直接涂片染色后镜检有助于初步诊断；②分离培养：所有标本均应做分离培养，以获得纯培养后进一步鉴定；③生化反应：不同的致病菌具有不同的酶系统，其代谢产物不尽相同，借此可对一些致病菌进行鉴别；④血清学试验：采用含有已知特异性抗体的免疫学血清与分离培养的未知纯种细菌进行血清学试验，可以确定致病菌的种和型；⑤动物试验：主要用于测定细菌毒力及致病性；⑥药物敏感试验：药敏试验对指导临床选择用药，及时控制感染有重要意义；⑦自动微生物鉴定和药敏分析系统：24 小时内即可完成细菌培养、细菌鉴定、药敏结果等

的全过程，用于鉴定医院常见致病菌及难以培养的细菌。

3. 简述淋病奈瑟菌所致疾病及微生物学检查方法。

答　（1）所致疾病：在自然情况下，人是淋病奈瑟菌唯一的易感者。致病物质有菌毛、荚膜、内毒素、外膜蛋白、IgA1 蛋白酶。主要通过性接触传播，引起淋病，在男性表现为尿道炎、前列腺炎及附睾炎；在女性表现为尿道炎、子宫颈炎、输卵管炎、盆腔炎等，形成慢性炎症后，可导致不育。淋病患者可经产道感染新生儿，致使新生儿感染淋球菌性急性结膜炎。

（2）微生物学检查方法：采集泌尿生殖道或子宫颈口脓性分泌物，直接涂片革兰染色后镜检，在中性粒细胞内观察到革兰阴性双球菌，有诊断价值。奈瑟菌对干燥、冷等抵抗力弱，标本采集后应尽快送检，注意保暖保湿。标本应接种在预温加温的巧克力色血琼脂平板上，在 36℃，5% CO_2 条件下培养 36～48 小时，菌落涂片、染色镜检，即可诊断。还可挑取菌落进一步做氧化酶试验、糖发酵试验等确证。也可用分子生物学技术如核酸扩增或杂交技术开展检测。

4. 简述 HIV 损伤 CD4+T 淋巴细胞的可能机制。

答　HIV 损伤 CD4+T 淋巴细胞的机制复杂：①导致 CD4+T 淋巴细胞融合，形成多核巨细胞，多核巨细胞丧失正常分裂能力，最后导致细胞的溶解；②CTL 对 CD4+T 淋巴细胞的直接杀伤作用；③HIV 抗体介导的 ADCC 作用，使 CD4+T 淋巴细胞大量减少；④诱导 CD4+T 淋巴细胞凋亡；⑤HIV 感染可致 Th1/Th2 失衡，引起 CD4+T 淋巴细胞功能障碍。

5. 白喉棒状杆菌的形态染色有何特点? 如何进行微生物学检查?

答 (1) 形态染色特点:菌体细长弯曲,一端或两端膨大呈棒状;细菌排列呈 V、L 字形等;有异染颗粒。

(2) 微生物学检查法:用无菌棉拭子从患者病变部位假膜及其边缘取材检查,将棉拭子标本直接涂片,用亚甲蓝或 Albert 法染色后镜检。若找到有白喉棒状杆菌典型形态、排列,并有异染颗粒者,结合临床症状可做初步诊断;或将棉拭子取材接种于吕氏血清斜面,经 37℃ 培养 6～12 小时增菌后涂片镜检,检出率比直接涂片高,有助于快速诊断。

6. 简述立克次体的共同特性。

答 立克次体是一类严格细胞内寄生、以节肢动物为传播媒介的原核细胞型微生物。其共同特性如下:①革兰阴性小细菌;②传播媒介或储存宿主是节肢动物;③大小介于细菌和病毒之间;④多数引起人畜共患病;⑤有细胞壁,形态多样化;⑥严格细胞内寄生,繁殖方式是二分裂;⑦对多种抗生素敏感。

四、论述题

试述吞噬细胞吞噬病原菌后的两种结果。

答 病原菌被吞噬细胞吞噬后,其后果与病原菌的种类、毒力和机体的免疫状态等有密切关系,可有以下两种不同的结果。

(1) 完全吞噬:病原菌被吞噬后,在吞噬溶酶体中被杀灭,然后将未消化的残渣排出胞外,此为完全吞噬。如化脓性球菌被吞噬后一般 5～10 分钟内死亡,30～60 分钟内被消化。

(2) 不完全吞噬:有些病原菌,如结核分枝杆菌、布氏菌、伤寒杆菌等胞内寄生菌,在机体免疫力缺乏或低下时,只被吞噬而不被杀灭,称为不完全吞噬。不完全吞噬可使病原菌在吞噬细胞内得到保护,免受体液中抗菌物质和抗菌药物的杀伤作用;有的病原菌甚至可在吞噬细胞内生长繁殖,导致吞噬细胞的死亡或随游走的吞噬细胞而扩散到其他部位。

往年部分高校硕士研究生入学考试试题选登

硕士研究生入学考试医学微生物学试题(一)

一、简答题

1. 细菌侵袭力有哪些因素组成?

2. 何谓 SPA,其特性与医学有何关系?

3. 简述致病菌的致病条件。

4. 简述破伤风梭菌的形态结构和特征。

5. 简述双相型真菌的概念。

6. 简述干扰素的概念及其分类。

7. 简述肠道病毒的共同特征。

8. 何谓肿瘤病毒? 请举例说明。

二、论述题

1. 伤寒杆菌致病性有哪些,肥达试验结果判定应注意什么?

2. 试比较细菌内毒素和外毒素的区别。

3. 何谓噬菌体及溶原性细菌?

4. 乙肝患者血清中能检出 HBV 的抗原、抗体有哪些? 试述临床意义。

5. 如何快速诊断病毒感染? 并谈谈进展。

6. 试述流感病毒结构及其变异情况。

硕士研究生入学考试医学微生物学试题(二)

一、简答题

1. 什么是细胞壁缺陷细菌?

2. 菌落的概念是什么?

3. 何谓细菌的生化反应?

4. 何谓分枝杆菌抗酸特性?

5. 白假丝酵母菌的临床感染类型有哪些?

6. 什么是包涵体?

7. 简述肠道杆菌的共同特点。

8. 病毒的感染类型有哪几种?

二、论述题

1. 论述乙型溶血性链球菌的致病物质及所致疾病。

2. 论述细菌群体生长繁殖过程中各期特点。

3. 什么是芽孢?其特征及医学意义是什么?

4. 试述乙肝病毒的抗原成分及医学意义。

5. 试述病毒的致病性。

6. 何谓逆转录病毒,其共同特征有哪些?

硕士研究生入学考试医学微生物学试题(三)

一、名词解释

1. 活性污泥
2. 芽孢
3. MIC
4. VP 试验
5. 转座
6. 操纵子
7. 锁状联合
8. 附加体
9. 子实体
10. 光合细菌
11. 同义突变
12. L 型细菌
13. 紫膜
14. 乙炔还原法
15. 双名法

二、选择题

1. T 细胞表面的两类独特表面标志是　　　　　(　　)
   - A. 表面受体和表面抗原
   - B. 表面抗原和表面抗体
   - C. 表面受体和表面抗体
   - D. 表面激素和表面抗体

2. 干扰素抗病毒机制主要通过 AVP 降解　　　　(　　)
   - A. 病毒的蛋白质
   - B. 病毒的 DNA
   - C. 病毒的 mRNA
   - D. 病毒的 tRNA

3. ELISA 的双抗体法采用的方法是　(　　)
   - A. 标记抗体,测定抗原
   - B. 标记抗原,测定抗体
   - C. 标记抗抗体,测定抗原
   - D. 标记抗抗体,测定抗体

4. 对青霉素不敏感的微生物是　　　(　　)
   - A. 支原体
   - B. 衣原体
   - C. 立克次体
   - D. 金黄色葡萄球菌

5. UV 诱变微生物突变的主要效应是　　　　　　　　　(　　)
   - A. 引起碱基置换
   - B. 引起移码突变
   - C. 产生嘧啶二聚体
   - D. 引起染色体异位

6. 非豆科植物的共生固氮微生物是　(　　)
   - A. 根瘤菌属
   - B. 弗兰克菌属
   - C. 固氮菌属
   - D. 生脂固氮螺菌属

7. 生物法去除酵母菌细胞壁常用　(　　)
   - A. 溶菌酶
   - B. 几丁质酶
   - C. 蜗牛酶
   - D. 纤维素酶

8. ED 途径的关键酶是　　　　　　(　　)
   - A. 6 - PG 脱水酶
   - B. KDPG 醛羧酶
   - C. G - 6 - P 脱氢酶
   - D. Gln 合成酶

9. 细菌菌毛的主要功能是　　　　(　　)
   - A. 运动
   - B. 传递遗传物质
   - C. 附着
   - D. 致病性

10. 真核生物微体的主要功能是　(　　)
    - A. 解毒
    - B. 消化作用
    - C. 能量合成
    - D. 分泌酶类

三、问答题

1. 《伯杰氏系统细菌学手册》(2 版)把细菌分为几卷? 具体如何划分?
2. 真菌有哪几种有性孢子? 你认为有哪些生态学上的意义?

3. 抗体的形成需要有哪些细胞的参与,它们各起什么作用?

4. 试述青霉素、溶菌酶、万古霉素抑制细菌生长的机制。

5. 简述制作一步生长曲线的基本步骤及其意义。

6. 请设计污水中大肠菌群的计数方法,并说明主要原理。

7. 指出下列微生物 Streptomyces,Bacillus subtilis 和 Pseudomonas 的中文名称及其生长的最适温度和 pH 值范围。

8. 半固体培养基在微生物实验中有哪些优点?试举 3 个例子加以说明。

9. 在生物固氮中,为什么共生固氮菌往往比自生固氮菌有更高的固氮效率?

10. 微生物与氧气的关系可分为哪些类型?请用简单实验加以区分。

11. 试列表比较 LFT 和 HFT 的异同点。

12. 因科研需要从自然界中筛选出一株产胞外多糖的高产酵母菌株,请拟出试验方案。

硕士研究生入学考试医学微生物学试题（四）

一、名词解释

1. 前噬菌体
2. 转导
3. CPE
4. SSPE
5. 垂直传播
6. 质粒
7. 脓毒血症
8. 消毒

二、简答题

1. 简述革兰染色的原理、步骤及意义。
2. 简述细菌生长繁殖的条件和过程。
3. 简述影响消毒灭菌效果的因素。
4. 简述病毒复制的过程。
5. 简述支原体与 L - 型细菌的区别。
6. 简述 SPA 的主要生物学特征。

三、论述题

1. 试述细菌外毒素的特性及主要的致病机制。
2. 试述肥达试验的原理及结果的分析。
3. 试述乙型肝炎病毒所致的免疫病理损伤的机制。

硕士研究生入学考试医学微生物学试题（五）

一、概念题

1. 转导，转化，溶原性转换，接合，原生质体融合
2. 杀细胞效应
3. 衣原体，支原体，立克次体，螺旋体
4. 脂多糖，肽聚糖
5. 顿挫感染
6. D 型病毒颗粒
7. 细菌素，热原质，外毒素，内毒素，维生素，抗生素
8. 朊粒
9. 包涵体
10. 芽孢，鞭毛，荚膜，菌毛

二、简答题

1. 简要回答梅毒螺旋体的致病因素。
2. 肿瘤病毒感染细胞后形成的转化细胞有何特征？
3. 化脓性链球菌引起哪几种类型疾病？
4. 举例说明真菌对人类的致病性。
5. 病毒感染机体对免疫系统有何影响？
6. 实验室如何快速诊断细菌性痢疾、伤寒与霍乱？
7. 沙门菌致人类疾病的类型及各自的病原体为何？
8. 流行性感冒病毒包膜上的 HA 主要实际意义如何？
9. 简述结核分枝杆菌的致病性。
10. HIV 损伤 CD4$^+$T 淋巴细胞的机制为何？

三、论述题

1. 拟杆菌属细菌致病条件是什么？
2. 逆转录病毒有何共同特征？
3. 试述细菌细胞壁中磷酸及其作用。
4. 试述 HBV 的传播途径。
5. 说明病毒的衣壳和功能。
6. 试述革兰染色法。

四、应用题

1. 请对病毒亚单位疫苗进行一下评价。
2. 阐述抗菌药物的作用与细菌耐药性的关系。

硕士研究生入学考试医学微生物学试题（六）

一、名词解释

1. 芽孢和孢囊孢子
2. 极端微生物和古（生）菌
3. 自养微生物和异养微生物
4. 表型和基因型
5. 接合作用和遗传转化
6. 准性生殖和异核体
7. 氧化磷酸化和底物水平磷酸化
8. 三羧酸循环和乙醛酸循环
9. 类病毒和拟病毒
10. 细胞免疫和体液免疫

二、选择题

（1～5 题共用备选答案）

　A. 脂多糖　　　　B. 肽聚糖

　C. 假肽聚糖　　　D. 几丁质

　E. 甾醇

1. 革兰阳性细菌细胞壁含　　　（　　）
2. 古菌细胞壁含　　　　　　　（　　）
3. 支原体细胞膜含　　　　　　（　　）
4. 真菌细胞壁含　　　　　　　（　　）
5. 革兰阴性菌细胞壁含　　　　（　　）

（6～10 题共用备选答案）

　A. 蛋白和蛋白的关系

　B. DNA 和 DNA 的关系

　C. DNA 和 RNA 的关系

　D. 蛋白和 DNA 的关系

6. Southern 杂交用来验证　　　（　　）
7. Northern 杂交用来验证　　　（　　）
8. Western 杂交用来验证　　　（　　）
9. 酵母双杂交系统用来验证　　（　　）
10. 凝胶阻滞实验用来验证　　　（　　）

（11～15 题共用备选答案）

　A. 恒化培养器

　B. 通过氨基酸发酵产生能量

　C. 通过共生生长

　D. 用化能异养菌，例如，Thiobacillus ferro-oxidans

　E. 含紫膜蛋白

11. 嗜盐菌　　　　　　　　　　（　　）
12. Stickland 反应　　　　　　　（　　）
13. 细菌冶金　　　　　　　　　（　　）
14. 地衣　　　　　　　　　　　（　　）
15. 连续培养　　　　　　　　　（　　）

（16～20 题共用备选答案）

　A. ssDNA　　　　　B. dsDNA

　C. ssRNA　　　　　D. dsRNA

16. 腺病毒　　　　　　　　　　（　　）
17. 玉米条纹病毒　　　　　　　（　　）
18. 质型多角体　　　　　　　　（　　）
19. 烟草花叶病毒　　　　　　　（　　）
20. Lamda 噬菌体　　　　　　　（　　）

三、填空题

1. 间歇灭菌法又叫作_____或_____，适用于_____的灭菌和_____的灭菌。
2. 古生菌包括_____、_____和_____3 个界。
3. 酵母菌无性繁殖有 3 种形式，分别是_____、_____和_____。
4. 典型的细菌分批培养的生长曲线可分为_____、_____、_____和_____。
5. 细菌实施应急反应的信号是_____和_____，产生这两种物质的诱导物是_____。

6. 原核生物的基因调控主要发生在_____
_____水平上,根据调控机制的不同,又
可分为_____和_____。

7. 自养微生物固定二氧化碳的途径有四
条,即 Calvin 循环、_____、厌氧－乙
酰辅酶 A 途径和_____。

8. 微生物固氮包括_____、共生固氮
和_____。

9. _____是微生物生命活动过程中的
通用能量形式,通过糖酵解可以产生
_____作为细胞活动的能量。

10. 微生物的生命活动过程中能够改变外
界环境的 pH。通常遇到的培养基变酸
的原因可能是_____;培养基变碱
的可能原因是_____。

11. 干热灭菌是把金属器械或者洗净的玻
璃器皿放入烘箱内,在_____℃下
维持_____小时后,达到彻底灭菌
的目的。

12. HBV 基因组为不完全状_____,长
链为_____,短链为_____。长
链有四个开放阅读框 S、C、P 和 X,分

别编码_____、_____、_____
和_____。

13. 免疫功能包括_____、_____和
_____。

四、问答题

1. 已知固氮酶对氧十分敏感,试简述好氧
细菌固氮酶的抗氧保护机制。

2. 简述全基因组鸟枪测序(whole genome
shotgun sequencing)的基本步骤。

3. 举例说明微生物的代谢调节在发酵工
业中有何重要性。

五、实验设计

1. 已知一盐湖中生活着各种细菌和嗜盐
古菌,请设计方案从中快速分离培养分
解蛋白质的嗜盐古菌。

2. 从一种未知革兰阳性菌中分离得到一
种聚酮类物质,具有很强的杀伤多种革
兰阳性菌的作用。请设计实验克隆与
该物质生物合成相关的基因或基因簇。

硕士研究生入学考试医学微生物学试题（七）

一、名词解释

1. 立克次体
2. 同步生长
3. 准性生殖
4. 转化
5. 固氮菌
6. 反硝化作用
7. 溶原性细菌
8. 朊粒
9. 转移因子
10. Hfr 菌株

二、填空题

1. 化能异养型微生物可通过_____、_____和_____方式获得能量；光能营养型微生物在光照下通过_____和_____的方式获得能量。

2. 纯培养是指_____，在微生物实验室可通过_____、_____、_____和_____方法获得。

3. 青霉素法是细菌诱变育种中常用的筛选方法之一，其做法是将诱变后的菌株培养在_____培养基中，待长出后加入青霉素，青霉素的作用是_____，而后加入青霉素，再将菌涂布于_____平板上，以检出_____淘汰_____。

4. E. coli 分解葡萄糖产乙酰甲基甲醇，后者在_____条件下生成的_____与培养基中_____的胍基生成红色化合物，是为_____试验阳性。

5. 三原界学说是对各大类微生物的_____进行测定后提出的，它将微生物分为_____、_____和_____3 个原界，其主要理论为_____。

6. 自养微生物通过_____、_____和_____的途径固定 CO_2。

7. Pseudomonas aerugmosa（Lys⁻，Strʳ）表示_____。

8. 在菌种保藏工作中，为使微生物处于休眠状态，人为地造成_____、_____、_____、_____的环境，其中_____被认为是目前较好的长期保藏方法。

9. 每一种微生物的学名都依属而命名，属名在前，用_____文的_____词来表示，种名在后，用_____词表示。

10. BOD_5 指_____。COD_{cr} 指_____。

三、判断下列题的"是"与"否"，并请写出选择的理由

1. 能分解烃类的微生物都是好氧的，而能固氮的微生物都是厌氧的。

2. 蛭弧菌是一类可寄生在细菌细胞周质空间中的细菌。

3. 要获得一抗药性突变菌株，可用相应的药物对出发菌株进行诱变处理。

4. 巴斯德效应是指酵母菌优先利用葡萄糖的现象，又称二次生长现象。

5. 霉菌和放线菌细胞均呈丝状，故其菌落干燥、不透明、不易挑起。

6. Bacillus sp. 表示一个尚未定出菌名的芽孢杆菌。

7. HIV 是 RNA 病毒，其核酸复制时，以亲代 RNA 为模板合成子代 RNA。

8. 质粒是细菌染色体外的一小段闭合环状 DNA。

9. 凡能引起转导的噬菌体都是温和噬菌体。

10. 以一种氨基酸为氢供体,另一种氨基酸为氢受体而产能的发酵称 Stikland 反应。

四、问答题

1. DAP、teichoic acid、PHB、DPA、LPS 分别是什么? 这些化合物分别出现在细菌细胞的什么结构中? 有何功能?

2. 什么是细菌的生长曲线? 生长曲线对微生物发酵生产有何指导意义?

3. 何谓病毒? 试述噬菌体感染过程。

4. 用代谢调控理论解释为何用高丝氨酸缺陷型作为赖氨酸生产菌株。

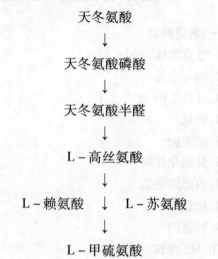

天冬氨酸
↓
天冬氨酸磷酸
↓
天冬氨酸半醛
↓
L-高丝氨酸
↓
L-赖氨酸 ↓ L-苏氨酸
↓
L-甲硫氨酸

5. 试述从土壤中分离出产生淀粉酶的芽孢杆菌的方法步骤。

硕士研究生入学考试医学微生物学试题(八)

一、填空题

1. 原核细胞型微生物包括_____、_____、_____、_____、_____和_____。

2. 噬菌体的繁殖分 5 个阶段_____、_____、_____、_____、_____。

3. 微生物有 6 种营养要素,即_____、_____、_____、_____、_____、_____。

4. 一般可把单细胞微生物的典型生长曲线分为_____、_____、_____、_____ 4 个时期。

5. 细菌的鞭毛由_____、_____、_____ 3 部分构成。

6. 原核细胞型微生物的基因重组方式有_____、_____、_____、_____。

7. 影响微生物生长的主要因素有_____、_____、_____。

8. 按培养基对微生物的功能分类可分为_____、_____、_____。

9. 发生在淡水水体(池、河、江、湖)中的富营养化现象称为_____。

10. 把经紫外线照射后的微生物立即暴露于可见光下时,可明显降低其死亡率的现象称为_____。

11. 菌种不利性状的增加或有利性状的减少称为_____。

12. 营养物质进入细胞有 4 种方式,即_____、_____、_____、_____。

二、名词解释

1. 假菌丝
2. 连续发酵
3. pfu
4. 杀菌(灭菌)
5. 枯草芽孢杆菌
6. 石炭酸系数
7. 根际微生物
8. 互生
9. 兼性寄生物
10. 富营养化
11. COD(chemical oxygen demand)
12. 移码突变
13. 双重溶原菌

三、问答题

1. 试述真菌孢子的特点,并说明其实践意义。
2. 水的自净作用如何发生的?
3. 影响湿热灭菌效果的主要因素有哪些?
4. 为什么说"防癌必先防霉"?
5. 微生物处理污水的原理是什么?

四、设计题

某村庄拟将一条纯净小河作为饮用水水源,该水源是否符合饮用水的微生物学标准,试给出一个简易的检测方法。

硕士研究生入学考试医学微生物学试题(九)

一、名词解释

1. 灭菌
2. 正常菌群
3. 支原体
4. 噬菌体
5. 协同凝集
6. 败血症
7. 荚膜
8. 菌丝
9. 缺陷病毒
10. PCR

二、简答题

1. 何谓结核菌素试验?
2. 简述细菌外毒素特征。
3. 专性厌氧菌的厌氧机制是什么?
4. 简述乙型肝炎病毒结构及其抗原成分。

三、论述题

1. 举例说明条件致病菌的致病条件及所致疾病。
2. 试述乙型链球菌生物学性状及致病性。
3. 何谓亚病毒,有哪几种类型?
4. 甲型流感病毒的结构特点及与致病性的关系。